VLSP*

VERBAND FÜR LESBISCHE, SCHWULE, BISEXUELLE, TRANS*,
INTERSEXUELLE UND QUEERE MENSCHEN IN DER PSYCHOLOGIE

Besuchen Sie gern unsere Website zum Buch:
www.queeres-buchprojekt.de

Gisela Fux Wolf, Sascha Bos (Hrsg.)

Geschlechter und Sexualitäten in Psychotherapie und Beratung

Einführungsband

1. Auflage 2023

ISBN 978-3-96042-160-3

Postfach 27 46 | D- 48041 Münster

info@edition-assemblage.de | www. edition-assemblage.de

Lektorat: H. C. Rosenblatt | edition assemblage

Umschlagsgestaltung: Carina Büker

Satz: H. C. Rosenblatt | edition assemblage, Silke Kampfmeier | SKARSKY.DESIGN

Grafiken: Silke Kampfmeier | SKARSKY.DESIGN

Druck: Interpress | Printed in Hungary 2023

Die Deutsche Bibliothek verzeichnet diese Publikation in der Deutschen Nationalbibliografie; detaillierte bibliografische Daten sind im Internet über http://dnb.ddb.de abrufbar.

Gisela Fux Wolf, Sascha Bos (Hrsg.)

Geschlechter und Sexualitäten in Psychotherapie und Beratung

Einführungsband

edition assemblage

Inhalt

Studienergebnisse des Online-Surveys zu geschlechter- und diversitätsgerechter Psychotherapie . . . 245

Sascha Bos und Jana Kindermann

Einleitung der Herausgeber*innen in die Themenreihe

Dr. Gisela Fux Wolf und Sascha Bos
unter Mitarbeit von Dr. Judith Krämer und Lian Eisenhuth

Liebe Leser*innen[1],
wir freuen uns über das Interesse für Geschlechter und Sexualitäten in Psychotherapie und Beratung. Mit Ihnen gemeinsam möchten wir dazu beitragen, Lebensrealitäten und Gesundheitsbedürfnisse queerer[2] Personen sichtbarer zu machen.

Unser Queeres Buchprojekt für eine bessere Gesundheitsversorgung

Worum geht es uns?

Mit diesem Grundlagenband als Auftakt legen wir Referenztexte für eine anschließende Reihe von Themenbänden zu Beratung und Psychotherapie rund um Geschlechtlichkeiten und Sexualitäten vor. Weitere Themenbände zu diversen Sexualitäten, wie der zeitgleich publizierte Band über BDSM, werden folgen. Unser Projekt zur gemeinschaftlichen Erarbeitung von Texten zur Gestaltung einer queerkompetenten Gesundheitsversorgung nennen wir der Einfachhalt halber *Queeres Buchprojekt*. Wir als Autor*innen in diesem Projekt sind gleichermaßen Gesundheitsprofis sowie auch Erfahrene[3]. Wir alle sind sowohl unserer jeweiligen Profession wie auch dem noch immer notwendigen Aktivismus verbunden.
Zusammen betrachten wir die Gesundheitsversorgung aus unterschiedlichen – mal mehr, mal weniger marginalisierten, intersektionalen[4] bzw. privilegierten Perspektiven. Es ist uns wichtig, dies mit queer reflektierten Blicken zu tun.

1 Für dieses Buchprojekt haben wir uns entschieden, die Vielfalt von geschlechtlichen Positionierungen sprachlich mit dem Gendersternchen (*) sichtbar zu machen. Wir haben das Sternchen deshalb gewählt, weil die vielen Arme eines Sterns für uns am besten repräsentieren, dass es vielerlei Möglichkeiten gibt, sich hinsichtlich des Geschlechts zu identifizieren und zu zeigen. Gesprochen wird das Sternchen als kurze Pause (*gender-gap*) im Wort.

2 Queer steht hier für alle gendernonkonformen sowie heterononkonformen Personen.

3 Vormals mit dem defizitorientierten Wort „Betroffene" belegt

4 Intersektionalität: Schnittstelle von Erfahrungen verschiedener Minoritätspositionen innerhalb einer Person. Beispielsweise muslimisch, homosexuell und trans* (ausführlicher hierzu im Text von Auge, Eder, Stern und Manduano in diesem Band).

Wir wollen uns die Deutungshoheit über uns *Queers* von der Psychologie und Medizin zurückholen. Aus der Außenperspektive ist in diesen Fachgebieten viel über uns geschrieben worden. Das meiste allerdings von dem, was vormals psychologische „Lehrmeinung" über queere und anderweitig gesellschaftlich minorisierte Lebensweise war, wird heute im wissenschaftlichen Diskurs als falsch und auch als schädlich entlarvt. Zu unser aller Leidwesen haben Medizin und Psychologie somit über Jahrzehnte zur gesellschaftlichen Stigmatisierung und Kriminalisierung queerer Personen beigetragen. Dem durch das veraltete „Wissen" strukturell gewachsenen Bild von queeren Lebensrealitäten möchten wir mit unserem Format der fortlaufenden Buchreihe etwas Freundliches, Fundiertes und Hilfreiches entgegensetzen. Dabei schöpfen wir Wissen sowohl aus unserer subjektiven Lebenserfahrung wie auch aus der Verknüpfung mit Evidenzen aus der Wissenschaft.

Schließlich wünschen wir uns ein Gesundheitssystem, in dem das So-sein von Menschen weder unter einen Normdruck gestellt noch mit Werturteilen verknüpft wird.

Wichtig ist uns ein durchgehend respektvoller und intersektionaler Ansatz, der für alle Bände Orientierung bietet. Mit dem Wissen, dies nur anstreben und in Gänze nicht hinreichend verwirklichen zu können, möchten mit dieser Reihe zu einer besseren und gerechteren Gesundheitsversorgung beitragen. Eine in der Klienten*innen, wenn sie sich mit viel Mut anvertrauen, auf Gesundheitsversorger*innen treffen, die bereit und sich ihrer Macht bewusst sind. Die sich ihrer Verantwortung stellen, dazuzulernen und offen sind für die immer weiterwachsende kulturelle Vielfalt von Geschlechtern und Sexualitäten.

Wir freuen uns, dass Sie dieses Buch zur Hand genommen haben und sich mit uns auf den Weg begeben möchten.

Zielgruppen der Buchreihe

Zielgruppen für unser Buchprojekt sind sowohl Gesundheitsversorger*innen als auch Nutzer*innen von psychosozialen und medizinischen Gesundheitsleistungen. Wir haben diese Reihe als Wissensschatz für Versorgende und als Empowerment für Personen, die selbst marginalisierte Sexualität*en und Genderidentitäten leben, konzipiert. Dieses Buch ist bewusst intersektional geschrieben, wie auch intersektional adressiert.

Gesundheitsversorger*innen möchten wir einladen, pathologisierende, befremdende und vom Gegenüber distanzierende psychotherapeutische Konzepte abzulegen. Wir bieten hierfür fachliches und aktuelles Wissen, welches fundierte Informationen vermittelt, gleichzeitig Verbindungen schafft und wertschätzende Neugier wecken kann. Wir möchten Sie zu einer Haltung der kontinuierlichen Lernbereitschaft ermutigen, die es Ihnen ermöglicht, mit einem freundlichen und verantwortungsvollen Blick auf die eigene Positionierung zu schauen und deren Implikationen zu bedenken.

Die Entwicklung der Buchreihe

2019 hatten wir, d.i. Sascha Bos und Gisela Fux Wolf, uns zusammengesetzt, um über ein zukünftiges Buchprojekt zu diskutieren. Dieses Buch sollte das beinhalten, was wir auf unserem persönlichen und psychotherapeutischen Weg selbst hätten gebrauchen können: empowerndes Wissen über konsensuell gelebte alternative, nicht-normative Sexualitäten, (amouröse) Beziehungsformen und vielfältige geschlechtliche Identitäten. Wir hätten es gebraucht, um uns in unserer beruflichen Sozialisation nicht immer unerwünscht, unpassend, querliegend zu fühlen, und um Klient*innen, die nicht-normative Sexualitäten, Beziehungsformen und Genderidentitäten leben, fachlich fundiert Rückhalt leisten zu können.
Nach unseren diversen Coming-Outs haben wir uns Wissen, was uns fehlte, durch Texte aus den Communitys und im direkten Austausch mit anderen queeren Personen erarbeitet. Wenn wir heute mit all dem, was wir dabei gelernt haben, auf unterschiedlichen Sexualitäten, Beziehungsformen und Genderidentitäten schauen, freuen wir uns über unglaubliche Vielfalt, über Kreativität, Mut, Präsens, Authentizität, Energie und Resilienz in queeren Communitys und bei queeren Einzelpersonen. Wir sind auf unseren Wegen vielen beeindruckenden Personen begegnet, die engagiert an Unterstützungsnetzwerken, Communitys und sozialen/politischen/fachlichen Bewegungen bauen. In diesen für uns alle so kostbaren Kontexten können sich Personen hinsichtlich alternativer Sexualitäten, Beziehungen und in geschlechtlicher Vielfalt explorieren und dabei mit anderen in Verbindung gehen. Viele Aktivist*innen aus LSBTIQA*-, (queer-) feministischen, antirassistischen, *independ living-*, *sex worker*-Bewegungen kämpfen hier für Menschenrechte, eine gute Gesundheitsversorgung und gesellschaftliche Reformen. Darunter sind unterdessen erfreulich viele queere Gesundheitsversorger*innen sowie Wissenschaftler*innen. Viele in den USA, in anderen europäischen Ländern, einige in Afrika, in Australien und im asiatischen Raum, einige in Deutschland (siehe hierzu die entsprechenden Quellenangaben in den Themenbänden unserer Reihe).
Die offizielle berufliche Sozialisation von uns beiden mit Studium, praktischer Tätigkeit in psychiatrischen und psychotherapeutischen Institutionen, Approbation hat uns nicht darauf vorbereitet, diese Schätze zu finden. In nahezu allen der im psychotherapeutischen Aus- und Weiterbildungskontext verwendeten Standardwerke, die wir gelesen haben, wurden heterosexuelle Lebensweisen vorausgesetzt. Sexuelle und geschlechtliche Diversität wurde, wenn sie denn überhaupt benannt wurde, als vereinzelte Abweichung beschrieben, mit Distanz, Vorurteilen und Abwehr betrachtet. Intersektionale Perspektiven und ihre Bedeutung für ein Verständnis von Gesundheitschancen fehlten oft völlig. Dass sich medizinische und psychotherapeutische Ausbildungen als Orte der Normierung von Sexualitäten, Beziehungen und Identitäten zeigen, haben wir beide vielfach erlebt. So beinhaltete beispielsweise das „Wissen", welches im Rahmen der verhaltenstherapeutischen Weiterbildung über trans*Sexualität vermittelt wurde, das Vorurteil, Trans*personen hätten nach der körperlichen

Transition keinen Sex mehr. Wir haben zudem von vorgesetzten Professionellen abwertende Kommentare über homosexuelle Klient*innen gehört. Dabei war für uns auch schlimm, dass diejenigen, die sich so entwertend äußerten, zudem offenbar davon ausgingen, dass wir als Kolleg*innen in Ausbildung solche Ansichten mittragen würden. Tatsächlich haben uns diese negativen Kommentare beschämt, geschmerzt und von unserer Profession entfremdet. In den tiefenpsychologischen Curricula wurde gelehrt, dass der sogenannte „Transsexualismus" primär Ergebnis einer „konfliktpathologischen Ätiologie" sei. Wir erfuhren auch, dass Kolleg*innen bei Psychotherapieanträgen für gleichgeschlechtlich liebenden Menschen die Homosexualität noch immer konfliktpathologisch herleiten – im Gegensatz dazu aber eine solche Genese bei heterosexuellen Patienten oft nicht einmal denken können. Auch erfuhren wir implizite und explizite Anweisungen, die eigene Zugehörigkeit zu bestimmten marginalisierten Communitys vor Patient*innen nicht sichtbar werden zu lassen. Als Begründung musste dafür ein verkürztes Verständnis von Abstinenz herhalten. Die sehr sichtbare heteronormative Performance vieler Therapeut*innen konnte gleichzeitig von diesen nicht reflektiert und hinterfragt werden. Heute wissen wir um den Fachbegriff für solche unbewussten, von Privilegien durchzogenen toten Winkel in der Wahrnehmung. Mit Hilfe eines Tests der Harvard Universität kann jede Person ihr eigenes Denken auf den sogenannten *Unconscious Bias* hin untersuchen[5].

Es wurde uns zudem in Fortbildungen vermittelt, dass männliche Homosexualität ursächlich durch die Angst vor dem Weiblichen entstünde, dass künstliche Befruchtung eine Form weiblicher Perversion sei, dass Traumata ursächlich für homosexuelle und trans*geschlechtliche Entwicklungen seien. Wenn über Beziehungen gesprochen wurde, dann waren damit implizit heterosexuelle Paare gemeint. Wir ärgerten uns über diese systematische Desinformation, über das Begrenzen, Verschweigen, Diskriminieren von alternativen Sexualitäten, Beziehungsformen und Genderidentitäten in der Historie und der Gegenwart unserer Profession, die dann in Behandlungen so viel Schaden anrichten (Rauchfleisch 2002). Ebenso bedrückt uns, dass alles, was heteronormative Lebensweisen unterstützt, nicht als Produktionsstätte von Diskriminierungen erkannt, sondern vielmehr als „natürlich" markiert wird.[6]

Unterdessen finden wir in Deutschland bereits einige Werke zur psychotherapeutischen Arbeit mit lesbischen, schwulen und bisexuellen Klient*innen (z.B. Göth & Kohn 2014, Rauchfleisch, Frossard, Waser, Wiesendanger & Roth 2002) und zur psychotherapeutischen Begleitung von Trans*personen (z.B. Günther, Teren & Wolf 2021, Günther, Teren, Bos, Müller-Rehberge & Reiner 2023 i. pr.). Ein Kompendium mit Wissen zum psychotherapeutischen Arbeiten zu sexueller und geschlechtlicher Vielfalt, welches auch weitere Achsen der Differenz in

---

5 Unter dem Link https://implicit.harvard.edu/implicit/germany/takeatest.html [13.10.2022] findet sich der *Implizite Assoziationstest* der Harvard Universität.

6 Siehe zu den Erfahrungen und Umgangsmöglichkeiten mit Heterozentrismus und Cissexismus in psychotherapeutischen Weiterbildungen auch den Beitrag von Milan Roux und Lucien Qema in diesem Band.

einem intersektionalen Referenzrahmen konzeptuell berücksichtigt, fehlte bislang jedoch. Und wenn Texte zu diesem Themenbereich in anderen Ländern verfasst werden, werden diese von den Kolleg*innen in Deutschland kaum rezipiert. Um uns hier von einer Haltung des Vermissens und Beklagens in eine konstruktivere Position zu bringen, beschlossen wir 2020, einige der Texte, die uns fehlten, selbst zu schreiben.
Und wir suchten Verbündete. Es war uns klar, dass wir den Zusammenklang vieler unterschiedlicher Perspektiven brauchen, um uns Themen der geschlechtlichen und sexuellen Diversität fundiert stellen zu können und gemeinsam die Fehlinformationen, die uns im Themenfeld immer wieder begegneten, macht- und lustvoll aus dem Weg räumen zu können. Wir beide sprachen also Personen an, von denen wir uns vorstellen konnten, dass sie zur therapeutischen Arbeit für Menschen, die alternativen Sexualitäten leben, kompetentes, differenziertes, affirmatives, empowerndes Wissen beitragen können und möchten. Die von uns angesprochenen Personen wiederum trugen die Idee weiter und kontaktierten andere. So entstand schließlich ein Netzwerk, in dem die Energie für das Buchprojekt wachsen konnte.
Im edition assemblage – Verlagskollektiv fanden wir Ansprechpartner*innen, die unserem Projekt mit einer atemberaubend selbstverständlichen und diversitätsbewussten Offenheit begegneten. Die Verlagskollektivistas leisteten in einem uns bislang ungekannten Ausmaß Rückhalt, gaben wertvolles inhaltliches Feedback und kümmerten sich um das ganze Organisatorische, welches letztlich zu leisten ist, um ein Buch irgendwann in den Händen halten zu können. Wir fühlten uns mit unserem Projekt immer willkommen und hervorragend begleitet. Hierfür möchten wir Ọlaide E. Frank, Carina Büker, Luka Staab, Hannah C. Rosenblatt und Willi Bischof von Herzen danken.

Aufbau der Buchreihe

Wir haben die Buchreihe aufgeteilt in Grundlegendes, welches für die Arbeit im großen Themenfeld marginalisierte Sexualitäten, Beziehungsformen und Genderidentitäten wichtig ist. In den anschließenden Themenbänden beleuchten wir verschiedene Möglichkeiten, marginalisierte Sexualitäten und geschlechtliche Identitäten und Selbstverständnisse zu leben. Wir informieren über Spezifika, die unseres Erachtens wichtig, um zu den jeweiligen Themen der Einzelbände therapeutisch zu arbeiten, beleuchten diese von innen und von außen. Wir geben zahlreiche Beispiele, um möglichst konkret zu beschreiben, welche Fragestellungen uns in unserer Arbeit begegnen können. Bei den Fallvignetten handelt es sich um konstruierte Fälle, in denen wir unsere entsprechend anonymisierten Erfahrungen aus der Arbeit und Berichte aus Communitypublikationen verdichtet haben.
Wir haben in unserem Buchteam lange darüber diskutiert, ob wir ein Glossar anlegen möchten, und uns schließlich dagegen entschieden, weil es einfach zu arbeitsaufwändig gewesen wäre, dieses aktuell zu halten. Wir bemühen uns in jedem Text, auf bereits vorhandene hilfreiche themenspezifische Glossare

hinzuweisen und sehr spezifische Begriffe direkt zu erklären. Ein hilfreiches Glossar zu geschlechtlicher, romantischer und sexueller Vielfalt, welches wir für den deutschen Sprachraum empfehlen können, findet sich hier: https://interventionen.dissens.de/materialien/glossar
Derzeitig liegen uns der Grundlagenband und ein Themenband über kinky Sexualitäten vor. Weitere Themenbände sind zum Teil bereits konkret geplant oder sollen folgen. Wir möchten weiterarbeiten und veröffentlichen: zu Sexualitäten und Erkrankung/Be_hinderung, trans* Sexualitäten, lesbische und schwule Sexualitäten, Sexarbeit, Polyamorie, Rassismus und Sexualität, Inter*-Sexualitäten, Sexualitäten/Genderidentitäten und Klassismus, Asexualität/Aromantik, queere Kinder und Jugendliche in der Psychotherapie, Betroffene sexualisierter Gewalt in der Psychotherapie, Substanzgebrauch/Chemsex, Gesundheitsversorgung queerer Menschen ohne Zugang zur Regelversorgung.

Teamwork

In unserem gesamten Projektteam haben wir uns in den vergangenen drei Jahren regelmäßig ungefähr alle anderthalb Monate getroffen. Dies war für uns unter Coronabedingungen fast immer nur online möglich. Wir haben aber auch in diesem Format gespürt, wie gut, fruchtbar und liebevoll Kontakte wachsen können, wenn wir mit den Themen des Buchprojektes etwas besprechen, was uns als Personen immer wieder im Innersten berührt. Wir haben miteinander intensiv und neugierig diskutiert und einander beim Schreiben unterstützt. Es fanden sich Untergruppen und Personen, die die einzelnen Texte verantworteten. Jedoch konnte jede*r von uns jeden Text gegengelesen und kommentieren. So sind in jedem der Texte auch die Sichtweisen von uns allen zu finden und jeder Text wird von uns allen getragen.
Beim Schreiben und in der professionellen Arbeit zu marginalisierten Sexualitäten und Genderidentitäten gibt es keine „neutrale" Position (vergl. hierzu auch Peterson 2017). Jede*r aus unserem Team verfügt über Erfahrungen und Perspektiven aus einer oder mehreren der in unserem Buch thematisierten marginalisierten Sexualitäten und Genderidentitäten. Wir sind als Team divers hinsichtlich weiterer Zugehörigkeiten und Positionierungen, wie Rassismuserfahrungen, Be_hinderung, Gesundheit, Alter, sozialer Status, Profession. Jede*r von uns ist auch in spezifischen Bereichen privilegiert. Wir haben uns immer wieder ausgetauscht, um unsere Ansätze in einem intersektionalen Bezugsrahmen zu reflektieren. Wir haben einander erzählt, wie die einzelnen Texte auf uns wirkten. Dabei haben wir uns bemüht, unsere Texte kritisch daraufhin zu hinterfragen, inwieweit sich darin auch gesellschaftliche Privilegierungs- und Vorurteilsstrukturen widerspiegeln – und wie wir hier diskriminierungssensibel und -kritisch formulieren können (Nichols 2021). Wir wollten die Texte so schreiben, dass sie als wertschätzend und einladend empfunden werden können. Es war uns zudem wichtig, ungebunden durch gesellschaftliche Achtung und Ächtung der jeweiligen beruflichen Position und Profession eine*r/s jeden von uns das jeweilige fachlich solide

Wissen anzuerkennen und zu würdigen. Wir haben während des gesamten gemeinsamen Prozesses uns sehr bemüht, aufeinander zu achten, einander zu unterstützen, einander zuzuhören. Alle haben mit der Frage gerungen, ob wir schon „genug“ über die Themen, für die wir uns entschieden hatten, wissen. Genug, um darüber schreiben zu dürfen. Wir sind uns alle bewusst, dass unser Wissen vorläufig und unvollständig ist.

Viele von uns, die auch in Kontexten der Gesundheitsversorgung diskriminiert worden sind, hatten zudem auch mit der dabei vermittelten Botschaft zu kämpfen, dass unser Wort und unser Sichtbarwerden nicht erwünscht ist. Dies hat das Schreiben und damit Sichtbarwerden auch mit unangenehmen Gefühlen belegt. Wir haben trotzdem geschrieben.

Wenn schwierige Situationen untereinander aufgetreten sind, haben wir Wert daraufgelegt, uns daran gegenseitig zu erinnern, unter welchen Belastungen wir alle stehen, was diese Konflikte mitunter befeuert (Schulman 2016). Wir haben uns darin unterstützt, isolierende Schweigesituationen zu überwinden und einander angesprochen, wenn wir Konflikte wahrgenommen haben. Dabei war es uns wichtig, uns auch darin zu vergewissern, wie wir gerne sein möchten und wie wir als Personen, die selbst Anfeindungen kennen, miteinander umgehen möchten. Wir haben uns große Mühe gegeben, auch im Konfliktfall miteinander wohlwollend im Kontakt zu bleiben, Gespräche und ein offenes Ohr anzubieten (Herzing & Ontiveros 2011, Pusey & mehrotra 2011).

In diesem Bemühen haben wir sehr viel gelernt. Leider ist es uns trotz alledem nicht gelungen, alle schwierigen Situationen so im Team aufzufangen, dass alle Kolleg*innen, die an dem Buchprojekt teilnehmen wollten, auch bleiben konnten. Das hat uns traurig gemacht. Trotzdem glauben wir, dass bereits das Bemühen um eine gute Konfliktkultur und die Teamentscheidung, im Konfliktfall allen Beteiligten Unterstützung und Gehört-werden anzubieten, heilsam war. Auch wenn wir nicht immer damit alles erreichen konnten, was wir gewollt haben.

Der intensive und arbeitsreiche Prozess des Schreibens und Diskutierens der Texte fand neben unserer weiteren aktivistischen, therapeutischen, beratenden, fortbildenden, Sex- und care-Arbeit statt. In dieser Zeit haben uns auch die Entwicklungen während der Corona-Pandemie unterschiedlich getroffen. Während einige von uns als Psychotherapeut*innen aufgrund der massiv ansteigenden Anfrage nach queerfriendly psychotherapeutischen Angeboten sehr viel mehr arbeiteten, durften andere von uns als Sexarbeiter*innen aufgrund des Berufsverbotes im Lockdown nicht mehr arbeiten und mussten sich andere Wege der Existenzsicherung suchen (vergl. Bundesverband Trans*, lesben- und Schwulenverband, Intersexuelle Menschen e.V. 2021). Die Anstrengungen führten auch dazu, dass zu Anfang des Projektes die Koordination der ganzen Aufgaben zum Buchprojekt holperte. Das brauchte Geduld und gemeinsames Engagement. Bei den Treffen für das Buchprojekt konnten wir einander über einen langen Zeitraum nur online sehen. Wir haben versucht, auch darüber mitzubekommen, wie es den anderen im Team ging und uns einander zu öffnen. Wir haben uns alle im Arbeitsprozess an dem Buchprojekt verändert,

viel voneinander gelernt und sind einander auf vielfältige Arten begegnet. Im Bewusstsein, wie Sprache Haltung, Wahrnehmung und Handlungen prägen, haben wir zusammen um klare und manchmal auch kreative Worte gerungen. Wir hoffen, dass die gefundenen Möglichkeiten, auch anderen helfen können sich selbst in ihrer Sexualität und geschlechtlichen Identität offener, selbstbestimmter auszudrücken, sich zu explorieren, in Verbindung mit sich und anderen zu sein, Rückhalt zu suchen und gegen Anfeindungen verteidigen zu können – auch und insbesondere gegen Anfeindungen im Gesundheitssystem.
Wir wollen für den gesamten Themenbereich eine Haltung nahelegen, mit der wir kontinuierlich als Lernende auftreten. Wir wollen in der Auseinandersetzung mit sexueller und geschlechtlicher Vielfalt gesellschaftliche Setzungen hinterfragen und Sichtweisen und kulturspezifischen Begriffen aus den marginalisierten Communitys Raum geben. Dabei werden wir die Komplexität eher vermehren als sie zu begrenzen. Wir wollen die Erwartungen, dass sich im Themenfeld in Zukunft noch unglaublich viel entwickeln wird, schüren, anstatt uns bequem auf dem Gedanken auszuruhen, unser Wissen würde jetzt schon hinreichen.

Unsere Haltung beim Schreiben

So wie es aktuell vielleicht noch etwas ungewöhnlich erscheint, in einer Fachbuchreihe Professionelle wie Nutzer*innen gleichermaßen anzusprechen, so unterscheidet sich auch unsere Art zu Schreiben von der in konservativer Fachliteratur zur Gesundheitsversorgung. Wir schreiben nicht objektivierend aus der Distanz über ein abgegrenztes „klinisches" Phänomen oder „Störungsbild", sondern berichten ergänzend zu wissenschaftlichen Evidenzen aus unseren subjektiven Lebenserfahrungen. Unser So-sein denken wir dabei konsequent als Normvariante – als gleichwertiges Sein mit dem Blick auf die Vielfalt, in der sich Menschen erleben und zeigen können. Wir tragen zur Sichtbarkeit queerer Lebensentwürfe und zeigen dabei Stolz und Gemeinschaft. Wir entlarven belastende heteronormative Strukturen wie die der Beschämung und positionieren uns dagegen. Für manche Lesende sind ein Teil der vorgestellten Inhalte wahrscheinlich neu und entsprechen vielleicht auch nicht ihrer Lebensrealität oder Konzepten, die bislang ihr Fachwissen prägten. Manchmal erzeugt neues Wissen innere Unruhe und provoziert Abwehrreaktionen. Unsere Schreibweise soll hier einladen, eine Brücke zu bilden. Bestenfalls hilft sie, altes Wissen zu ergänzen, im inneren zu bewegen und das bestehende Wissen komplexer und neu zusammenzusetzen.
In den Texten wagen wir es immer wieder parallele Alltagserfahrungen unterschiedlich positionierter Personen nebeneinander stehen zu lassen – auch wenn dies manchmal spannungsreich und schmerzvoll ist: In einer deprivilegierten Position werden Menschen schon so häufig mit machtvollen Mehrheitswahrnehmungen konfrontiert, dass es schwer ist, das eigene Selbsterleben dagegen zu verteidigen. In der privilegierten Position ist die Erkenntnis, dass andere Wahrnehmungen genauso legitim sind wie die eigene, manches

Mal schwer zu ertragen, weil damit auch spürbar wird, dass die alte Perspektive auch geschadet hat. Eine queere Person denkt vielleicht sie sei die einzige queere Person in ihrer Umgebung. Nach zusätzlich erfahrener Gewalt denkt sie womöglich „Die Welt ist wirklich queerfeindlich". Während zur gleichen Zeit eine Hetero-Cis-Person nach der Berichterstattung über den Christopher Street Day (CSD) sorgenvoll vermeint, die Welt werde „überrollt" von queeren Menschen. Die Erfahrungen und die Einschätzungen divergieren zwar, stehen aber deshalb nicht im Widerspruch zueinander. Sie bilden primär unterschiedliche Alltagserfahrungen ab, die durch die eigene Positionierung darin dann zu Schlüssen und auch Werturteilen führen. Ein Absolutsetzen der eigenen Alltagserfahrung führt zu Ungerechtigkeit.

Um die Perspektiven zu verdeutlichen, teilen wir die Erinnerungen eines Arbeiter*innenkindes im Studium: Regelmäßig regte sich ein Professor in gekränkter Weise über die fehlenden Studierenden auf. Sie waren aus seiner Sicht faul und leistungsdistanziert. Aus seiner Erfahrung als weißer, heterosexueller, gesunder cisgeschlechtlicher Mann, der aus einer privilegierten und gebildeten Familie stammt, war das vielleicht nachzuvollziehen. Seine Eltern konnten ihn in seiner Studienzeit materiell, emotional und fachlich unterstützen. Er musste nicht arbeiten, hatte genug Auskommen und konnte sich voll auf sein Studium konzentrieren. Es brauchte eine andere Professorin, um seiner affektgeleiteten Einschätzung durch ihr Erfahrungswissen etwas Ergänzendes zur Seite zu stellen. Sie korrigierte ihn und sagte, die Studierenden, die fehlen, seien die, die arbeiten gehen, um ihr Studium und ihren Lebensunterhalt zu finanzieren. Vielleicht müssten sie zusätzlich noch ihre Familien materiell unterstützen und hätten selbst entsprechend wenig oder keine familiäre Unterstützung. So wurde seine Meinung über den Grund des Fehlens als Vorurteil markiert und die Stigmatisierung der „fehlenden" Studierenden in gewisser Hinsicht gekontert.

Ähnliche Fehleinschätzungen aufgrund von unzureichendem Wissen hat die queere Community zu genüge in der Gesundheitsversorgung erfahren. Auch heute noch denken vereinzelt Gesundheitsprofessionelle, eine trans* Person mit selbstverletzendem Verhalten und einer emotionalen Instabilität sei persönlichkeitsgestört und deswegen trans*. Leitliniengerecht wäre folgende Einschätzung: eine Person ist aufgrund der gesellschaftlichen Stigmatisierung ihres Trans*-Seins erheblichen Risikofaktoren ausgesetzt und hat deswegen womöglich eine Belastungssymptomatik oder das Risiko einer entstehenden Borderline-Persönlichkeitsorganisation (Coleman, Radix, Bouman et al. 2022). Auch werden noch immer HIV-positive Personen in Arztpraxen nicht behandelt, weil das vorhandene Wissen um Ansteckung und Behandlung von manchen Gesundheitsversorger*innen nicht angenommen wird. Lesbische Eltern werden diskriminiert, weil es das Vorurteil gibt, es bräuchte eine (cis-) männliche Identifikationsfigur in der Kleinfamilie, sonst wäre kein gesundes Aufwachsen möglich, usw.

2012 erschien das Selbsthilfebuch *The Velvet Rage*, welches ebenso als Fachbuch gelesen werden kann. Dort schreibt ein offen schwuler und HIV-positiver Psychotherapeut über seine zeitlebens erfahrene Beschämung, die gesellschaftliche

Ausgrenzung, die sich in der Community reproduzierenden Ausschlüsse und Entsolidarisierungsprozesse und die daraus resultierende Selbststigmatisierung samt assoziierter Abwehrstrategien wie Hypersexualität und Drogenkonsum (Downs 2012). Der Autor berichtet von seinen Therapieansätzen und es werden Fallvignetten vorgestellt. *The Velvet Rage* schlug in der westlichen *Gay-Community* große Wellen. Viele darin fühlten sich hier erstmals gesehen, verstanden und vor allem validiert.
Die erwähnte Beschämung ist es auch, die neben Hass und Gewalt insbesondere queere Kinder und Jugendliche belastet (Bradshaw 2005, Todd 2016). Sie durchdringt strukturell alle Lebensbereiche und setzt die Gesundheitschancen herab. Wir möchten in unserer Buchreihe immer über ein Sichtbarmachen der Perspektiven minorisierter Personen zur Entstigmatisierung im Gesundheitssystem beitragen. Mit unserer introspektiven Art zu schreiben wollen wir anhaltender Beschämung queerer Personen entgegenwirken, gegenseitiges Verständnis fördern und Stigmatisierung durch Validierung ersetzen. Auch möchten wir die machtvolle Asymmetrie zwischen Behandler*in (leider noch viel zu oft interpretiert als: gesund und wissend) und behandelter Person (leider noch viel zu oft interpretiert als: krank und unwissend) aufheben.
Wir sind überzeugt davon, dass dies notwendig ist, um uns alle das Gesundheitssystem zu einem besseren Ort zu machen.

Rückhaltgebende Entwicklungsbedingungen für queeres Arbeiten im Gesundheitssystem

Unsere Arbeit für ein queerfreundliches Gesundheitssystem und an dieser Buchreihe wird durch queeraffirmative gesellschaftliche und gesundheitssystemische Entwicklungen ermöglicht und getragen. Maßgeblich dafür ist unsere Verankerung in queeren Communitys.

Die Erweiterung der Räume für Sexualitäten und Genderidentitäten durch aktivistische Bewegungen

Protagonist*innen der Trans*bewegungen, sexarbeitende, lesbische, bisexuelle, schwule, kinky Aktivist*innen haben im Kampf um die Möglichkeiten, sich gender- und sexuell divers zeigen zu können, viel riskiert und sie sind vielfach angegriffen worden. Manche derjenigen, die uns die Räume geöffnet haben, in denen wir uns jetzt bewegen können, wurden durch gewaltsame Angriffe getötet. Manche haben sich, von gesellschaftlicher Repression in auswegslose Situationen getrieben, das Leben genommen. Auch heute noch sind die Suizidraten bei und das Ausmaß der Menschenrechtsverletzungen gegen Personen, die einer geschlechtlichen und/oder sexuellen Minorität angehören, erschreckend hoch (Amnesty International 2001, European Union 2020, Institute of Medicine 2011, Mac & Smith 2018, Reiersøl & Skeid 2006, Transgender Europe 2018).

Die Möglichkeitsräume, die wir heute für das Leben alternativer Sexualitäten, Beziehungsformen und Genderidentitäten vorfinden, verdanken wir ausnahmslos mutigen Aktivist*innen und den Communitys, die sie gestärkt haben. Diese Räume haben sich durch das Engagement insbesondere in den letzten 40 Jahren rasant entwickelt und ausdifferenziert.

Die sogenannte „sexuelle Befreiung" ab der zweiten Hälfte des 20. Jahrhundert entstand im Rahmen breiterer gesellschaftlicher Revolutionen, in denen Aktivist*innen für die Rechte von Frauen, Sexarbeiter*innen und queeren Menschen kämpf(t)en (Mac & Smith 2018, Nichols 2021). Auch die strikten Normen, die Sexualitäten und Beziehungen regulierten, wurden dabei in den Blick genommen und in Frage gestellt. Durch die Möglichkeiten der Verhütung wurde Sexualität aus dem reproduktionsorientierten Utilitarismus herausgelöst. Es entstanden mehr Möglichkeiten Sexualitäten und Beziehungen zu leben, auch durch die Einbindung in ein neoliberales Wertegefüge, welches eine selbstbestimmte und selbstverantwortete Sexualität forderte (Illouz 2018). Neoliberalismus und Kapitalismus forderten Flexibilisierung und beförderten damit auch eine Diversifizierung von Beziehungsformen jenseits heterosexuell strukturierter Kernfamilien (Fernbeziehungen, Polybeziehungen, Affären usw.), Gleichzeitig gab es mächtige Gegenbewegungen, die unter anderem Ängste vor dem Verlust (medizinischer und psychologischer) Deutungsmacht, vor dem Verlust patriarchaler Privilegierungen, vor HIV und AIDS und vor gesellschaftlichen Veränderungen nutzten, um gegen die immer vielfältiger werdenden sexuellen Bewegungen und Aktivismen anzukämpfen.

Auch wenn wir heute in Deutschland deutlich größere Spielräume für eine Vielfalt an Beziehungsformen und sexuellen Ausdrucksmöglichkeiten vorfinden als vor 40 Jahren, ist nach wie vor mit spezifischen Tabus belegt, wie Menschen Sexualitäten und Beziehungsformen leben. Tabuisierung und Stigmatisierung erschweren ein offenes Reden über Sexualitäten bei gleichzeitig gesellschaftlich breit gestreuter Neugier (Kehlet Lins 2020, Woltersdorff 2016). Sexualität ist nicht nur privat. Erst recht nicht marginalisierte Sexualitäten. Sexualität ist politisch. Sie ist durchwoben von gesellschaftlichen Einflüssen, integriert gesellschaftliche Entwicklungen und Normen, wirkt wiederum in die Gesellschaft zurück und verändert diese. Gerade bei Sexualitäten, die sich an gesellschaftlichen Normen reiben, ist dies ein spannender Prozess. Er wird besonders konstruktiv, wenn wir darauf achten, dass auch und gerade denjenigen das Wort erteilt und zugehört wird, die marginalisierte Sexualitäten von innen, aus der direkten eigenen Erfahrung, kennen (Mac & Smith 2018).

Zwar hat sich die etablierte Sexualwissenschaft einen machtvollen Platz im Sprechen und Schreiben *über* marginalisierte Sexualitäten und geschlechtliche Verortungen erobert, die entwertende Perspektive, die sie durch die Außensicht, durch Pathologisierung, Sensationalismus und Deutungen produziert, begrenzt jedoch durch die Verweigerung der Innensicht ihren Horizont. Verzichten wir auf eine rasche Bewertung und Kategorisierung von sexuellen Ausdrucksweisen, können wir viel von Personen lernen, die marginalisierte Sexualitäten, Beziehungsformen und nonkonforme Genderidentitäten leben. Der Blick aus der marginalisierten Perspektive ist unglaublich erkenntnisreich, entlarvt vermeintliche Selbstverständlichkeiten als gewordene Konstrukte (Cruz 2016, Haraway 1988). Ein Sichtbarmachen marginalisierter geschlechtlicher Identitäten und Sexualitäten sorgt dafür, dass scheinbar „normale" Geschlechtsidentitäten und Sexualitäten nicht mehr die einzig denkbaren sind. Vielmehr können nun normierte Sexualitäten, Beziehungsformen und Geschlechtsidentitäten durch die explizite Benennung markiert, in ihren Besonderheiten neu entdeckt und auch neugierig hinterfragt werden.

Eine ehrliche Betrachtung des Umgangs mit marginalisierten Geschlechtsidentitäten und Sexualitäten hält der Gesellschaft einen Spiegel vor. In diesem wird unter anderem sichtbar, dass und wie unsere Gesellschaft sexuelle Ausdrucksweisen fördert, denen zugeschrieben wird „spontan", „natürlich" und (aus cis-männlicher Perspektive) unwillentlich „triebgesteuert" stattzufinden. Geplante, inszenierte sowie kultivierte Sexualitäten, die weder heterosexuell, noch monogam sind, bei denen Gegenstände/Kleidung zur Stimulation eingesetzt werden, die mit Rollen, Schmerz, Scham spielen, diese aktiv hervorbringen und durch Sexualisierung verwandeln, die nicht im privaten Umfeld stattfinden oder für die Geld bezahlt wird, stellen normierende Mythen über Sexualität in Frage. Das in diesem Auseinandersetzungsprozess erarbeitete Wissen über diese Sexualitäten lädt zur Reflexion und zu Verantwortungsübernahme für das eigene – „normale" oder transgressive/normüberschreitende – sexuelle Handeln ein. Überdies ermöglicht es zwischen Personen, die sich unterschiedlich hinsichtlich ihrer geschlechtlichen und sexuellen Zugehörigkeiten positionieren, eine Diskussion auf Augenhöhe (Nichols & Fedor 2017, Rubin 1984, Wieringa & Sivori 2013). Es öffnet den Raum für Vielfalt und ermöglicht einen respektvollen, lernenden, lebendigen Umgang.

Paradigmenwechsel in der ICD-11 als Motor für Perspektivänderungen in den Gesundheitswissenschaften

Eine erste internationale Entpathologisierung von queerem Leben erfolgte zu Beginn der 1990er-Jahre, als Homosexualität offiziell aus dem Katalog der Krankheiten gestrichen wurde (Voss 2005).

Die Weltgesundheitsorganisation (WHO) hat 2002 erneut die Bedeutung eines diskriminierungs- und gewaltfreien Kontextes für sexuelle Gesundheit und auch die entsprechende Gesundheitsversorgung explizit anerkannt. Folglich schreibt sie in ihrer Definition sexueller Gesundheit (World Health Organization 2002):

> „Sexuelle Gesundheit erfordert sowohl eine positive, respektvolle Herangehensweise an Sexualität und sexuelle Beziehungen als auch die Möglichkeit für lustvolle und sichere sexuelle Erfahrungen, frei von Unterdrückung, Diskriminierung und Gewalt. Wenn sexuelle Gesundheit erreicht und bewahrt werden soll, müssen die sexuellen Rechte aller Menschen anerkannt, geschützt und eingehalten werden." (übersetzt in: Pott 2013, S. 818).

In diesem hochpolitischen Statement benannte die WHO Diskriminierung und Gewalt als Gesundheitsrisiken. Gleichzeitig legte sie mit der Fortführung der Psychopathologisierung zahlreicher konsensueller Sexualitäten in der ICD-10 ein Fundament für Diskriminierungen im Gesundheitssystem. Die Psychopathologisierung wurde immer wieder als Rechtfertigung für Menschenrechtsverletzungen gegen sexuelle und geschlechtliche Minoritäten benutzt - insbesondere im Gesundheitssystem, aber auch in der Rechtsprechung und in der Gesellschaft.
Am ersten Januar 2022 ist die ICD-11 auf der Ebene der WHO in Kraft getreten. Wir gehen davon aus, dass die ICD-11 bald auch in Deutschland verbindlich werden wird, auch wenn sich das zuständige Bundesinstitut für Arzneimittel und Medizinprodukte noch nicht festlegen vermag (Bundesinstitut für Arzneimittel und Medizinprodukte 2022). In der ICD-11 werden einverständliche alternative sexuelle Praktiken und trans*geschlechtliche Identitäten endlich und konsequent depathologisiert (Krueger, Reed, First, Marais, Kismodi & Briken 2017). Dieser Paradigmenwechsel wird die Position von Gesundheitsversorger*innen gegenüber sexuell marginalisierten und trans*geschlechtlichen Klient*innen grundlegend verändern: weg aus der Rolle derjenigen, die alternative Geschlechtlichkeiten und Sexualität*en steuern, begrenzen, konvertieren, normieren und pathologisieren hin zu Begleiter*innen, die ein kompetentes und bedarfsgerechtes Gesundheitsversorgungsangebot machen möchten und dies auch können. Ziel ist dabei, die sexuelle Gesundheit und geschlechtliche Selbstbestimmung aller Menschen zu stärken.

Werkzeuge: Kontextsensible Konzepte als Grundlagen für therapeutisches Arbeiten zu marginalisierten Sexualitäten, Beziehungsformen und Genderidentitäten

Wir bieten in dieser Buchreihe zahlreiche Methodiken, Konzepte, Werkszeuge an, mit denen alternative Sexualitäten, Beziehungen und Genderidentitäten in der Gesundheitsversorgung affirmativ[7] und respektvoll angesprochen werden können und professionell, transparent, empowernd gearbeitet werden kann.

Prinzipien therapeutischen Arbeitens zu queeren Sexualitäten von Constantinides, Sennott und Chandler (2019)

Orientierung für die Inhalte der gesamten Reihe gab uns das 2019 in New York erschienene Werk „*Sex Therapy with erotically marginalized clients. Nine principles of clinical support*“, herausgegeben von Damon Constantinides, Shannon

7 Supportive Haltung, die Selbstbeschreibung einer Person nicht pathologisierend bzw. nicht Infrage stellend

Sennott und Davis Chandler. In diesem Buch berichten psychotherapeutische Praktiker*innen über ihre sexualtherapeutische Arbeit mit sexuellen Minoritäten. Diesen Ansatz wünschten wir uns: Die Kolleg*innen beschreiben weit mehr als ihre kompetente Arbeit an den Therapieanliegen ihrer Klient*innen. Sie bringen sich ein mit ihren Positionen und benennen ihre vielfältigen Zugehörigkeiten zu marginalisierten Communities. Sie beziehen die Kontexte, aus denen heraus die Klient*innen ihnen begegnen, in ihre therapeutische Arbeit mit ein. Sie beziehen Position gegen Diskriminierung und Ausgrenzung. Ihr Ansatz ist differenziert, ambivalenzoffen, dialogisch. Sie legen Wert auf einen sorgsam reflektierten Umgang mit der Macht, die psychotherapeutisch Professionellen zugeteilt wird.[8] Constantinides, Sennott und Chandler (2019) zeigen spezifisch für sexualtherapeutisches Arbeiten, dass dies weit mehr umfasst als die Arbeit an Symptomen, die sich unter anderem in der Sexualität manifestieren. So erfordert jegliches therapeutisches Arbeiten mit sexuell marginalisierten Klient*innen einen reflektierten Umgang mit dem normierenden Druck, der Schweigen, Scham und die Angst vor dem Verlust sozialer Zugehörigkeit hervorbringt[9]. In der Therapie geht es also wesentlich um eine Bearbeitung von Stigmatisierungserfahrungen und den Aufbau eines therapeutischen Bündnisses, in dem diese Arbeit gelingen kann. Seitens der Behandler*innen erfordert es immer wieder einen kritischen Blick auf die eigene „therapeutische" Perspektive. So rufen Constantinides, Sennott und Chandler (2019) dazu auf, bewusst auf die Annahme zu verzichten, dass die eigenen Konzepte allein deshalb „richtiger" sind, weil sie durch die Zuteilung von Privilegien in Form eines formellen Expert*innentums bezogen auf mentale Gesundheit und Krankheit abgesichert sind. Diese grundlegenden Haltungen der Kolleg*innen Constantinides, Sennott und Chandler wurden zum Wind unter unseren Flügeln. Wir haben sie im Team intensiv diskutiert, in jedem unserer Texte angewandt, als auch unsere Arbeit innerhalb der Autor*innenteams daran ausgerichtet.

Ein kontextsensibles Arbeiten ist uns wichtig, um einer individualisierenden Betrachtungsweise von gesundheitlichen Bedarfen entgegenzutreten. Gerade marginalisierte Personen werden durch eine kontextignorante Gestaltung gesundheitsbezogener Angebote systematisch diskriminiert, indem dabei gesundheitliche Beeinträchtigungen der individuellen Vulnerabilität der Person zugeschrieben werden und die Wirkungsmacht gesellschaftlich bedingter Belastungen und Hürden ausgeblendet wird. So erscheint eine gesundheitliche Beeinträchtigung dann als Schwäche der Person und kann nicht als verstehbare Folge einer unfairen Verteilung von Ressourcen eingeordnet werden. Eine kontextsensible Perspektive macht deutlich, dass Gerechtigkeitsdefizite ungleiche Gesundheitschancen bedingen, und ruft uns als Gesundheitsversorger*innen dazu auf, in unserer Arbeit auch für Gerechtigkeit einzutreten. Ein kontextsensibles Arbeiten kann sich gerade in der psychotherapeutischen

---

8 Siehe hierzu auch die Multicultural Guidelines der APA (2017), die weiter unten im Text aufgeführt werden.

9 Den sogenannten *Minority-Stress*, siehe hierzu den Beitrag von Julia Eder, Ulrike Auge, Vito Manduano und K* Stern in diesem Band.

Arbeit unterdessen auch auf empirische Evidenz stützen. Eine konzeptuelle Berücksichtigung der jeweiligen Lebensrealitäten der an einem Behandlungsprozess beteiligten Personen ist in der Psychotherapie grundlegend, um Klient*innen zu erreichen, ihre Bedeutungshorizonte erfassen zu können und auch, um ihre Ressourcen und Belastungen angemessen einschätzen zu können (Fisher & O'Donnohue 2006, Norcross 2002, Norcross & Lambert 2019). Wir brauchen entsprechend kontextsensible Konzepte, um unser therapeutisches Handeln planen und auch transparent machen zu können.

Im Folgenden fokussieren wir uns entsprechend und stellen mehrere Modelle vor, die wir für ein kontextbewusstes Arbeiten zu marginalisierten Sexualitäten und Genderidentitäten sehr inspirierend finden:

1984 publizierte Gayle Rubin in ihrem Text *Thinking Sex: Notes for a Radical Theory of the Politics of Sexuality* das unseres Wissens erste Modell, welches die Konfliktlinien im Kampf um gesellschaftliche Anerkennung einerseits und stolzer Selbstbehauptung einer marginalisierten Sexualität prägnant umreist. Das Modell der „Fünf Kreise der Sexualität" von Dennis Dailey (1981) bringen wir ein, um aufzuzeigen, wie wir kontextbezogene Überlegungen nutzen können, um hieraus ganz konkret sexualtherapeutisches Handwerkszeug abzuleiten. Die *Multicultural Guidelines* der APA[10] (2017) schließlich bieten uns einen Verständnisrahmen für ein machtkritisches intersektionales Arbeiten in der psychosozialen Arbeit, in den wir alle aktuellen und folgenden Texte dieser Reihe einbetten möchten.

Das Modell von Gayle Rubin (1984)

Bereits in den 1980er Jahren entwickelte Gayle Rubin einen kontextsensiblen Arbeitsrahmen spezifisch bezogen auf die Auswirkungen der gesellschaftlichen Positionierungen von sexuellen Lebensweisen (Rubin 1984). Der gesellschaftspolitische Hintergrund dieser Zeit war von einer massiven Zunahme der Regulierungen alternativer Sexualitäten geprägt, die mit der beginnenden AIDS-Krise einherging. Rubin versuchte, die sich verengenden Denkräume wieder auszudehnen. So schlug sie ein Rahmenmodell zur Analyse von Sexualitäten vor, mit dem sie aufzeigte, wie gesellschaftliche Kontexte auf die Bewertung und Sichtbarkeit von Sexualitäten wirken. Damit wollte sie die Marginalisierung von Sexualitäten hinterfragbar machen und es ermöglichen, differenzierter, befreiend und an den Menschenrechten orientiert über Sexualitäten nachzudenken. In ihrem Modell ordnete sie Sexualitäten je nach ihrer gesellschaftlichen Positionierung in ineinanderliegender Kreisen an. In den inneren Kreis stellte sie die als „gut", „normal", „natürlich", und religiös „(ab) gesegneten" gemainstreamten Sexualitäten. Diese zur „Norm" deklarierten Sexualitäten wurden entsprechend gesellschaftlich privilegiert: Sexualitäten, die ausschließlich in ehelich kodifizierten Paarkonstellationen gelebt wurden, heterosexuell und monogam waren, ihren nach außen getragenen Sinn in der

10 American Psychological Association

Reproduktion hatten, nicht mit direkter Bezahlung verbunden waren und auch nicht als Dienstleistung in einem Arbeitsverhältnis angeboten wurden, sowie Sexualitäten, die zwischen Personen stattfinden, die der gleichen Generation angehörten, Sexualitäten, die auf Beziehungen ausgerichtet sind und zu Hause stattfinden. In den mittleren Kreis positionierte Rubin diejenigen Sexualitäten, die 1984 gesellschaftlich umstritten waren. In den mittleren Kreis (in den Worten von Gayle Rubin: „mayor areas of contest") positionierte sie promiskuitiv und unverheiratete lebende heterosexuelle Personen, Lesben und Schwule, die in stabilen Langzeitbeziehungen oder anderen verbindlichen Verbindungen lebten. Gayle Rubin zeigte weiterhin auf, wie die Gesellschaft denjenigen, die ihre Sexualitäten im mittleren Kreis lebten, die Illusion/Chance vorspielte, mit hinreichend Anstrengung gesellschaftliche Anerkennung erreichen zu können. Das Modell konnte so sichtbar machen, wie ein stigmatisierender und normdurchdrungener gesellschaftlicher Kontext zwischen denjenigen, die sexuell den Innenkreis besetzen und denjenigen im mittleren Kreis spezifische Spannungen produziert. Für diejenigen im mittleren Kreis ist ihre gesellschaftliche Anerkennung prekär. Sie können aber, wenn sie sich selbst normieren und in ihrer Sexualität nicht allzu sichtbar werden, noch gesamtgesellschaftlich dazugehören. Diejenigen im Innenkreis wiederum versuchen, ihre Sicherheit und ihre Privilegien zu verteidigen, indem sie entsprechend normierenden Druck auf diejenigen im Mittelkreis ausüben. Für ein Verständnis von Konflikten innerhalb marginalisierter Communitys eröffnet das Modell von Rubin (1984) eine weitere interessante Perspektive. Das Modell stellt eine Blickweise zur Verfügung, mit der wir sehen können, wie das Ringen um Privilegien, um gesellschaftliche Zugehörigkeit und die Belastungen durch Stigmatisierung auch innerhalb und zwischen marginalisierten Communitys konflikthafte Spaltungen hervorrufen können (vergl. hierzu: Cruz 2016, Pachankis, Clark, Burton, Hughto, Bränström & Keene 2020, Schulman 2016, Taormino 2008).

In den äußeren Kreis ordnete Gayle Rubin schließlich Pornografie, Fetisch, den Einsatz von Sex Toys, das Leben von Geschlechterrollen, die jenseits eines geschlechterdichotomen Denkens liegen, BDSM und generationenübergreifend gelebte Sexualitäten ein. Sexualitäten im Außenkreis werden nach Rubin (1984) mit der größten Wahrscheinlichkeit in der Gesellschaft undifferenziert als uniform negative Erfahrung konstruiert. Diese Zuschreibungsprozesse verhindern dann die Gedanken, dass diese Sexualitäten auch auf eine gute, wohltuende und verantwortliche Art gelebt werden könnten.

Als ethischen Rahmen schlug Rubin (1984) vor, Sexualitäten in Zukunft nicht aufgrund ihrer Form zu werten, sondern für jede Sexualität danach zu fragen, wie die Partner*innen miteinander umgehen, wie sie die gegenseitigen Bedürfnisse achten, ob Zwang ausgeübt wird und ob die Sexualität zu Lust und Wohlbefinden führt.

Das Konzept von Rubin (1984) eignet sich in der konkreten psychotherapeutischen Arbeit dafür, deutlich zu machen, wie groß der Kraftaufwand ist, den Personen im Außenkreis angesichts fehlenden gesellschaftlichen Rückhalts aufbringen müssen, um sich zu zeigen und um ihre Sexualität zu entwickelt.

Abb. 1: Kreismodell verworfener und anerkannter Sexualitäten

nach Gayle Rubin (1984)

Der innere Kreis der gemainstreamten Sexualitäten

„guten", „normalen", „natürlichen" und „abgesegneten" Sexualitäten

heterosexuell
in der Ehe
monogam
auf biologische Reproduktion ausgerichtet
nicht kommerziell
in einer Zweierbeziehung
in einer emotional geprägten Versorgungsbeziehung
nicht durch Bilder angeregt
ausschließlich mit Körpern
ohne Sexspielzeuge
vanilla, nicht kinky

Der äußere Kreis der gesellschaftlich verworfenen Sexualitäten

„schlechte", „abnormale", „unnatürliche", „verdammte" Sexualitäten

homosexuell
unverheiratet
promiskuitiv
gegen Geld
mit sich alleine oder in einer Gruppe
unverbindlich
in einem öffentlichen Raum
pornographisch
mit Sexspielzeugen
kinky

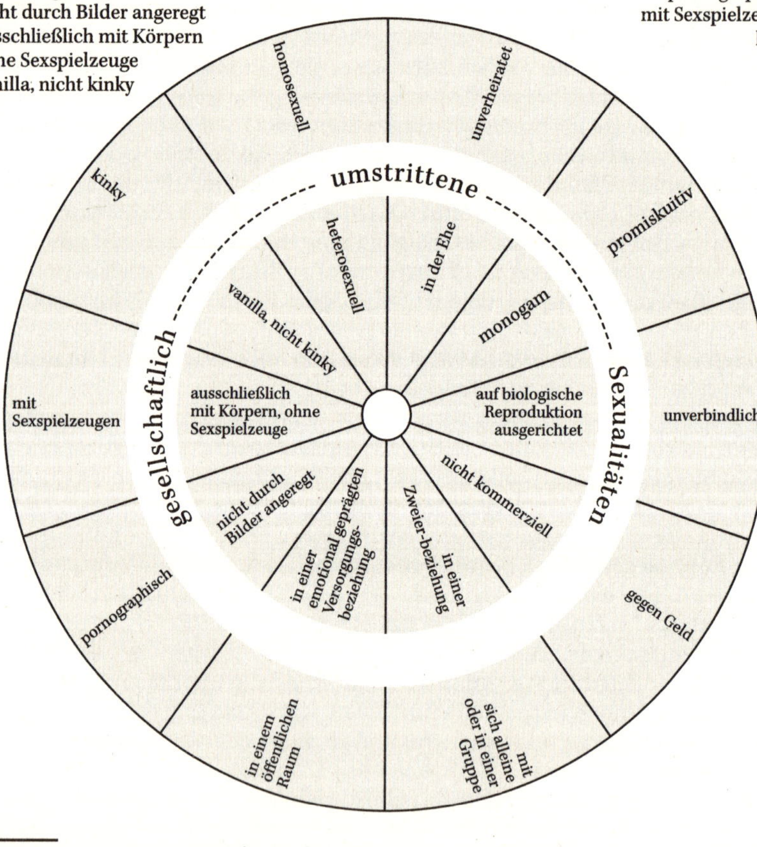

Inhaltliche Überarbeitung: Sascha Bos und Gisela Fux Wolf
Grafische Überarbeitung: Silke Kampfmeier

Das Konzept lässt sich hier auch hervorragend mit dem Minoritäten-Stress-Modell von Ilan Meyer (1995) verbinden (siehe hierzu Ulrike Auge, Julia Eder, Vito Manduano und K* Stern in diesem Band). Iantaffi (2017) erweiterte das Konzept aus non-binärer Perspektive durch Überlegungen bezogen auf marginalisierte und privilegierte Geschlechtlichkeiten. Auch andere intersektionale Aspekte können entsprechend in das Konzept von Rubin integriert werden.
Mit dem Konzept wurde eine Kontextualisierung für die konfliktträchtigen Spannungen innerhalb von marginalisierten Communitys möglich - zwischen Assimilation und einem selbstbewussten Sichtbarmachen (z.B. als „proudly perverted“*)*. Wir stimmen Rubin allerdings nicht zu in ihrer Annahme zu, generationsübergreifende Sexualität könne auch dann wohltuend für alle Beteiligten gelebt werden, wenn es sich um pädosexuelle Konstellationen handelt. Vielmehr gehen wir hier vor dem Hintergrund der Evidenz bezogen auf die schädlichen Wirkungen von pädosexuellen Handlungen an Kindern davon aus, dass Kinder in der Machtkonstellation mit Erwachsenen Sexualität nicht einverständlich zustimmen können. Auch wenn pädosexuelle Erwachsene eine Zustimmung von Kindern konstruieren, ist für uns die Perspektive und Erfahrungswelt der Kinder maßgeblich. Kinder können in dem massive Machtungleichgewicht gegenüber Erwachsenen von diesen manipuliert werden. Sie können einer Sexualität mit Erwachsenen nicht einverständlich zustimmen und so handelt es sich bei pädosexuellen Handlungen um Gewalt (VLSP* 2015). Wir haben uns deshalb entschieden, Pädosexualität nicht in die von uns überarbeitete Form des Modells von Rubin aufzunehmen, da sich das Modell ausschließlich auf verantwortlich und für die Beteiligten wohltuend gelebten Sexualitäten bezieht.

Das Modell der „Fünf Kreise der Sexualität“ von Dennis Dailey (1981)

Sein Modell der „Fünf Kreise der Sexualität“ hatte Dennis Daily 1981 ursprünglich entwickelt, um die Sexualitäten älterer Menschen wachstumsorientiert beschreiben zu können. Wise und Pitagora (2020) haben das Modell in einer aktuellen Publikation zur Sexualität von trans* und nichtbinären Personen aufgegriffen und erweitert. Das Modell der „Fünf Kreise der Sexualität“ beschreibt die sexuellen Entwicklungsmöglichkeiten von Personen eingebunden in Bedingungen ihrer Lebenskontexte. Dieses Konzept ist für ein respektvolles therapeutisches Arbeiten mit Personen, die diverse Sexualitäten und Genderidentitäten leben, auch deshalb sehr geeignet, weil es komplett auf die klassischen Normierungen in Bezug auf Sexualitäten verzichtet (Turner 2020). Es eröffnet zahlreiche Einstiegsmöglichkeiten in das praktische Arbeiten mit dem Ziel der verantwortlichen und lustvollen Erweiterung sexueller Möglichkeiten. Die körperbezogenen Wahrnehmungen und Empfindungen, die Möglichkeiten der Intimität in den Verbindungen zu sich selbst und zu anderen, die Identitätsaspekte von Sexualität, Aspekte der Reproduktion und Gesundheit, und die Möglichkeiten, sich sexuell kompetent und machtvoll zu zeigen, werden in dem Modell mit fünf miteinander verbundenen Kreisen dargestellt. Das Modell beschreibt durch die Hereinnahme des Elements der Sexualisierung, wie Menschen sich durch sexuelle Ausdrucksweisen machtvoll und kompetent zeigen, andere damit beeinflussen und auch in der Schattenseite manipulieren können, wenn sie ihre Wünsche und Absichten nicht klar mitteilen. So umfasst und verlangt das (Er-)Leben und Selbstausdruck von Sexualität auch Werteentscheidungen des Individuums, die auf einer Reflexion ihrer Gefühle und Einstellungen basieren. Was eine Person in unterschiedlichen Kontexten gelernt hat, ob sie Anerkennung oder Ausgrenzung erfährt, all dies kann die Exploration, Entwicklung und Integration von Sexualität in jedem der Kreise fördern oder eben auch erschweren.

Abb. 2: Die fünf Kreise der Sexualität
nach Dennis Dailey (1981)

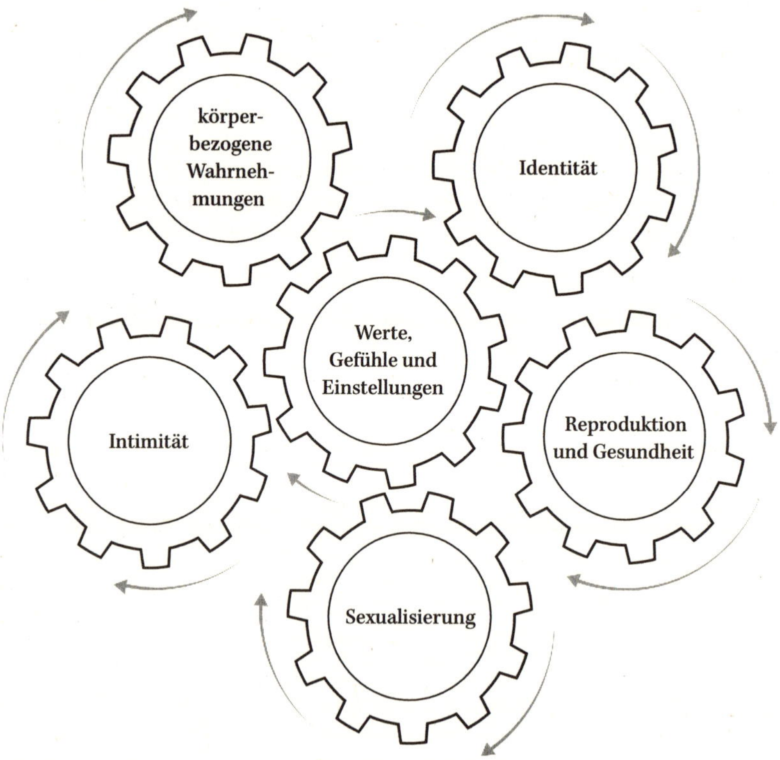

Inhaltliche Überarbeitung: Sascha Bos und Gisela Fux Wolf
Grafische Überarbeitung: Silke Kampfmeier

Für die konkrete therapeutische Arbeit zu alternativen Sexualitäten bietet das Modell eine sehr konstruktive Struktur an. So können wir über jeden Kreis in das Lernen zu Sexualität einsteigen. Entwickeln wir uns hinsichtlich eines Kreises der Sexualität, bewegen sich die anderen Kreise mit. So lässt sich beispielsweise darstellen, wie Weiterentwicklungen der geschlechtlichen Identität wiederum auch Veränderungen körperbezogener Wahrnehmungen mit sich bringt und so auch eine Erweiterung sexueller Kompetenzen katalysieren kann. Wenn wir es wagen, uns gegenüber anderen vulnerabel zu zeigen und in Verbindung zu gehen, kann dies wiederum unsere Identität bewegen. Wenden wir uns unserem Körper zu, achten wir auf seine Empfindungen, gewinnen wir einen Zugang zu sexuellen Kompetenzen. Wird unsere Entwicklung durch Marginalisierung erschwert, braucht es mehr Kraft, die Kreise in Gang zu setzen und für das Individuelle einzutreten. Es braucht auch bewusste Wertentscheidungen und die Integration der Erfahrungen erfordert umfangreichere Kompetenzen.

In der professionellen Begleitung von Menschen, die sich mit ihrer Sexualität auseinandersetzen, können wir in jedem Kreis an der Erweiterung der Möglichkeiten arbeiten. Wir können einen Raum und Begriffe für das Reden über Sexualität anbieten. Durch Informationen können wir Wissen erweitern und aufzeigen, welche Unterstützungsmöglichkeiten es bereits in Communitys gibt. Damit können wir der Scham und Vereinzelung, den Auswirkungen von Stigmatisierung entgegenwirken. Unsere Buchreihe stellt genau diejenigen Informationen bereit, die Kolleg*innen benötigen, um hier vielfältige Angebote machen zu können. Wir können in der therapeutischen Arbeit Körperlichkeit besprechbar und erlebbar machen, indem wir z.B. mit einer Person darüber reden, wie sie ihren Körper identitätsentsprechend benennen kann, welche Bewegungen und Körperwahrnehmungen sich für sie gut anfühlen, was für sie selbst Attraktivität bedeutet. Hierfür benötigen wir unter anderem ein respektvolles Vokabular. Wir können einen Raum für die Exploration der eigenen Identität anbieten. Und wir können in der Stärkung der Klient*innen gut vernetzt im Rahmen einer sexpositiven Gesamtkonzeption im multiprofessionellen Team kollegial zusammenarbeiten. So kann etwa eine Person Erfahrungen in der sexualitätsbezogenen Körperarbeit bei einer sexarbeitenden Kolleg*in oder Bodyworker*in machen. Die behandelnde Psychotherapeut*in kann der Person wiederum anbieten, die dort gemachten Erfahrungen zu symbolisieren. Letztlich kann so im Respekt für die jeweilige Arbeit, die jede*r Kolleg*in im Themenfeld leistet, gemeinsam an einem bewussten und integrierenden Ineinandergreifen der Kreise gearbeitet werden, z.B. bei einem traumatherapeutischen Anliegen des*der Klient*in. Hierfür ist es notwendig, dass Psychotherapeut*innen lernen, offen über die vielfältigen Möglichkeiten von Klient*innen, sich sexuell in unterschiedlichen Kontexten zu erfahren, zu reden. Und dass sie über Vernetzungs- und Weiterverweisungskontexte verfügen, die über herkömmliche medizinische und psychotherapeutische Angebote hinausgehen.

Die "Multicultural Guidelines" der American Psychological Association (2017)

Die Gesundheitswissenschaften haben unterdessen Kimberlé Williams Crenshaws bahnbrechende Arbeit zur wissenschaftlichen Konzeptualisierung der Auswirkungen sich überschneidender Privilegierungs- und Deprivilegierungsstrukturen aufgegriffen (Crenshaw 1991). Auf dieser Basis wurden Modelle entwickelt, die intersektionale Einflüsse und zeitgeschichtliche Entwicklungen abbilden, deren Einflüsse auf die Gesundheitsversorgung thematisieren. Mit ihnen lässt sich analysieren, wie sich intersektionale Verortungen in Interaktionen zwischen Personen im privaten und auch gesundheitsprofessionellen Kontakt widerspiegeln. Ein für die psychotherapeutische Profession maßgebliches Modell ist hier das *Layered Ecological Model of the Multicultural Guidelines* der American Psychological Association (2017, 97). Dieses Modell (siehe nächste Seite) stellt dar, wie sich gesellschaftliche Machtverhältnisse sowohl in die psychologische Forschung als auch in die psychotherapeutische Praxis einweben, macht kontextuelle Einflüsse auf fünf Ebenen sichtbar. Diese fünf Ebenen orientieren sich an mikro-, meso- und makrosystemischen Analysen, die in der sozialwissenschaftlichen Forschung vielfach angewendet werden. Im „Layered Ecological Model of the Multicultural Guidelines (APA)"[11] wird auf Ebene 1 betrachtet, wie sich eine gesundheitsversorgende oder forschende Person und eine behandlungssuchende oder forschungsteilnehmende Person vor dem Hintergrund ihres jeweiligen Selbstverständnisses gegenübertreten und die Beziehung zueinander gestalten. Auf Ebene 2 werden die kontextuellen Einflüsse auf die gesundheitsversorgende oder forschende bzw. behandlungssuchende oder forschungsteilnehmende Person sichtbar gemacht. Auf Ebene 3 werden die Einflüsse der Institution, in der sich beide Seiten gegenübertreten, reflektiert. Auf Ebene 4 werden schließlich weitere gesellschaftliche Einflüsse abgebildet, sowohl diejenigen, die im Wohnumfeld und der Gemeinde wirken, in der die Personen leben, als auch die Einflüsse aus dem internationalen Kontext. Alle diese Faktoren wirken letztlich auf das Outcome von Behandlung und Forschung ein. Dies wird auf Ebene 5 beschrieben. Macht und Privilegierungen durchziehen alle Ebenen und Interaktionen. Die Menschenrechte bieten hier den Orientierungspunkt für eine ethisch fundierte Gesundheitsversorgung und Forschung. Sie richten sich gegen Ungerechtigkeiten, die durch Machtmissbrauch und Privilegierungs-/Deprivilegierungsprozesse entstehen. Im ganzen System entwickeln sich Spannungen aus traumatischen Ereignissen (in Form von Ausgrenzung, Gewalt, Diskriminierung, Vernachlässigung und auch Katastrophen und Unfälle). Die Wachstums- und Widerstandskräfte richten sich gegen die Wirkungen von Traumata. Das ganze System ist in einem permanenten Veränderungsprozess begriffen, also fluide.

11 hier von uns übersetzt als „Ökologisches Mehrebenenmodell in den Multikulturellen Leitlinien der APA"

Abb. 3: Ökologisches Mehrebenenmodell in den Multikulturellen Leitlinien der American Psychological Association (2017)

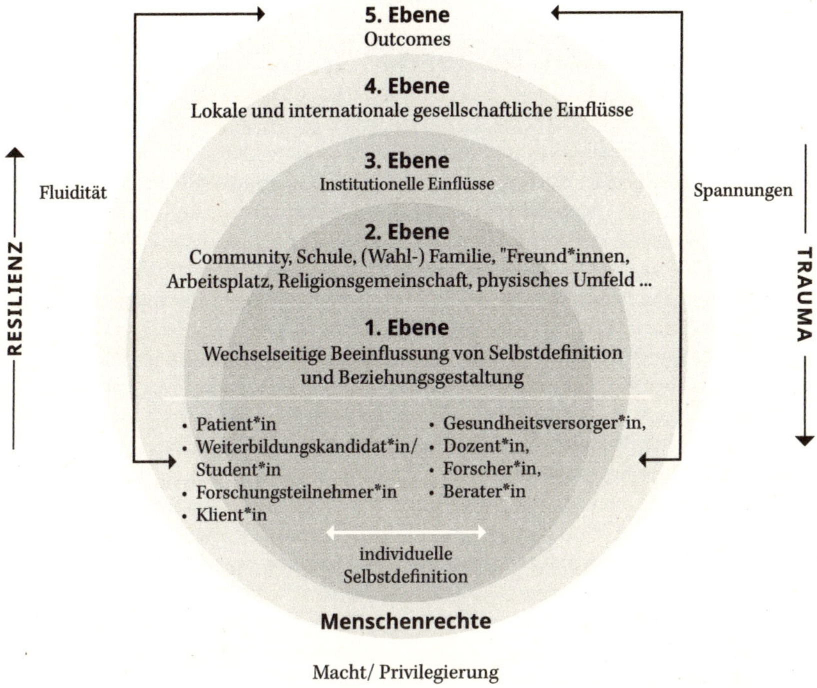

Inhaltliche Überarbeitung: Sascha Bos und Gisela Fux Wolf
Grafische Überarbeitung: Silke Kampfmeier

In den *„Multicultural Guidelines"* benennt die APA konkret, wie professionelle Gesundheitsversorger*innen mit gesellschaftlichen Machtverhältnissen transparent, reflektiert und ethisch fundiert umgehen können (American Psychological Association 2017, vergl. hierzu auch: Das Nair & Butler 2012). Die APA (2017) empfiehlt hierfür den Kolleg*innen, eine Perspektive einzunehmen, die Vielfalt begrüßt, sichtbar machen und stärken möchte sowie eine Haltung der Offenheit, Anerkennung und Respekts. Weiter appelliert die APA an die Kolleg*innen sich Ausgrenzungs-, Diskriminierungs- und Gewalterfahrungen bewusst zu sein und sich aktiv dagegen zu positionieren. In diesem Sinne sollten Gesundheitsversorger*innen in der Lage sein, strukturelle und direkte Diskriminierungen wie Rassismus, Feindlichkeit gegen sexuelle und geschlechtliche Minoritäten, Sexismus, Klassismus, Entwertung psychisch und körperlich kranker Menschen und weitere auch in ihrem Fachgebiet wahrzunehmen und dagegen anzutreten. In dieser Tradition verstehen wir auch unser Buchprojekt als eine Form des erforderlichen Aktivismus gegen Diskriminierungen innerhalb des Gesundheitssystem.

Wir starten unsere Reihe: Der Grundlagenband und der kinky Band

Eine sowohl theoretische als auch durch eigene Erfahrungen illustrierte Vertiefung etablierter Konzepte für die psychotherapeutische und psychosoziale Arbeit mit Angehörigen marginalisierter Gruppen erfolgt im Text *Queering Psychotherapie und Beratung – Orientierungswissen, Reflexionen und Impulse für fachgerechtes Arbeiten* von Ulrike Auge, Julia Eder, Vito Manduano und K* Stern. Die Autor*innen analysieren die Machtmechanismen von Hetero- und Cisnormativität und stellen Minoritäten-Stress-Modelle als zentrale psychologische Konzeptionen der Verwobenheit von gesellschaftlicher Positionierung und Gesundheit dar. Sie diskutieren Perspektiven auf Intersektionalität, Positionierungen und Macht, die für die psychosoziale Arbeit mit sexuellen und geschlechtlichen Minoritäten maßgeblich sind. Der Text enthält viele Anwendungsbeispiele, was uns für die gesamte Reihe wichtig ist. Wir bieten immer wieder Wissen an, welches konkret gemacht wird und sich im Feedback durch behandlungs- und beratungssuchende Personen bewährt.

Im ihrem Text *Queer in der Psychotherapieausbildung. Rückschau, Reflexion und theoretische Einordnung zweier Therapeut*innen* zeigen Milan Roux (Pseudonym) und Lucien Qema (Pseudonym) hetero- und cisnormative Strukturen in Ausbildungskontexten auf und wie diese sich in das Handeln von uns allen, die wir diese Sozialisation durchlaufen haben, einweben. Sie weisen auf Möglichkeiten hin, wie queere Kolleg*innen einander finden und sich unterstützen können. Abschließend geben sie Anregungen, welche Veränderungen in der Psychotherapieausbildung erfolgen könnten, um inklusive und diskriminierungssensible Räume zu schaffen. Der Text macht sichtbar, was sonst in der Gesundheitsversorgung gern verborgen wird, nämlich die Schikanen, die wir auf dem Weg in die Professionalisierung erleben und die uns dazu bringen sollen, später im therapeutischen Handeln normativ aufzutreten. Wir denken, dass ein Offenlegen dieser Erfahrungen notwendig ist, um eine dringend notwendige Machtreflexion und entsprechende strukturelle Veränderungen in der psychotherapeutischen Weiterbildung anzustoßen. Den beiden mutigen Autor*innen danken wir sehr für ihren Mut, sich mit ihren Erfahrungen zu zeigen.

Sascha Bos und Jana Kindermann präsentieren anschließend die aktuellen Ergebnisse der ersten deskriptiven Evaluation zu Geschlechter- und diversitätsgerechter Psychotherapie. Hier wurden Daten zu Akzeptanz, Erfahrungswerten und eigenen Minoritätenzugehörigkeiten von psychotherapeutischen Versorger*innen in Deutschland erhoben.

Im ersten Themenband unserer Reihe von Dr. Gisela Fux Wolf über kinky Sexualitäten werden die Grundlagen und fachlichen Standards kinksensiblen und kink-kompetenten psychotherapeutischen Arbeitens dargestellt. BDSM wird hier als außerordentlich differenzierte sexuelle Kultur beschrieben, in der sich auch eine Vielzahl von ethischen und gesundheitsbezogenen Diskursen entwickelt hat. Ein Wissen um diese Kultur bildet das Fundament für ein respektvolles und leitliniengerechtes psychotherapeutisches Arbeiten mit kinky Klient*innen. Wir finden in der BDSM-Kultur Überlegungen zu Heilung und gesundheitsunterstützenden Prozessen. Von diesen Überlegungen kann die psychotherapeutische Profession unseres Erachtens sehr profitieren, wenn sie bereit ist, sich konsequent von einem pathologisierenden *othering* derjenigen, die kinky leben, abzuwenden. Diese Frage, was wir von marginalisierten Communitys lernen können für die Gestaltung einer besseren, freundlicheren und sorgfältigeren Gesundheitsversorgung, wird uns im Verlauf der Reihe immer wieder begegnen und beharrlich die machtvoll etablierte Wissenshegemonie unserer Profession in Frage stellen.

Schluss

Unsere eigene Perspektive ist immer durch unsere Erfahrungen und unser erlerntes Wissen begrenzt. Es ist uns wichtig, mit dieser Begrenztheit bewusst, offen und bescheiden umzugehen. Wir können immer nur das wahrnehmen und in Worte fassen, wofür wir Strukturen haben, die uns beim Einordnen helfen (Langer 2019). Weder die Auswahl der Themen noch die inhaltlichen Ausführungen zu jedem der bislang in unserer Buchreihe bearbeiteten Themenfelder sind abschließend und „fertig". So freuen wir uns, wenn sich Kolleg*innen an uns wenden, die z.B. zu Intersexualität, Asexualität/Aromantik, Bisexualität*en, Themenbände beitragen möchten. Wir möchten, dass die Reihe noch intersektionaler wird, und freuen uns so auch sehr über weitere Beiträge z.B. zu den Themen: Religion, Erfahrungen mit Rassismus, Klassismus, Armut, sexuelle Entwicklungen von Kindern und Jugendlichen. Wir hoffen sehr, dass andere den Ball, den wir mit den ersten Bänden geworfen haben, auffangen und weitertragen. Alle, die sich von unserer Haltung angesprochen fühlen, laden wir herzlich ein, diesen Möglichkeitenraum um ein weiteres Thema und weitere Perspektiven zu bereichern. Wir sind erreichbar unter:
diversity_studie@posteo.de und gisela.fux.wolf@posteo.de.
Das in der Buchreihe zusammengetragene Wissen soll beim offenen Sprechen über Sexualitäten eine Unterstützung sein. Wir wollen Kolleg*innen auch dazu ermuntern, sich die in den Einzelbeiträgen zitierten Literaturquellen zu erschließen, miteinander zu diskutieren und weiter an diesem unermesslich reichen und spannenden Thema zu arbeiten. Wir können kaum erahnen, wohin sich die kulturelle Ausdifferenzierung von Menschen die diverse Sexualität*en und geschlechtliche Identitäten leben, noch entwickeln. Innerhalb kurzer Zeit werden womöglich auch die hier referierten Begriffe und Konzepte zu eng sein.

Wir freuen uns, wenn das Wissen weiterwächst und weiter geteilt wird. Es kann uns alle stärken.
Für eine gute therapeutische Arbeit brauchen wir die Verbindung mit uns selbst und dem Gegenüber, Achtung und Respekt. Unsere Angebote sollen Ausgangspunkte sein, von denen aus eine Reise beginnt - oder Raststätten, an denen Kraft getankt, nachgedacht, Proviant aufgenommen und von denen aus irgendwann auf ganz anderen Wegen weitergegangen werden kann.
An dieser Stelle möchten wir uns bei unseren fleißigen Mitautor*innen für ihre schöpferische, kreative, kluge und achtsame Mitarbeit bedanken. Zudem freuen wir uns über die Unterstützung von Philipp, und Abiba. Ganz besonders herzlich möchten wir Karina danken für ihre Wärme, Offenheit und ihren smarten Spirit!

Besuchen Sie gern unsere Website zum Buch:
www.queeres-buchprojekt.de

Literatur

American Psychological Association (2017): Multicultural Guidelines: An Ecological Approach to Context, Identity, and Intersectionality. Verfügbar unter: http://www.apa.org/about/policy/multicultural-guidelines.pdf [13.05.2023].

Amnesty International (Hrsg.) (2001): Das Schweigen brechen. Menschenrechtsverletzungen aufgrund sexueller Orientierung. Berlin (Querverlag).

Bradshaw, J. (2005): Healing the Shame That Binds You: Recovery Classics Edition (Revised, Updated). Deerfield Beach (Health Communications Inc.).

Bundesinstitut für Arzneimittel und Medizinprodukte (2022): 11. Revision der ICD der WHO (ICD-11). Verfügbar unter: https://www.bfarm.de/DE/Kodiersysteme/Klassifikationen/ICD/ICD-11/_node.html [13.05.2023].

Bundesministerium für Justiz (21.05.2021): Gesetz zum Schutz von Kindern mit Varianten der Geschlechtsentwicklung. Verfügbar unter: https://www.bmj.de/SharedDocs/Gesetzgebungsverfahren/Dokumente/Bgbl_Varianten_der_Geschlechtsentwicklung.pdf;jsessionid=3A01A993C-5C6FADB2F331A80D43E9CD8.2_cid334?__blob=publicationFile&v=3 [13.05.2023].

Bundesverband Trans*, Lesben- und Schwulenverband, Intersexuelle Menschen e.V. (2021): Auswirkungen der Coronapandemie auf lesbische, schwule, bisexuelle, trans*, intergeschlechtliche, queere und asexuelle Personen in Deutschland. Verfügbar unter: https://www.lsvd.de/media/doc/4646/2021_corona-auswirkungen_broschuere_einzelseiten_ansicht.pdf [13.05.2023].

Clarke, V., Ellis, S. J., Peel, E., Riggs, D. W. (2010): Lesbian Gay Bisexual Trans & Queer Psychology. An Introduction. UK (Cambridge University Press).

Coleman, E., Radix, A. E., Bouman, W. P. et al. (2022): Standards of Care for the Health of Transgender and Gender Diverse People, Version 8, International Journal of Transgender Health, 23:sup1, S1-S259, Verfügbar unter: https://doi.org/10.1080/26895269.2022.2100644 [13.05.2023].

Constantinides, D. M., Sennott, S. L. & Chandler, D. (2019): Sex Therapy with erotically marginalized clients. Nine principles of clinical support. New York/London (Routledge).

Crenshaw, K. W. (1991): Mapping the margins: intersectionality, identity politics, and violence against women of color. Stanford Law Review 43 (6), 1241-1299.

Cruz, A. (2016): The Color of Kink: Black Women, BDSM, and Pornography. New York (NYU Press).

Dailey, D. (1981): Sexual Expression and Aging. In: Berghorn, F. & Schafer, D. (Hrsg.): The Dynamics of Aging: Original Essays on the Processes and Experiences of Growing Old. Boulder, CO (Westview Press): 311-330.

Das Nair, R. & Butler, C. (Hrsg.) (2012): Intersectionality, Sexuality and Psychological Therapies. Working with Lesbian, Gay and Bisexual Diversity. Chichester (BPS Blackwell).

Downs, A. (2012). The velvet rage: Overcoming the pain of growing up gay in a straight man's world. Boston (Da Capo Lifelong Books).

European Union (2020): Union of Equality: The Commission presents its first ever strategy on LGBTIQ equality in the EU. Verfügbar unter: https://ec.europa.eu/commission/presscorner/detail/en/ip_20_2068 [13.05.2023].

Fisher, J. E., O'Donohue, W. T. (Hrsg.) (2006): Practioner's Guide to Evidence-Based Psychotherapy. New York (Springer).

Göth, M. & Kohn, R. (2014): Sexuelle Orientierung in Psychotherapie und Beratung. Heidelberg (Springer).

Günther, M., Teren, K., Bos, S., Müller-Rehberge, W. & Reiner, K. (2023 i. Pr.): Familien mit trans* und nicht-binären Kindern. Gießen (Psychosozial-Verlag).

Günther, M., Teren, K. & Wolf, G. (2021): Psychotherapeutische Arbeit mit trans* Personen. Handbuch für die Gesundheitsversorgung. München (Reinhardt).

Haraway, D. (1988): Situated Knowledges: The Science Question in Feminism and the Privilege of Partial Perspective. Feminist Studies 14(3): 575-599.

Herzing, R. & Oniveros, I. (2011): Making our stories matter. The Story Telling Organizing Project (STOP). In: Chen, C. I., Dulani, J. & Piepzna-Samarasinha, L. L. (Hrsg.): The Revolution starts at home. Confronting intimate violence within activist Communitys. CA, USA (AK Press, Chico): 206-215.

Iantaffi, A. (2017): Future Directions. In: Richards, C., Bouman, W. P. & Barker, M.-J. (Hrsg.): Genderqueer and Non-Binary Genders. London (Palgrave macmillian): 283-296.

Institute of Medicine (IOM) (2011): The Health of Lesbian, Gay, Bisexual, Transgender People: Building a Foundation for Better Understanding. Washington DC (The National Academies Press).

Illouz, E. (2018): Warum Liebe endet. Berlin (Suhrkamp).

Kehlet Lins, K. (2020a): Sprechen über Sex. Heidelberg (Carl-Auer).

Krueger, R. B., Reed, G. M., First, M. B., Marais, A., Kismodi, E. & Briken, P. (2017): Proposals for Paraphilic Disorders in the International Classification of Diseases and Related Health Problems, Eleventh Revision (ICD-11). Archives of Sexual Behavior 46 (5): 1529–1545.

Langer, S. J. (2019): Theoretizing transgender identity for clinical practice. A new model for understanding gender. London (Jessica Kingsley Publisher).

Mac, J. & Smith, M. (2018): Revolting Prostitutes. The Fight for Sex Workers Rights. London, New York (Verso).

Meyer, I. H. (1995): Minority stress and mental health in gay men. Journal of Health Sciences and Social Behavior 36 (1): 38-56.

Nichols, M. & Fedor, J. P. (2017): Treating Sexual Problems in Clients who Practice "Kink". In: Peterson, Z. D. (Hrsg.): The Wiley Handbook of Sex Therapy. Hoboken, New Jersey, US (John Wiley & Sons Ltd.): 420-434.

Nichols, M. (2021): The Modern Clinican`s Guide to Working with LGBTQ+ Clients. The Inclusive Psychotherapist. New York & London (Routledge).

Norcross, J. C. (2002). Empirically Supported Therapy Relationships. In: Norcross, J. C. (Hrsg.): Psychotherapy Relationships That Work. Therapist Contributions and Responsiveness to Patients. New York (Oxford University Press): 3-16.

Norcross, J. C. & Lambert, M. J. (2019): What Works in the Psychotherapy Relationship: Results, Conclusions, and Practices. In: Norcross, J. C. & Lambert, M. J. (Hrsg.): Psychotherapy Relationships that Work. Vol. 1: Evidence-Based Therapist Contributions (Third Edition). New York (Oxford University Press): 631-646.

Pachankis, J. E., Clark, K. A., Burton, C. L., Hughto, J. M. W., Bränström, R., & Keene, D. E. (2020): Sex, status, competition, and exclusion: Intraminority stress from within the gay community and gay and bisexual men's mental health. Journal of Personality and Social Psychology, 119 (3): 713–740.

Peterson, Z. D. (2017): What is Sex Therapy? In: Peterson, Z. D. (Hrsg.): The Wiley Handbook of Sex Therapy. Chichester, UK (Wiley-Blackwell): 1-9.

Pott, E. (2013): Sexuelle und reproduktive Gesundheit. Bundesgesundheitsblatt 56: 181–183. Verfügbar unter: https://doi.org/10.1007/s00103-012-1613-1 [27.08.2020].

Pusey, O. & mehrotra, g. (2011): Movement building starts with healthy relationships. Transforming Silence Into Action (TSIA) in Asian Pacific Islander LBQT Communitys. In: Chen, C. I., Dulani, J. & Piepzna-Samarasinha, L. L. (Hrsg.): The Revolution starts at home. Confronting intimate violence within activist Communitys. CA, USA (AK Press, Chico): 236-263.

Rauchfleisch, U. (2002): Therapieschäden bei lesbischen, schwulen und bisexuellen Klientinnen und Klienten. In: Märtens, M. & Petzold, H. (Hrsg.): Therapieschäden. Risiken und Nebenwirkungen von Psychotherapie. Mainz (Matthias-Grünewald-Verlag): 282-292.

Rauchfleisch, U., Frossard, J., Waser, G., Wiesendanger, K. & Roth, W. (Hrsg.) (2002): Gleich und doch anders. Psychotherapie und Beratung von Lesben, Schwulen, Bisexuellen und ihren Angehörigen. Stuttgart (Klett-Cotta).

Reiersøl, O. & Skeid, S. (2006): The ICD Diagnoses of Fetishism and Sadomasocism. In: Kleinplatz, P. J. & Moser, C. (Hrsg.): Sadomasochism: Powerful Pleasures. New York/ London (Routledge): 243-262.

Rubin, G. (1984): Thinking Sex: Notes for a Radical Theory of the Politics of Sexuality. Verfügbar unter: http://sites.middlebury.edu/sexandsociety/files/2015/01/Rubin-Thinking-Sex.pdf [13.05.2023].

Schulman, S. (2016): Conflict is not abuse. Overstating harm, community responsibility, and the duty of repair. Vancouver (Arsenal Pulp Press).

Shabaz, C. & Chirinos, P. (2017): Becoming a kink aware therapist. New York/London (Routledge).

Taormino, T. (2008): Opening up. A guide to creating and sustaining open relationships. San Francisco (Cleis Press).

Todd, M. (2016). Straight jacket. London (Random House).

Transgender Europe (2018): Global trans perspectives on health and wellbeing: TvT community report. Verfügbar unter: https://transrespect.org/wp-content/uploads/2018/12/TvT-PS-Vol20-2018_EN.pdf#page=3&zoom=auto,-13,666 [13.05.2023].

Turner, G. W. (2020): The circles of sexuality: Promoting a strengths-based model within social work that provides a holistic framework for client sexual well-being. In: Mohr-Carney, M. &

Mendenhall, A. (Hrsg.): Rooted in Strengths: Celebrating the strengths perspective in social work. Lawrence, Kansas (University of Kansas Libraries): 305-325.

VLSP* (2015): Positionspapier des Verbands für lesbische, schwule, bisexuelle, trans*, intersexuelle und queere Menschen in der Psychologie (VLSP e.V.) zum Thema „Pädosexualität und sexualisierte Gewalt gegen Kinder und Jugendliche". Verfügbar unter: https://www.vlsp.de/files/pdf/vlsp_schriftenreihe_2015_1.pdf [13.05.2023].

Voss, P. (2005): Homosexualität: Diskriminierung gibt es noch immer. Deutsches Ärzteblatt PP 4, Januar 2005: 27. Verfügbar unter: https://www.aerzteblatt.de/archiv/44972/Homosexualitaet-Diskriminierung-gibt-es-noch-immer [13.05.2023].

Wieringa, S. & Sívori, H. (2013): Sexual politics in the global South: framing the discource. In: Wieringa, S. & Sívori, H. (Hrsg.): The Sexual History of the Global South. Sexual Politics in Africa, Asia, and Latin America. London/New York (Zed Books): 1-21.

Wise, K. & Pitagora, D. A. (2020): The Evolution of Sexuality During Gender Transition. In: Jacobson, G. J., Niemira, J. C. & Violeta, K. J. (Hrsg.): Sex Sexuality and Transidentities. Clinical Guidance for Psychotherapists and Counselors. London (Jessica Kingsley Publishers): 37-66.

Woltersdorff, V. (2016): Zur Dialektik von Lust und Tabu in Zeiten prekärer Geschlechterverhältnisse. In: Borkenhagen, A. & Brähler, E. (Hrsg.): Wer liebt, der straft?: SM- und BDSM-Erotik zwischen Pathologisierung und Anerkennung (Beiträge zur Sexualforschung). Gießen (Psychosozial-Verlag): 113-128.

World Health Organization (2002): Defining sexual health. Report of a technical consultation on sexual health 28-31 January, Geneva. Verfügbar unter: https://www3.paho.org/hq/dmdocuments/2009/defining_sexual_health.pdf [13.05.2023].

Queering Psychotherapie und Beratung – Orientierungswissen, Reflexionen und Impulse für fachgerechtes Arbeiten

K Stern, Ulrike Auge, Julia Eder, Vito Manduano*

Einleitung

„Paradise Camp" nennt die Künstlerin Yuki Kihara ihre Ausstellung auf der 59. Internationalen Kunstausstellung der Biennale in Venedig 2022. Es sind teils weltbekannte Motive Paul Gauguins, die Yuki Kihara mit lebendigen Personen nachgestellt hat. Die Malereien Gauguins zeigen Frauen aus Tahiti, die an Gewässern liegen, Obst und Speisen servieren und mit Blüten geschmückt sind. Yuki Kihara hat über die Bilder Paul Gauguins und seine Kolonialgeschichte geforscht und eine Verbindung zur Insel Samoa gefunden, von der sie selbst stammt. Die Künstlerin ist Teil der Community der Fa' Afafine[12] - einer indigenen polynesischen Gemeinschaft, in der Personen im dritten Geschlecht leben. Fa' Afafine sind mit männlichem Zuweisungsgeschlecht geboren und leben ein soziales Leben in weiblicher Geschlechterrolle mit weiblicher Identität. Vieles weist darauf hin, dass Gauguins Bilder nicht die Frauen zeigten, die der Maler glaubte abzubilden, sondern Personen des dritten Geschlechts. „Upcycling" nennt Yuki Kihara ihre heutige Nachstellung der Motive Gauguins mit Fa' Afafines und möchte damit das Original „verbessern", indem es aus einer pazifischen queeren Perspektive erzählt wird, Konsumverhalten kritisiert und die ursprüngliche Darstellung entkolonialisiert (NHM (o.D.), Palumbo 2022, Simpson 2022).

Als uns eine Person aus dem Buchprojekt vom Besuch dieser Ausstellung erzählte, waren wir von der Selbstermächtigung der Fa' Afafine beeindruckt. Das hat uns angesprochen und passte sehr gut zu unserem Vorhaben, diesen Grundlagenband zu schreiben. Viel zu lange schon haben Medizin und Psychologie die Deutungshoheit über Menschen, die geschlechts- und sexualitäts- nicht konforme Identitäten leben, und bestimmen über ihre Körper und Psychen. Diskriminierende und pathologisierende Strukturen und Interaktionen führen zu herabgesetzten Gesundheitschancen queerer Menschen im Vergleich zur Mehrheitsgesellschaft cis-heterosexueller Personen (LSVD 2022). Die folgenden Kapitel sollen sowohl Fachkräften als auch Nutzer*innen im gesundheitlichen Versorgungssystem, in Beratung und Psychotherapie nützlich sein. Sie sollen Fachkräften theoretisches und praktisches

12 Kiharas Bilder zeigen Personen im dritten Geschlecht – Fa' Afafine. Es gibt in der Gemeinschaft auch Personen mit weiblichem Zuweisungsgeschlecht, die männlich sozialisiert werden, die Fa' Afatama, und im vierten Geschlecht leben.

Handwerkszeug für den (Arbeits-)Alltag mit marginalisierten Personen an die Hand geben. Dabei sollen Wirkmechanismen von Diskriminierung und Stigmatisierung sichtbarer werden und die Folgen für Nutzer*innen der Gesundheitsversorgung und Fachkräfte. Dafür sind fundierte Informationen elementar und die Bereitschaft, die eigene Beteiligung, Sozialisation, Erfahrungshintergründe und Positionierung zu reflektieren und gegebenenfalls einzusetzen. So können sich Handlungsspielräume und Ressourcen zeigen und Unterstützungspotenziale auf Fachkräfteseite wachsen.
Für Personen, die marginalisierte Sexualitäten und Geschlechtsidentitäten leben, werden verschiedene Begriffe synonym verwendet. So zum einen die Abkürzung GSM (gender and sexual minorities; Smalley, Warrem, Rickard & Barefoot 2018, S. 3) sowie das Akronym LSBTIQA*. Es umfasst eine Mindestanzahl an unterschiedlichen nicht-heteronormativen und nichtbinären sexuellen Orientierungen und Identitäten. Dabei ist uns bewusst, dass dieses Akronym nicht alle Identitäten und Orientierungen abbildet und nicht-westliche Geschlechtsidentitäten und sexuelle Orientierungen nicht offen adressiert. Wir verwenden den Asterisk (*), um anzudeuten, dass es mehr Identitäten gibt, als es einige Kürzel abbilden können. Gleichzeitig wird dieses Symbol auch hinter Wörtern wie trans* oder inter* verwendet, um bei diesen „Sammelbegriffen" (umbrella terms) ebenfalls den Raum für weitere Identitäten zu lassen. Manchmal verwenden wir auch den Begriff „queer", um die Nonkonformität minorisierter Personen hervorzuheben.
Als Autor*innen sehen wir uns nicht als Expert*innen mit Deutungshoheit, sondern beziehen uns auf das Konzept des „situierten Wissens" von Donna Haraway (1995). Darin treten subjektive „partiale" Perspektiven, gekennzeichnet durch ihre Unvollständigkeit und dem Wesen, niemals abgeschlossen zu sein, miteinander in den Dialog, was unerwartete Verbindungen entstehen lässt. Vor dem Hintergrund der Reflexion bestehender Machtverhältnisse entsteht aus den einzelnen Perspektiven Wissen, das keine Objektivität für sich beansprucht (S. 86). Wissen zu erzeugen ist ein fortlaufender Prozess, der kritisch und offen für fortlaufende Reflexion bleibt und mit einer Verantwortung für die so hervorgebrachten Wissen einhergeht (S. 90).
Dementsprechend möchten wir die Perspektiven benennen, aus denen wir schreiben. Wir sind *weiß* und mit und ohne Migrationsgeschichte in verschiedenen ost- und westdeutschen und europäischen Städten und Dörfern geboren und aufgewachsen. Dabei entstammen wir dem Mittelschichtsmilieu, konnten alle akademische Abschlüsse erwerben, die meisten kommen aus nicht-akademischen Elternhäusern. Wir sind katholisch, evangelisch und konfessionslos sozialisiert. Wir sind Menschen mit und ohne Be_hinderungen und sichtbaren und unsichtbaren Erkrankungen. Unsere Erstsprachen sind deutsch und italienisch. Aufgewachsen sind wir mit Eltern und Geschwistern mit und ohne psychische Beeinträchtigungen. Heute leben wir alle in deutschen Großstädten, sind sozialversicherungspflichtig angestellt und selbstständig, befinden uns teilweise in mehrjährigen selbstfinanzierten Aus- und Weiterbildungen und bilden andere Personen fort. Wir identifizieren uns als endo, cis

und transgeschlechtlich, sind binär und nichtbinär und verstehen uns teilweise als queer. Wir l(i)eben lesbisch, schwul, heterosexuell, queer, sind verheiratet, alleinstehend, leben monogam oder in keinen festen Partner*innenschaften. Auch wenn das nicht allen (immer) entspricht, können wir alle cisgeschlechtlich und binär passen. Unsere Privilegien und Deprivilegien versuchen wir fortlaufend zu reflektieren, um die eigene unbewusste Voreingenommenheit („unconscious bias") im Blick zu haben und die Strukturen, die ihr zuarbeiten. Wir verstehen uns als Verbündete verschiedener Communities. Wir arbeiten alle in verschiedenen Kontexten der Gesundheitsversorgung marginalisierter Personen. Dabei gehen wir von der Wechselwirkung zwischen gesellschaftlichen Strukturen und individuellen Lebensrealitäten aus und deren Einbettung in sichtbare und unsichtbare Macht- und Unterdrückungsverhältnisse, die sich wiederum im individuellen Selbstbild fortschreiben. Daher ist uns wichtig, kontext- und machtsensibel zu denken und zu arbeiten. Vielfalt bedeutet für uns Auseinandersetzung und Anerkennung der Differenz und diese weder zu glätten noch verschwinden zu lassen. Unterschiede versuchen wir als bestehende Realität anzuerkennen.

In den folgenden Texten stellen wir aktuelles Wissen zur Verfügung und ziehen Modelle, Konzepte, Theorien und Studienlagen heran. Uns ist klar, dass auch wir als Autor*innen Leerstellen haben und selbst Lernende sind. Den Schreibprozess unterstützt hat ein gegenseitiger Austausch zu unseren verschiedenen Erfahrungen und Lebensrealitäten. Immer wieder hat uns streckenweise und in unterschiedlicher Intensität beschäftigt, ob und für wen wir sprechen dürfen und wie sichtbar wir dabei sein wollen oder auch sollen. Die lange Zusammenarbeit über die ganze Corona-Pandemie hinweg lief nicht konfliktlos. Dennoch gelang es uns in Kontakt zu bleiben, uns Unterstützung zu holen und eine grundsätzlich kooperative Haltung zueinander und zum Projekt zu bewahren. Wir haben sehr viel gelernt, von- und miteinander. In unseren vielfältigen Schreibweisen spiegeln sich im Textverlauf unsere unterschiedlichen professionellen und akademischen Sozialisationen und Lebenshintergründe als auch der Prozess unserer Auseinandersetzung mit den Themen wider. Dabei sind alle Teile gleich wichtig und ergeben ein großes Ganzes.

In unserem Text möchten wir mit den Lesenden in einen Dialog kommen. So finden sich an vielen Stellen Selbsterforschungsangebote, die zum Pausieren und Nachdenken oder Hinspüren einladen. Zudem stellen wir individuelle Sichtweisen, Beispiele aus der Praxis, Positionierungen, Innenperspektiven und Reflexionen aus der Retrospektive zur Verfügung. Dabei machen wir Diskriminierungsmechanismen sichtbar und kommen nicht umhin zu deren Erklärung und Einordnung diskriminierende Begriffe zu benutzen. Zur Veranschaulichung von LSBTIQA* Lebenssituationen zitieren wir persönliche Erfahrungen in *Kursivdruck*. Diese beinhalten auch Diskriminierungs- und Gewalterfahrungen. Bitte lesen Sie achtsam und überlegen Sie, ob oder wann oder mit wem zusammen Sie sich mit diesen Textstellen auseinandersetzen möchten.

Selbsterforschungsangebot: Expertise und Perspektive

- Was macht für mich Expertise aus?
- Für welches Thema habe ich Expertise?
- Wodurch habe ich meine Expertise erworben?
- Aus welchen bewussten Perspektiven lese ich?
- Was motiviert mich, mich mit diesem Thema zu beschäftigen?

Wir nähern uns in Kapitel 1 aus queeren Perspektiven und erkunden und erklären grundlegende Begriffe zu Geschlechtern, Sexualitäten und Beziehungsformen. Uns ist es wichtig, die Bedarfe intergeschlechtlicher Menschen von Beginn an mitzudenken und anzusprechen und so zu ihrer Sichtbarkeit beizutragen[13]. Kapitel 2 betrachtet die zweigeschlechtliche gesellschaftliche Sozialisation genauer, ihre historische und strukturelle Entwicklung und wie sie sich in uns allen als inneres System etabliert. Mit diesen Grundlagen ausgestattet empfiehlt sich das Kapitel 3, in dem heteronormative Privilegien reflektiert werden können. In Kapitel 4 werfen wir aus menschenrechtlicher Perspektive einen Blick auf ausgewählte Ereignisse in der Geschichte von LSBTIQA* Communities, um die Marginalisierung von GSM aus historischer Sicht besser zu verstehen. Daran schließen sich historische, aktuelle und zukünftige Regelungen in Recht und Medizin für inter- und transgeschlechtliche Personen an. Kapitel 5 stellt aus verschiedenen Sichtweisen die individuellen psychischen und körperlichen Auswirkungen eines heteronormativen Gesellschaftssystems dar. In Kapitel 6 werden Diskriminierungs- und Stigmatisierungsvorgänge sowohl auf individueller als auch auf gesellschaftlicher Ebene genauer untersucht, um dann intersektional betrachtet zu werden. Veranschaulicht wird dies mit aktuellen Zahlen, Modellen wie dem Minderheiten-Stress-Modell für GSM, einer Sensibilisierung für Coming-Outs und Mikroaggressionen. Mit Kapitel 7 leiten wir ins Handeln über und führen das Konzept der Verbündetenschaft ein, um dann im letzten Kapitel 8 zusammenfassend Impulse zu geben, wie Fachpersonen wirksam werden können – im Prozess mit sich selbst, im Kontakt mit GSM und innerhalb ihrer Institutionen.

13 Geholfen hat uns dabei der intensive Austausch mit Joris A. Gregor. Wir danken Dir für Deine großzügige kollegiale Unterstützung.

1. Geschlechter und Sexualitäten – Was hängt wie zusammen?

Geschlecht ist eines der bedeutendsten Ordnungsprinzipien weltweit. Menschen, die im Globalen Norden der Welt aufwachsen, lernen bereits als Kleinkinder nach sichtbaren körperlichen Unterscheidungsmerkmalen von Menschen zu suchen und diese entweder der Gruppe Männer oder Frauen zuzuordnen. Ordnet ein Kind einen Menschen nach Auffassung der Erwachsenen geschlechtlich „falsch" zu, wird der kleine Mensch zeitnah durch Erwachsene korrigiert.

Wie ist Geschlecht definiert? Was verstehe ich darunter? Was macht (meine eigene) Geschlechtlichkeit aus? Mit diesen und anderen Fragen beschäftigen sich manche Menschen mehr, manche weniger. Auch die Anlässe sind vielfältig: Manche erforschen die eigene Geschlechtsidentität aus einem inneren Unbehagen heraus oder weil die geschlechtliche Ansprache durch Dritte nicht ihrem Selbsterleben entspricht, manche aus Neugier, manche privat, manche aus beruflichem Fortbildungsinteresse mit Selbsterfahrungsanteil. Im Reflektieren und Sprechen über Geschlechtsidentitäten begegnen wir Menschen, die mit Verwirrung konfrontiert sind, andere sind aus Freude über gewonnene Klarheit wie beflügelt. Vorab halten wir fest, dass Versuche Geschlechtlichkeit zu greifen, Auseinandersetzungen mit einem Reichtum an Facetten mit sich bringt. Nicht alle Facetten lassen sich gänzlich in der Linearität von Sprache ausdrücken. Auch im deutschen Recht lässt sich eine eindeutige Definition von Geschlecht nicht finden (Adamietz 2012).

Im Laufe der letzten Jahrzehnte haben Menschen aus dem internationalen LSBTIQA* Spektrum Modelle entwickelt, um Reflexionen über mögliche Dimensionen von Geschlecht zu erleichtern. Diese Modelle[14] werden fortlaufend diskutiert, weiterentwickelt und beeinflussen sich gegenseitig. Sie versuchen, die Komplexität von Geschlechtlichkeit abzuschichten und mehrere Ebenen von Geschlecht begreifbar zu machen: Geschlechtsidentität, körperliches Geschlecht und kultureller Geschlechtsausdruck. Auch liegen diesen Modellen üblicher Weise Skalierungsgedanken zugrunde, so dass eine Person individuell eruieren kann, inwieweit sie sich hinsichtlich ihrer geschlechtlichen Tendenzen zu Weiblichkeit, Männlichkeit oder anderen Geschlechtern zugehörig verortet. Wir erachten diese Modelle als sehr hilfreich und verwenden die Variante Facetten meiner Geschlechtlichkeit[15] von K* Stern (2021) mit den Ebenen „Geschlechtsidentitäten", „rechtliches Geschlecht", „Geschlechtsausdruck" und „vergeschlechtlichte Körpermerkmale" (siehe Abb. rechts).

---

14 Beispielsweise The Genderbread Person, The Gender Unicorn, Geschlechter-Radar.

15 Wir haben uns für eine adaptierte Version der o.g. Modelle entschieden, die auf geschlechtliche Vielfalt fokussiert. In diesem Modell werden sexuelle/romantische Orientierungen daher nicht mit abgebildet. Ferner beinhaltet das Modell vielfältige (vergeschlechtlichte) Körpermerkmale und verzichtet auf grafische Rückbezüge binärer Weiblichkeit und Männlichkeit.

Abb. 1: Facetten meiner Geschlechtlichkeit
nach K* Stern (2021)

Facetten meiner Geschlechtlichkeit

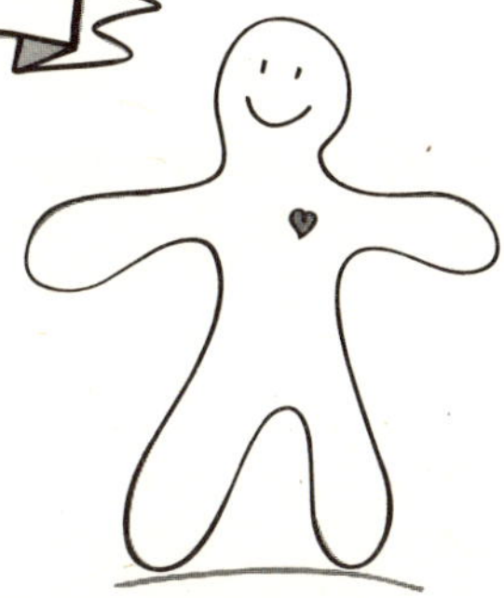

Was macht meine Geschlechtlichkeit aus?

Welche Komponenten sind für mich dabei wie relevant?

Wie bezeichne ich meine Geschlechtsidentität(en)?

cis / inter* / trans* • weiblich • männlich • nicht-binär • genderfluid • gender-creative • genderqueer • demigender • Gendersurfer • (...)

- Wie stark ist/sind sie ausgeprägt?
- Gibt es ein Mischungsverhältnis von Anteilen? Welches?
- Empfinde ich meine Geschlechtsidentitä(en) eher konstant oder verändern sie sich eher?
- Spielt meine Umgebung dabei eine Rolle? Welche?

Wie sind meine Körpermerkmale ausgeprägt? Welche finde ich für mich geschlechtlich relevant?

Körpergröße • Körperbau und Körpergewebe • Genitalien • Sexual- und Fortpflanzungsorgane • Chromosomen • Hormone/Hormoncocktail • Haare (Menge und Ort) • Stimme • Größe und Form von Brust/Brüsten • Zeugungs- und Gebärmöglichkeiten • Orgasmus-, Erektions-, und Ejakulationsmöglichkeiten • (...)

- Mit welchen Körperbereichen, Körperteilen oder Organen geht es mir (ausreichend) gut? Wann erlebe ich Freude?
- Gibt es Körperbereiche, Körperteile oder Organe, bei denen ich mir Veränderung wünsche? Was erhoffe ich mir von Veränderung(en)?

Wie möchte ich meine Geschlechtlichkeit ausdrücken?

Kleidung • Farben • Styling • Frisur • Make-Up • Körpersprache • (...)

- Was macht mir Freude? Wann fühle ich mich (ausreichend) gut?
- Gibt es Unterschiede je nach Situation oder Kontext?

Welches Geschlecht wurde bei meiner Geburt eingetragen? Welcher Eintrag passt für mich inzwischen?

weiblich • männlich • divers • kein Geschlechtseintrag

Illustration: K* Stern
Grafische Überarbeitung: Silke Kampfmeier

Zugrunde liegt der Gedanke, dass jeder Mensch eine individuelle Zusammenstellung von geschlechtlichem Identitätserleben, Körpermerkmalen und persönlichen Ausdrucksweisen verkörpert. Die einzelnen Ebenen werden im Folgenden erläutert.

1.1 Geschlechtsidentitäten

Sprechen wir in dieser Reihe von Geschlecht, dann beziehen wir uns vor allem auf die geschlechtliche Selbstdefinition einer jeweiligen Person. Das bedeutet auch, wir setzen uns hier deutlich von der normativen Vorstellung ab, Geschlecht anhand von sogenannten ‚primären und sekundären Geschlechtsmerkmalen' (Genitalien und Brustformen) bestimmen zu können, die gesellschaftlich dominant verhandelt wird und die wir eingangs beschrieben haben. Denn entgegen dem common sense (of knowledge) ist die Geschlechtsidentität eines Menschen von außen nicht bestimmbar und auch ärztlich nicht diagnostizierbar (Güldenring 2013). Der Stand der heutigen Forschung ist, dass die Entwicklung der Geschlechtsidentität von einer Vielzahl von psychosozialen und biologischen Faktoren abhängt, die so divers miteinander in Interaktion treten und aufeinander einwirken, dass eine eindeutige oder zuverlässige Vorhersage, der sich zu entwickelnden individuellen Geschlechtsidentität eines Menschen unmöglich ist (Woweries 2014).
Meine eigene Geschlechtsidentität erkenne ich in mir selbst, als tief empfundene Gewissheit, als Erkenntnis aus einem mir eigenen Entwicklungsprozess. Die Erkenntnis, einem bestimmten Geschlecht anzugehören, kann deckungsgleich sein mit dem in meiner Lebenszeit jeweiligen gesellschaftlich anerkannten Angeboten eines sozialen Geschlechts. Zum Beispiel gibt es in Deutschland seit Anfang 2019 vier gültige rechtliche Personenstandskategorien weiblich (w) – männlich (m) – divers (d) – ohne Eintrag (x) (→ Kapitel 4.2.1 Aktuelle rechtliche Möglichkeiten zur Namens- und Personenstandsänderung). Für alle in Deutschland geborenen Menschen wird spätestens bei ihrer Geburt eine Hypothese zur späteren Geschlechtsidentität aufgestellt. Diese muss innerhalb eines Monats als Personenstand im Geburtenregister vermerkt werden (PStG § 22 (1)).
Im Laufe ihres Lebens erfahren alle Menschen eine Wandlung ihrer geschlechtlichen Identität, oder geschlechtsneutral ausgedrückt von einem Kind über die Phase der Pubertät hin zu einer erwachsenen geschlechtlichen Identität. Viele Menschen sind im Laufe der Lebensjahre einverstanden mit der anhand gesellschaftlicher Zuordnungen von Genitalien getroffenen Hypothese von Eltern und Geburtshelfer*innen zu ihrer entweder männlichen oder weiblichen Geschlechtsidentität und dem daraufhin eingetragenen Personenstand in ihrer Geburtsurkunde (cis oder cisgeschlechtlich[16]). Sie können im Laufe ihres Lebens Nuancen entdecken, zum Beispiel welche Frau oder welcher Mann sie sein

16 Der lateinische Begriff cis (auf dieser Seite, diesseits, innerhalb) steht im Gegensatz zu trans* (hinüber, jenseits). Er wurde von der Trans*bewegung eingeführt und bezeichnet Männer und Frauen, die sich stimmig fühlen zu dem Geschlecht, das bei ihrer Geburt in die Geburtsurkunde eingetragen wurde.

möchten. Es kann auch vorkommen, dass die Geschlechtsidentität einer Person grundsätzlich und dauerhaft nicht mit der Fremdhypothese übereinstimmt oder dass sich ihre Geschlechtsidentität im Laufe des Lebens (mehrfach oder fortlaufend) wandelt (trans* oder transgeschlechtlich).

Selbsterforschungsangebot: Meine geschlechtliche Lebensreise

- Seit wann weiß ich, welche Geschlechtsidentität(en) ich habe?
- Welche geschlechtlichen Bezeichnungen haben andere Menschen für mich verwendet?
- War ich früher und bin ich heute mit diesen Bezeichnungen einverstanden?
- Welche eigenen geschlechtlichen Identitätsbegriffe habe ich für mich im Laufe meines Lebens verwendet und welche verwende ich heute?
- Gab es im Laufe meines Lebens Veränderungen darin, wie ich mich geschlechtlich empfinde?

Wir haben hier eine erste – für uns elementare – Komponente von Geschlecht benannt: die für Außenstehende unsichtbare Geschlechtsidentität.
Um sich und ihre geschlechtliche Identität zu beschreiben, verwenden Menschen vielfältige Begriffe wie Frau, Mann, trans* Frau, trans* Mann, Frau*, genderqueer, genderfluid, inter*, weder-noch, agender, demi-gender, nicht-binär. Als nichtbinär, nicht-binär, non-binär oder abinär bezeichnen beispielsweise Menschen ihre Geschlechtsidentität, wenn sie sich weder als männlich noch als weiblich fühlen, sich ihre Geschlechtsidentität also außerhalb dieser binären Einteilung befindet.
Wie hoch ist der Anteil dieser Personengruppe? Bei Umfragen und Studien zum Thema mit einem vielfältigen Verständnis von Geschlechtsidentitäten verorteten sich mindestens 30% der Studienteilnehmenden als nichtbinär (SoC8; Burgwal, Gvianishvili, Hård, Kata et al. 2019; FRA 2014; Grant, Mottet, Tanis 2011).
Wer (noch) nicht in der Situation war, die eigene Geschlechtsidentität zu hinterfragen, mag sich über die Menge und die Nuancen-Vielfalt der Selbstbezeichnungen wundern. Es gibt in den Communities mehr und weniger voneinander abweichende Begriffsverständnisse und -diskurse, daraus resultiert im Internet eine Vielfalt von Glossaren (→ Vorwort), die in ihren Definitionen übereinstimmen oder abweichen können. Wenn es so viele Begriffe gibt, kommt es wirklich exakt auf einen bestimmten Begriff an? Wie mit dieser Vielfalt umgehen?
Geschlechtsidentität entsteht ebenso wenig im luftleeren Raum oder als abstrakte Größe wie andere Identitätskategorien: Das menschliche Bewusstsein wohnt in einem Körper und dieser ist wiederum eingebettet in seine Umwelt beziehungsweise soziale Kontexte. Das innere Empfinden für die eigene Geschlechtsidentität steht demnach in sozialer Wechselwirkung mit anderen

Menschen, zum Beispiel durch geschlechtliche Anrufung. Die geschlechtliche Anrufung, dass heißt die von außen erfolgte Einordnung und Benennung einer Person in eine weibliche, männliche, nichtbinäre oder andere Geschlechtskategorie kann die selbstempfundene Geschlechtsidentität irritieren, verneinen oder bestätigen. Die Benennung oder Anrufung einer Person durch das soziale Umfeld hat daher im Alltag wirkmächtige Konsequenzen für die Selbstwahrnehmung und das Selbstbild der Person, je nachdem, ob die Benennung/ Einordnung sich für die Person stimmig anfühlt oder nicht. Es kann ferner zu subtilen und offenen, beabsichtigten und unbeabsichtigten Formen der Diskriminierung und Gewalt kommen (→ Kapitel 6.3 Mikroaggressionen), nicht zuletzt, wenn sich eine Person gegen die aufgezwungene Namensgebung oder abwertende Bezeichnungen durch andere wehrt. Gemäß der Sprechakttheorie von John Austin (1962) kann festgehalten werden: Ein*e Sprecher*in, die*der einen bestimmten Begriff wählt, bezieht sich im Grunde auf tausende Sprecher*innen vor ihm*ihr, was dem gewählten Begriff einen sozialen Bedeutungszuwachs in der Anrufung verleiht. Verkürzt kann gesagt werden: Im Sprechen miteinander, zueinander und übereinander wird Wirklichkeit erschaffen. Wer öffentlich als „Schwuchtel", „Kampflesbe", „Transe" oder „Zwitter" bezeichnet wird, erfährt Gewalt und wird in eine abgewertete und entwürdigende Position durch das Außen festgeschrieben. Die Gesellschaft ist getragen von heteronormativen Anforderungen an die Person, die aufgrund ihrer Abweichung entwertet werden darf. Sprache schafft hier eine erlebte Wirklichkeit. Stets haben wir es mit einer verdoppelten Abwertungsstruktur zu tun. Die Person wird als abweichend markiert und zusätzlich das Anderssein als negativ bewertet. Als Akte der Selbstfürsorge und des Widerstands gegen Gewalt haben Menschen aus den LSBTIQA* Communities ursprünglich entwertende Bezeichnungen für Minderheiten durch die Mehrheitsgesellschaft positiv umgedeutet und sich als empowernden Identitätsbegriff angeeignet (z. B. schwul, queer, Tunte, Schlampe, pervers, inter*).
Auch das Einstehen für die selbstbestimmte Wahl von Personalpronomen, die stimmig zur eigenen Geschlechtsidentität erlebt werden, ist ein Akt der Selbstfürsorge und Selbstbestimmung. Wer geschlechtlich anders angesprochen/adressiert wird, als sie*er empfindet, erfährt sogenanntes Misgendering (→ Kapitel 5.2.2 Folgen von Misgendering).
Was können Folgen von Misgendern und einer Ansprache mit nicht passenden Pronomen sein? Wenn ich eine Person mit einer Geschlechtsidentität anspreche, die ihrem inneren geschlechtlichen Selbsterleben zuwiderläuft, kann das eine leichte Irritation bis hin zu einem starken seelischen Schmerzempfinden bei dieser Person zur Folge haben. Welche Gedanken und Empfindungen können durch eine unpassende Ansprache ausgelöst werden?

Trans* Frau Nora P.: *„Die Person in der Beratungsstelle hat mich auch beim dritten Besuch noch mit Herr P. aufgerufen. Das bin ich nicht. Ich habe gesagt ich bin Frau P. Warum nimmt mich die Person nicht ernst und respektiert meine Identität? Ich möchte einfach nur ich sein können... Wie oft muss ich noch sagen,* *dass ich Frau P. bin, ich bin der Erklärung so müde ... Eigentlich wollte ich hier über mein Anliegen sprechen, kann ich den Menschen hier vertrauen, wenn die Anrede schon nicht funktioniert?*

Noah, nichtbinär: *„Ich bin hilflos und wütend, wenn der Therapeut sagt Sie als junger Mann ... Ich bin kein Mann, auch wenn ich Bartstoppeln habe. Ich bin weder männlich noch weiblich und ich komme wieder einmal nicht vor. Er hat es immer noch nicht verstanden, sieht er mich eigentlich?"*

Nichtbinäre Person Levi denkt sich bei einer E-Mail von Sabine: *„Autsch, männliche Anrede Lieber Levi ... Übt Sabine noch oder ist sie ignorant? Reagiert sie mit Abwehr, wenn ich jetzt korrigiere? Wenn ich nicht korrigiere, dann geht das immer so weiter und tut mir weh ... Schwierige Entscheidung, beides ist unangenehm." Levi schreibt: „Liebe Sabine, bitte denk daran, dass ich kein Pronomen verwende. Du kannst beim nächsten Mal gern neutrale Anreden benutzen wie Lieb* Levi oder Hallo Levi". Die cis Frau Sabine denkt beim Lesen der E-Mail: „Ach, wie blöd, das habe ich nicht erinnert. Hoffentlich vergesse ich das nicht. Lesen würde ich Levi ja eher männlich. Ich hoffe, das ist jetzt kein Problem für unsere Beziehung."*

Aus unserer Praxis können wir Autor*innen berichten, dass das durch eine zur Identität unpassende geschlechtliche Ansprache ausgelöste Schmerzempfinden verstärkt sein kann, wenn sich die Person zusätzlich mit einer Geschlechtsinkongruenz/-dysphorie auseinandersetzt. Wir machen die Erfahrung, dass es spannend sein kann, Gemeinsamkeiten, Unterschiede und Nuancen von Selbstbezeichnungen und Pronomen mit interessierter Haltung zur Kenntnis zu nehmen: Vielleicht lerne ich, was einer anderen Person für die eigene Identität und Selbstermächtigung wichtig ist, vielleicht erlebe ich eine spannende Selbsterkenntnis.

Viele Menschen, die sich in der Reflexion geschlechtsinklusiver (An)Sprache am Anfang eines Auseinandersetzungsprozesses und Übungswegs befinden, äußern an dieser Stelle oftmals Unbehagen bezogen auf den kognitiven Reflexionsaufwand. Manche Menschen empfinden eine Anpassung der eigenen Sprech- und Schreibgewohnheiten als überflüssig oder unbequem. Daher sei in diesem Zusammenhang angemerkt, dass „Gendern" bei jeglichem Sprechen geschieht: im generischen Maskulinum, generischen Femininum, zweigeschlechtlich mit dem Binnen-I oder geschlechterinklusiver mit Unterstrich/Gender Gap (_), Doppelpunkt (:) oder Gendersternchen (*). Mensch kann sich erstmalig oder immer wieder bewusst für eine Art des Genderns entscheiden. Wir Autor*innen empfinden diese Stelle als spannend und laden ein, zunächst die eigenen Gefühle und Gedanken wahrzunehmen. In einem zweiten Schritt laden wir dazu ein, eine Folgenabschätzung für das eigene Handeln vorzunehmen. Denn wir fokussieren statt einer moralisierenden Auseinandersetzung auf eine bewusste Entscheidung welche Konsequenzen meines Handelns ich bereit bin, in Kauf zu nehmen: Was lösen meine Sprech- oder Schreibakte (potenziell) in der anderen Person aus? Löse ich Verletzungen

aus? Wie bewerte ich meinen Aufwand, geschlechtsinklusive (An)Sprache zu üben im Verhältnis zum Nutzen dieses Handelns für andere?
So unterschiedlich die geschlechtlichen Selbstverortungen sein mögen, eines haben wohl nahezu alle Menschen mit Sicherheit als Wunsch gemeinsam: Grundsätzlich selbstbestimmt an der Gesellschaft teilhaben zu können, grundsätzlich richtig adressiert zu werden und damit auch prinzipiell Zugang zu adäquater psychosozialer Beratung oder therapeutischer Begleitung zu haben. Was könnten dabei Hürden sein? – Wenn ich als Fachkraft beispielsweise die Vorannahme habe, eine Person, die mich aufsucht, sei männlich oder weiblich und anhand von Körpermerkmalen oder einem Namen Rückschlüsse auf die Geschlechtsidentität der Person ziehe. Vielleicht fragen Sie sich, ob wir dies nicht alle automatisch tun? Mit Übung kann es gelingen, die von Kindertagen angelernten Rückschlüsse von Körpermerkmalen auf die Geschlechtsidentität schneller zu identifizieren und diese gar zu unterlassen.

Selbsterforschungsangebot: Geschlechtlich ansprechen und angesprochen werden

- Was ist die für mich selbst passende geschlechtliche Ansprache?
- Ist es in meinem Leben vorgekommen, dass ich anders angesprochen wurde? Wie habe ich die Situation empfunden?
- Was leuchtet mir zum Thema Pronomen und geschlechtliche Selbstbezeichnungen ein?
- Was irritiert mich aktuell, empfinde ich etwas als unbequem, was macht mich neugierig?
- Gibt es Situationen, in denen ich mich nicht explizit geschlechtlich verorten möchte oder nicht geschlechtlich angesprochen werden möchte?
- Ist es mir schon passiert, dass ich einen anderen Menschen versehentlich misgendert habe? Was habe ich danach gefühlt, wie habe ich mich verhalten?
- Wie ist die Situation weitergegangen? Wie mag sich die andere Person gefühlt haben? Wie hat sie sich verhalten?

1.2 Vergeschlechtlichte Körper(merkmale)

Gibt es gesetzte und biologisch eindeutige geschlechtliche Merkmale, die Männer und Frauen voneinander unterscheiden, die sich in der Debatte über Geschlechtlichkeit nicht wegdiskutieren lassen? – Eine spannende und nachvollziehbare Frage, denn während unseres gesamten Lebens, insbesondere aber in Bildungs- und Erziehungsinstitutionen, erfolgen biologische Unterscheidungen in zwei Geschlechter, beispielsweise im Schulunterricht. In die gesellschaftliche Ordnung schreiben sich diese Unterscheidungen so tiefgreifend ein, dass sie als „natürlich" erscheinen (Gildemeister 1992). Alltagsweltlich ebenso wie in vielen (rechtlichen wie sozialen) Institutionen wird deshalb von ausschließlich zwei Geschlechtern ausgegangen. Diese Naturalisierung von Geschlecht hat unter anderem den Zweck einer komplexitätsreduzierenden Ordnungskategorie, die neben vielen anderen (groß/klein, kindlich/erwachsen, Freund*innen/Familie) dazu beiträgt, dass wir uns in der Gesellschaft orientieren. Das bedeutende der Kategorie Geschlecht ist, dass sie „auf der Hinterbühne" bleiben kann. Das bedeutet, dass sie in den meisten Fällen implizit bleibt und als „common sense of knowledge" fraglos gegeben die gesellschaftliche Ordnung mitstrukturiert (Garfinkel 1967). In der Geschlechterforschung werden solche Strategien „Essenzialisierung" genannt (Haug 2015). Vor dem 18. Jahrhundert galt die Frau im sogenannten „Old Europe" bestehend aus Frankreich, England und Deutschland als minderwertige Ausgabe des Mannes. Das Prinzip des Gegensatzpaares männlicher und weiblicher Körper durchzieht als „Erfindung der Aufklärung" die Ordnung unserer gegenwärtigen Welt und hilft, Orientierung zu schaffen. Dabei erfolgt die Ordnung nach klaren Kriterien: Männer und Frauen sind zwei Prinzipien, die im Kontrast zueinanderstehen und sich gegenseitig ausschließen. Das Verstehen von Differenz in Form von Gegensatzpaaren bedeutet immer, dass sie sich zwar gegenseitig ausschließen, sich aber dadurch erst erschaffen. So werden Mann und Frau als Prototypen einhergehend mit der Wertung „Was der eine Prototyp hat, fehlt dem anderen" konstruiert.[17] Spannend erscheint in diesem Zusammenhang, dass Differenzierung entlang dieser beiden Kategorien erfolgt, oftmals jedoch unberücksichtigt bleibt, dass auch innerhalb der Kategorien Differenzen in einer Merkmalsausprägung wie beispielsweise des Verhältnisses von Hormonen, Muskulatur und Fettverteilung auftreten können (Christiansen 1995). So kann sich der muskulöse, hochgewachsene Mann auf dem Werbeplakat einer Fitnesskette körperlich enorm unterscheiden von den Männern, die mir in meinem Alltag begegnen.

Gibt ein männlicher oder weiblicher Körper Hinweise auf das geschlechtliche Selbsterleben einer Person? Menschliche Körper sind vielfältig. Es gibt viele von außen sichtbare und unsichtbare Körpermerkmale, die Menschen häufig mit geschlechtlicher Identität verknüpfen. Menstruation oder eine bestimmte

17 Thomas Laqueurs Studie Making Sex (1990) ist die prominenteste Studie, die diese These vertritt. Er konstatiert, dass im Zuge der Aufklärung das sogenannte „Ein-Geschlecht-Modell" vom „Zwei-Geschlechter-Modell" abgelöst wird: Sei die Vagina zuvor als Penis definiert worden, der sich aufgrund der mangelnden Hitze weiblicher Körper nicht nach außen gestülpt habe, werde ab der Aufklärung davon ausgegangen, dass die Frau eine gänzliche andere Art der Spezies Mensch sei. Insbesondere Ulrike Klöppel (2010) stellt die Entwicklung in dieser Form infrage und spricht stattdessen von einem Spannungsfeld von Ähnlichkeit und Differenz der Geschlechter, das sich mit der Zeit immer wieder rekalibriert. Die Aufklärung kann als ein Jahrhundert gelten, das entscheidend für unsere heutige Perspektive auf Geschlecht ist: mit seiner Vielfalt und Fülle an wissenschaftlichen Erkenntnissen, Neuentdeckungen und neuen Diskurslinien sowie der Neuorganisation der Wissenschaft durch die Einführung zahlreicher neuer Disziplinen (beispielsweise die Unterscheidung zwischen Natur- und Geisteswissenschaft).

Form und Größe der Brust werden beispielsweise oft mit einer weiblichen Geschlechtsidentität assoziiert und ein Bart und ein Penis mit einer männlichen Geschlechtsidentität. Bereits 1979 haben Susanne Kessler und Wendy McKenna eine Studie vorgelegt, in der sie Proband*innen gezeichnete Bilder von nackten Körpern vorgelegt haben. Ihre Erkenntnis damals war, dass die geschlechtliche Zuordnung anhand der An- oder Abwesenheit eines Penis vorgenommen wird (Kessler & McKenna 1979). Weitere vergeschlechtlichte Körpermerkmale sind beispielsweise Körpergröße und -form, Menge, Orte und Länge von Körperhaaren, das Klangbild der Stimme, Muskelmasse, Keimdrüsen, Zeugungs- und Gebärmöglichkeit, Erektions- und Ejakulationsmöglichkeiten, das Mischungsverhältnis der Hormone Östrogen und Testosteron, die Kombination von Genen und Chromosomen.

Wie steht es nun um die Frage, ob nicht ein grundsätzlicher männlicher oder weiblicher Körper Hinweise auf das geschlechtliche Selbsterleben einer Person gibt? Aus Studiendaten, zahlreichen Selbstauskünften von Menschen und nicht zuletzt aus unserer praktischen Arbeit mit Menschen vielfältiger Geschlechter können wir Autor*innen bezeugen, dass die jeweilige Verknüpfung von Körpermerkmalen und Geschlechtsidentität den Erwartungen und Sehgewohnheiten als außenstehender Person entsprechen kann – oder auch nicht. Demnach kann es sein, dass ich einer Frau begegne (Geschlechtsidentität) mit Bartschatten und Penis (Körpermerkmale) und einem Mann (Geschlechtsidentität), der sich an seinen Brüsten erfreut und ein Kind geboren hat (Körpermerkmale). Es kann also passieren, dass ich einen Menschen anhand von Körpermerkmalen geschlechtlich so erkenne, wie sich der Mensch tatsächlich geschlechtlich selbst verortet – oder dass ich mich aufgrund von antrainierten Kategorisierungsgewohnheiten irre.

Personen mit einer Vielfalt körperlicher Merkmalsausprägungen werden in westlichen Gesellschaften pathologisiert und diskriminiert, weil sie nicht den sich ausschließenden biologisch-medizinischen Konstruktionen von Männlichkeit einerseits und Weiblichkeit andererseits entsprechen: intergeschlechtliche Menschen. Menschen, die wiederum in die Kategorien der biologisch-medizinischen Konstruktion männlicher und weiblicher Körper zu passen scheinen, werden endo oder endogeschlechtlich[18] genannt. Rund 1,7 % der Gesamtbevölkerung sind intergeschlechtlich, das entspricht in etwa der Häufigkeit von rothaarigen Menschen weltweit (UN 2015[19]).[20] Rund 0,02 % der

---

18 *Endo*, aus dem Griechischen bedeutet innerhalb/(von) innen.

19 Aus dem UN-Bericht geht nicht hervor, welche Länder und Kontinente der Welt einbezogen wurden. Die Häufigkeit von rothaarigen Menschen wird in Ländern wie Irland und England, in Europa und in Nordamerika wahrscheinlich höher sein als in afrikanischen und asiatischen Staaten.

20 Bei Recherchen stellt mensch fest, dass Angaben variieren, je nachdem, wer mit welchem Interesse höhere oder niedrigere Zahlen veröffentlicht. Die Zahl 0,018 % bezieht sich auf Operationen an Genitalien direkt nach einer Geburt (Sax 2002). Im heutigen Diskurs hat sich etwa der Wert 2 % durchgesetzt (Fausto-Sterling 2000; Lang 2006). Innerhalb der Intersex-Bewegung wird bis heute aufgrund einer angenommenen hohen Dunkelziffer von bis zu 4 % intergeschlechtlicher Menschen gesprochen (Reiter 1998 z.N. Gregor 2015) Eine verlässliche Angabe über die Häufigkeit

Bevölkerung werden anhand der Größe und Ausprägung ihrer Genitalien direkt nach der Geburt als intergeschlechtlich diagnostiziert (Sax 2002). Weitere intergeschlechtliche Variationen von Reproduktionsorganen, Keimdrüsen, Sexualhormonen, Chromosomensatz werden oftmals erst im weiteren Verlauf des Lebens entdeckt, weil zum Beispiel die Körperveränderungen in der Pubertät nicht erwartungsgemäß einsetzen oder Erwachsene bemerken, dass sie nicht schwanger werden.
In seltenen Fällen besteht bei Intergeschlechtlichkeit medizinische Handlungsnotwendigkeit im Sinne eines lebensbedrohlichen Notfalls. Beispielsweise kann als Begleiterscheinung bei einem sogenannten Adrenogenitalen Syndrom (AGS) ein Salzverlust im Körper der Neugeborenen entstehen, der sofortiger medikamentöser Behandlung bedarf. Bei einer sogenannten Hypospadie kann infolge eines Harnröhrenverschlusses ein lebensbedrohlicher Urin-Stau entstehen, dem nur chirurgisch begegnet werden kann (OII Germany 2021, Petersen 2021). Die Menschenrechtsorganisation OII Germany (2021) führt jedoch aus, „diese chirurgischen Eingriffe (bei Hypospadie, die Autor*innen) werden aber gleichzeitig genutzt, um rein kosmetische Operationen durchzuführen" (S. 20). Es sei laut OII Germany (2021) ferner

> „üblich, verschiedene Eingriffe zu kombinieren: so kann z. B. eine Sterilisation gleichzeitig mit einer Leistenbruchoperation durchgeführt werden, oder eine Operation an der Harnröhre wird mit einer Verkleinerung der Klitoris kombiniert. Je nach der Art und Weise, wie diese Behandlungen im nationalen Gesundheitssystem kodiert werden, kann die Behandlung, die zur Aufrechterhaltung der Lebensfunktionen der Person notwendig ist, als primärer Eingriff kodiert werden und den zweiten, rein kosmetischen Teil der Operation verdecken." (S. 22)

Häufig werde mit oder ohne Aufklärung der Eltern(teile) ohne medizinische Notwendigkeit oder Leidensdruck der inter* Person mediziert, z. B. kosmetisch operativ „normalisiert". Dabei sind Normierungsideale sowie „Vereindeutlichungsbestrebungen" aus kosmetischen Gründen vorrangig. Joris Gregor (2015) spricht in diesem Kontext von „medizinischer Zurichtung" (S. 88). Solche Zurichtungen gelten als Menschenrechtsverletzungen, wenn Intergeschlechtlichkeit nicht als Pathologie in einer zweigeschlechtlichen Normierung, sondern als Teil der Vielfalt körperlicher Geschlechter gesehen wird. Das Genital eines inter* Menschen ist dann entsprechend nicht uneindeutig, sondern eindeutig intergeschlechtlich. Di*er Künstler*in und Inter*sex-Aktivist*in Ins A Kromminga (2005) drückt es so aus:

> „ein gesamtgesellschaftliches Problem mit komplexen Aspekten (wird, die Autor*innen) auf die persönliche Befindlichkeit eines Individuums reduziert. Dem so isolierten Menschen kann angeblich geholfen werden,

von Intergeschlechtlichkeit ist derzeit nicht zu machen (RKI 2020).

indem die körperliche Normabweichung als ‚Krankheit' definiert und damit Behandlungsbedarf hergestellt wird. Die Abweichung soll, wenn möglich, entfernt oder zumindest so weit angeglichen werden, dass die Öffentlichkeit keinen Anstoß mehr an diesem Individuum nehmen kann. Intoleranz, Spott und soziale Diskriminierung werden dagegen nicht hinterfragt, sondern als normales Verhalten der Umwelt gewertet." (S. 29)

Folgen der medizinischen Zurichtungspraxen an nicht einwilligungsfähigen Kindern sind häufig persönliche Geschichten von unbeantworteten Fragen und vielen medizinisch notwendig gewordenen Folge-Eingriffen, von Isolation, Familiengeheimnissen, Scham und Tabus, die Intergeschlechtlichkeit zu benennen, darüber zu sprechen oder überhaupt die richtigen Worte zu finden (Gregor 2015, Holmes 2009). Diese medizinischen Eingriffe haben ebenfalls zur Folge, dass die Existenz von inter* Personen auf körperlicher Ebene verschleiert wird. Als Nebenfolge der jahrzehntelangen medizinischen Praxis bringen Erkenntnisse über Wirkweisen von Medikamenten und die Auseinandersetzung mit Körpern und Operationstechniken immer Wissen über das Normative hervor. Wenn beispielsweise ein inter* Körper dem männlichen oder weiblichen Geschlecht zugewiesen wird, wird im Zuge der operativen und medikamentösen Eingriffe Wissen über männliche und weibliche Körper produziert. Das oben benannte Prinzip des zweigeschlechtlichen Gegensatzpaares männlicher und weiblicher Körper ist also innerhalb der tatsächlichen existierenden Vielfalt körperlicher Merkmalsausprägungen konstruiert. Die Idee einer Zwei*körper*geschlechtlichkeit ist dabei angewiesen auf das Dritte des Vergleichs: auf das eingeschlossene Ausgeschlossene, das „Dazwischen", das verworfen wird, das Unerwünschte, das unsichtbar gemacht wird (Gregor 2021). Lena Eckert (2016) verweist darüber hinaus auch auf die Abhängigkeit der Geschlechts*kategorien* von ihren „Dazwischen":

> „Dieses Koordinatensystem von Weiblichkeit/Femininität und Männlichkeit/Maskulinität ist auf seine ‚Zwischenräume' angewiesen. (...) Bedeutung entsteht nur, wenn zwei zusammenkommen; diese zwei müssen jedoch durch das Hybrid verbunden sein, welches diese Entitäten bilden werden, wenn sie auf dem Kontinuum verschmelzen. Anders ausgedrückt: Hybridität kann nur konstruiert werden, wenn von einer Reinheit der Entitäten ausgegangen wird, die verschmolzen werden; außerdem kann es sich immer nur um eine Verschmelzung unter einem bestimmten Kriterium handeln, das wiederum zuerst eine Definition erfordert. In der Bipolarität solcher Konstruktionen spielen die Positionen der Intergeschlechtlichkeit und der Bisexualität die wesentlichen Rollen des Anderen." (S. 53, Übersetzung die Autor*innen)

Im Gegensatz zu inter* Personen, die meist ohne ihre Zustimmung medizinisch zugerichtet werden, verspüren viele trans* und/oder nichtbinäre Menschen eine Diskrepanz zwischen ihrem geschlechtlichen Identitätserleben und ihrer vergeschlechtlichten Körperlichkeit und nehmen aus einem eigenen Bedürfnis heraus medizinische Körperveränderungen in Anspruch.[21] Diese

> „Diskrepanz zwischen der Geschlechtsidentität beziehungsweise dem (empfundenem) Geschlecht beziehungsweise der (empfundenen) Geschlechtszugehörigkeit einerseits und den körperlichen Geschlechtsmerkmalen andererseits (wird, die Autor*innen) als Geschlechtsinkongruenz (GIK) bezeichnet. (...) Leidet eine Person fortdauernd unter dieser Diskrepanz und/oder der häufig als falsch empfundenen Wahrnehmung des eigenen Geschlechts durch Andere, kann von Geschlechtsdysphorie (GD) gesprochen werden." (AWMF 2018, S. 4).

Da GIK/GD nicht psychotherapeutisch aufzulösen ist, können Menschen mit GIK/GD grundsätzlich selbst gewählt und mit informierter Entscheidungsfindung in Deutschland medizinische Gesundheitsleistungen wie Hormonbehandlungen und Operationen in Anspruch nehmen, um diesem körperlichen Unstimmigkeitserleben und Unwohlsein zu begegnen. Die Behandlung soll personenzentriert und evidenzbasiert nach den höchsten fachlichen Qualitätsstandards der Arbeitsgemeinschaft der Wissenschaftlichen Medizinischen Fachgesellschaften (AWMF) erfolgen (→ Kapitel 4.2.2 Paradigmenwechsel in der Medizin?). Innerhalb der Inter*- und Trans*communities wird der Umgang mit dem problematischen Erbe diskutiert, dass Hormontherapien und Operationen, die trans* Menschen als hilfreich oder gar lebensrettend erleben, zuvor in der Erprobung an inter* Personen zu traumatischen Folgen bei inter* Personen geführt haben.

Ein zentraler Punkt beim Sprechen über vergeschlechtlichte Körpermerkmale ist, deren Bezeichnungen genau in den Blick zu nehmen. Körperbezeichnungen sind nicht neutral, obgleich sie durch Schul- und Anatomiebücher vielen Menschen in einem neutral anmutenden Gestus erscheinen. Bezeichnungen sind wie die Körpermerkmale selbst vergeschlechtlicht und unterliegen der Selbstdeutung einer Person. Beispielsweise ist für viele cis-endogeschlechtliche Frauen die Entwicklung eines anatomisch-korrekten und wertschätzenden Begriffs für Genitalien von Scheide über Vagina und Vulva zu Vulvina ein wichtiger, empowernder Diskurs. Für trans*, inter*, nichtbinäre Menschen kann es höchst bedeutsam sein, stimmige Bezeichnungen für ihre (un)veränderten Körper zu finden. Häufig entstehen dabei queere Lesarten der eigenen Körperlichkeit: „So kann aus einem Penis unter Umständen eine Big Clit (große Klitoris, die Autor*innen) werden" (Hahne & Stern 2018, Poster) und aus einer „Vagina" ein „männlicher vorderer Eingang", eine „Man-gina" oder ein „Bonus-Genital". Spannend erachten Annette Güldenring und K* Stern (2021), welche Bilder durch vergeschlechtlichte Begriffe aufgerufen und ggf. reproduziert werden:

---

21 Inter* Personen können sich ebenfalls trans*/nichtbinär identifizieren und selbstgewählte Leistungen in Anspruch nehmen. Oft finden erwachsene Menschen im Zuge der Diagnostik ihrer medizinischen Transitionsbestrebungen heraus, dass sie (auch) inter* sind.

> „Kann der Bart einer nicht-binären Femme kein als feminin empfundenes Attribut sein? Wie wäre es, auch diese gegenderten Bezeichnungen hinter sich zu lassen? Aus unserer Erfahrung öffnet entgenderter Sprachgebrauch innere Räume jenseits zweigeschlechtlicher Körpernorm – sowohl für nicht-binär lebende Menschen als auch für sich binär identifizierende Personen." (S. 321)

Beinhalten solche Ansätze gar Potenzial für gender-kreative innere Erlebnisräume für cis-endo-geschlechtliche Menschen? Wir Autor*innen können aus praktischer Erfahrung berichten, dass sich durch erneutes Üben eine bereits gefestigte vergeschlechtlichende Deutungsgewohnheit wieder entkoppeln lässt. Auch lässt sich eine antrainierte Vereindeutigungs-Tendenz umgewöhnen in Freude an Mehrdeutigkeiten und schillernden Erscheinungen oder Vexierbildern. Oftmals berichten Menschen, dass sie sich selbst dadurch neue, bereichernde Seh- und Denkräume eröffnen.

Selbsterforschungsangebot:
Meine Geschlechtsidentität(en) und meine Körperlichkeit

- Wie empfinde ich meine eigene(n) Geschlechtsidentität(en)?
- Welche Merkmale meines Körpers erlebe ich selbst als relevant für mein Geschlecht? Wie bezeichne ich diese Körpermerkmale am liebsten für mich selbst, in intimen Kontakten, gegenüber gesundheitlichen Fachkräften?
- Welche Momente gab es in meinem Leben, in denen ich nicht einverstanden war mit geschlechtlichen Zuschreibungen Dritter anhand meiner Körpermerkmale? Gab es Situationen in meinem Leben, in denen Dritte Worte für meinen Körper verwendet haben, die meinem Empfinden nicht entsprochen haben? Wie habe ich mich dabei gefühlt?
- Welche Freiheiten könnte ich bezüglich meiner Geschlechtlichkeit genießen, wenn ich weniger vergeschlechtlichten Zuschreibungen ausgesetzt wäre?
- Wenn ich in mir eine Irritation bezüglich der Geschlechtlichkeit einer Person bemerke: Was genau irritiert mich? Welches Gefühl taucht in mir auf? Welche Gedanken? Welche Bewertungen finden sich in meinen Gedanken?

1.3 Ausdrucksweisen geschlechtlicher Identitäten

In der Begegnung mit anderen nehmen Menschen zunächst den Selbstausdruck des Gegenübers wahr, der aus vielen Attributen gestaltet werden kann: wie der Mensch sich kleidet, stylt, mit welcher Frisur und welchen Accessoires sich ein

Mensch schmückt, mit welcher Körperhaltung, Mimik, Gestik und Sprechweise und Bewegungsweise die Person Identitätsaspekte verkörpert. Eventuell erfahre ich von der Berufswahl, bevorzugten Freizeitaktivitäten oder von Fürsorgetätigkeiten. Die geschlechtlichen Aussagen können hierbei vielfältig und in meinem Erleben mitunter widersprüchlich sein. Meine etwaigen Rückschlüsse auf die Geschlechtsidentität und/oder körperliche Merkmale der Person können zutreffen – oder auch nicht.

Bereits 1978 stellten Kessler und McKenna fest, dass Menschen im Alltagssituationen in Bruchteilen von Sekunden anhand eines ersten Attributs von ihrem bekleideten Gegenüber, diese Person geschlechtlich einsortierten: Wer trägt Hose, wer einen Rock? Wer spricht melodisch und in höherer Stimmlage, wer singt den Bass? Wenn sich Blicke begegnen, wer senkt dezent den Blick, wer schaut mich direkt an? Die Forscherinnen stellten fest, dass – bei normativen Vorstellungen von (Zwei)Geschlechtlichkeit – erste wahrgenommene Attribute sogar mit einem Rückschluss auf die Genitalien der jeweiligen Person verknüpft waren (Kessler & McKenna 1978). So könnte eine Person, die Hosen, Hemd, Schlips und Hut trägt, als Mann aus dem Büro nebenan identifiziert werden – oder als Marlene Dietrich. Die Wahrnehmung als „Mann aus dem Büro nebenan“ geht dann mit der Annahme einher, dieser Mann hätte einen Penis (→ Kapitel 1.2 Vergeschlechtlichte Körper(merkmale)). Die Wahrnehmung als „Marlene Dietrich, eine Frau“ geht mit der Annahme einher, diese Frau hätte eine Vulva. Daher sprechen Kessler und McKenna (1978) von „cultural genitals“ (kulturellen Genitalien) (S. 154). Weil durch die Einordnung der Menschen Attribute einer wahrgenommenen Person zu einer geschlechtlichen Interpretation dieser Person führen, sprechen Kessler und McKenna auch von „doing gender“. Das heißt, dass wir die Geschlechtlichkeit einer Person in der sozialen Interaktion überhaupt erst herstellen. Spannender Aspekt dabei sei: „Once people decide what you are, they interpret everything you do in light of that" (Kessler & McKenna 1978, S. 6), das heißt: ist eine geschlechtliche Einordnung hergestellt, nehmen wir weitere Attribute der Person durch diesen Wahrnehmungsfilter wahr und interpretieren sie entsprechend unserer initialen Annahme. Stefan Hirschauer (1999) spricht von einer Art „Immunschutz“ (S. 31), der befremdliche Eindrücke ausschaltet, wobei Menschen „dabei durchaus ahnen, daß 'irgendwas nicht stimmt', ohne aber die Irritation genau bestimmen zu können“ (S. 31). Hirschauer (1999) stellt ferner fest:

> „Die Methode der Geschlechtsattribution gehört zu den früh erworbenen Kompetenzen (...), die präreflexiv beherrscht werden und zu selten hinterfragten Evidenzen führen. (...) Nach einer halbsekündigen Wahrnehmungsarbeit, von deren Dauer (Menschen, die Autor*innen) leicht abstrahieren können, macht sich mit der Kenntlichkeit etwas eines Passanten als ‚Mann‘ oder ‚Frau‘ der Konstruktionsprozess selbst unkenntlich.“ (S. 38)

Dies könnte erklären, weshalb es für gewöhnlich einiger Übungszeit bedarf, um sich nach erfolgter Zuschreibung von Geschlechtlichkeit im Nachhinein der präreflexiven Attributionen bewusst zu werden und diese sukzessive zu verlernen – im Sinne eines „undoing gender". Mit wenig Übung kann es sein, dass ich irritiert reagiere, wenn ich Menschen begegne, die für sich selbst Personalpronomen verwenden, die ich anhand meines Eindrucks von der Person nicht erwartet hätte. Eventuell sind mir Pronomen nicht geläufig sind (beispielsweise das Englische they, das Schwedische hen, Neo-Pronomen wie dey, nin, ...), oder mensch verzichtet gänzlich auf Personalpronomen und möchte zum Beispiel. mit Vor- und Nachnamen angesprochen werden. Im Alltag kann es hilfreich sein, sich selbst vorzustellen und zu fragen: Wie darf ich Sie/dich ansprechen? Eventuell begegne ich Menschen, die für meine Ohren ungewohnte kreative Beziehungs- und Verwandtschaftsbezeichnungen verwenden, wie zum Beispiel:

„Ich bin eine nichtbinäre trans Person mit maskulinem Geschlechtsausdruck. Ich habe ein Patenkind und wir haben für mich als Bezeichnung Tonkel erfunden. Die Erzieher*innen haben sich inzwischen auch an den Begriff gewöhnt."*

*„Wir sind ein verheiratetes lesbisches Paar und haben zwei Kinder. Ich heiße Mama und die andere Mutter ist Mommy. Und dann gibt es in unserer Familie noch unsere Samenspenderin Mapa. Die Kids lieben es, wenn ihr*e Mapa ihnen am Wochenende vorliest."*

Aus unserer Praxiserfahrung hat es sich hilfreich erwiesen, möglichst wenige Annahmen zu treffen beziehungsweise Annahmen innerlich bewusst als solche und als provisorisch zu markieren. Daher halten wir es nicht nur für hilfreich, sondern für notwendig, bei unserem Gegenüber respektvoll nachzufragen, wenn es für das Beratungs- oder Therapieanliegen der Person relevante Fakten zur Geschlechtsidentität, Körperlichkeit oder dem geschlechtlichen Ausdruck zu klären gibt.

Selbsterforschungsangebot: Facetten meiner eigenen Geschlechtlichkeit

- Wie setzt sich meine eigene Geschlechtlichkeit zusammen? Was wurde bei meiner Geburt für mich eingetragen? Welche Geschlechtsidentität habe ich? Welche Körpermerkmale habe ich und welche sind für mich geschlechtlich relevant? Wie drücke ich meine Geschlechtsidentität aus? (Wo) Werde ich damit so wahrgenommen, wie es mir entspricht?
- Welche Facetten kenne ich bei mir? Welche erlaube ich mir bereits, welche (noch) nicht? Auf welche bin ich neugierig? Welche Fragen habe ich an mich selbst? Welche Unstimmigkeiten oder Sehnsüchte tauchen in mir auf?

- Welche Eigenschaften und Tätigkeiten ordne ich bestimmten Geschlechtern zu? Inwieweit treffen diese Annahmen auf mich selbst oder mir bekannte Menschen zu? Wie finde ich das?
- Erinnere ich Erlebnisse, in denen ich Überraschungen bzgl. meiner Voranahmen erlebt habe? Was habe ich dabei gefühlt? Was hat sich danach für mich verändert?

1.4 Wie hängen Geschlechter, Sexualitäten und Beziehungsformen zusammen?

Wie die bisherigen Ausführungen gezeigt haben, sind schon die (ver-)geschlechtlich(t)en Aspekte von Menschen vielfältig. Treffen Menschen aufeinander und gehen kurzfristige oder langfristige (Ver-)Bindungen ein, lässt sich auch hier Vielfalt entdecken. Es können ein oder mehrere Bedürfnisse zentral sein, wie sexuelles Begehren, Neigungen und Praktiken[22], romantische/amouröse Begegnungen, Beziehungs-/Bindungswünsche auf eine oder mehrere Personen gerichtet, Wünsche an Regeln für Sexualität in und außerhalb der Verbindung, private und berufliche Interessen im Kontext von Sexualitäten, (Wahl-)Familiengründungen mit und ohne Nachkommen.

„Ich bin als cis Frau in der Partnerschaft zu meinem Freund (auch cis) glücklich. Wir haben eine „feste Beziehung" und ab und zu finde ich es schön, mit einer Frau zu schlafen und ihre Körperlichkeit zu entdecken. Das erlebe ich als bereichernd und mein Freund freut sich (meistens) mit mir. Wir haben vereinbart, dass ich ihm sage, wenn ich eine Begegnung hatte."

„Ich liebe meine Freundin sehr und finde es toll, zu kuscheln, überhaupt körperlich miteinander zu sein. Küssen mag ich an manchen Tagen mehr und an anderen weniger. Mit mir selbst habe ich Sex, aber auf mehr Körperlichkeit mit anderen stehe ich nicht. Meine Freundin möchte mehr Sexualität leben und bekommt das bei anderen Menschen in unserem Umfeld."

„Ich bin Sexarbeiterin und lebe beruflich Sexualität mit Männern (egal ob cis oder nicht). Privat lebe ich pansexuell und bin seit ein paar Jahren in einer romantischen Beziehung mit einer trans Frau. Wir finden privat ganz andere Dinge spannend, als ich in meiner Lohnarbeit praktiziere."*

Von Bedeutung sind dabei jeweils folgende Fragen: Wer trifft auf wen? Genauer gesagt:

22 Bei allen Lebensformen, die wir hier berücksichtigen, setzen wir stets eine informierte, gleichberechtigte und ausgehandelte Einvernehmlichkeit der beteiligten Personen voraus.

- Wer mit welcher Konstellation aus Geschlechtsidentität(en), Körpermerkmalen und geschlechtlicher Ausdrucksweise fühlt sich von welcher anderen Konstellation dieser Faktoren angezogen?

- Wer spürt dabei jeweils welche Intensität von sexuellem und/oder amourösem Begehren und/oder bringt welche Wünsche an die Verbindung mit?

Im Sprechen über die jeweilige Kombination von Menschen und Bedürfnissen, die aufeinandertreffen, gibt es vielfältige Selbstbezeichnungen und Differenzierungsansätze, die manchen Menschen geläufiger sind und anderen (noch) weniger bekannt. Beispielsweise die Unterscheidung zwischen sexueller und romantischer Orientierung, die aus dem asexuellen Aktivismus stammt. Katharina Debus und Vivien Laumann (2018) fassen zusammen:

> „Sexuelle Orientierung: Die Geschlechterkonstellation, in der ein Mensch sexuelles Begehren empfindet, also zum Beispiel heterosexuell, homosexuell, bisexuell, pansexuell, queersexuell. Oder auch asexuell, wenn sich ein Mensch zu gar keinem Geschlecht sexuell hingezogen fühlt." (S. 37)

> „Romantische Orientierung: Die Geschlechterkonstellation, in der ein Mensch romantische Anziehung empfindet, also zum Beispiel heteroromantisch, homoromantisch, biromantisch, panromantisch, queerromantisch. Oder auch aromantisch, wenn sich ein Mensch zu gar keinem Geschlecht romantisch hingezogen fühlt." (S. 37)

Diese Differenzierung eröffnet den Raum, dass asexuelle Menschen sagen können, „sie seien beispielsweise asexuell und heteroromantisch, also eine romantische Orientierung zu benennen und gleichzeitig ihre Asexualität sichtbar zu machen" (S. 37). Wir stimmen den Autorinnen zu, dass auch andere Menschen von dieser differenzierten Betrachtung profitieren können:

> „Bei Menschen, die nicht ganz ausschließlich heterosexuell/-romantisch beziehungsweise schwul oder lesbisch sind, gibt es oft verschiedene Spektren der Anziehung auf den unterschiedlichen Ebenen. Zum Beispiel kann eine Frau sich vielleicht in Frauen, Männer und Genderqueers gleichermaßen verlieben, hat aber sexuelles Begehren nur für Männer und könnte sich somit als panromantisch und heterosexuell bezeichnen." (S. 37)

Diese und weitere Begriffe wie queer, Femme, Butch … haben sich in den vielen LSBTIQA* Communities weltweit im Laufe der Jahrhunderte entwickelt.[23]

> „Oft sind die Begriffe unscharf und überschneiden sich. Das kommt daher, dass es keine akademischen Begriffe sind, sondern Begriffe, die in Kämpfen

23 Im Internet finden sich dazu viele Glossare, beispielsweise Dissens-Glossar, Queer-Lexikon…

um Anerkennung und gegen Diskriminierung entwickelt wurden. Es geht bei diesen Begriffen also aus emanzipatorischer Sicht immer um positive und passende Selbstbeschreibungen und nicht um Trennschärfe und abstrakte Präzision. Das kann verwirrend sein. Wenn es um konkrete Personen geht, bietet es sich an, sie nach ihren Präferenzen zu fragen. Wenn es um allgemeine Aussagen geht, ist es hilfreich, um die Unabgeschlossenheit und Brüchigkeit der Begriffe und ihre Bewegungsgeschichte zu wissen." (Debus & Laumann 2018, S. 36)

Für manche Menschen sind Begriffe zur Selbstdefinition mehr von Bedeutung als für andere. Für die Auseinandersetzung mit den eigenen Sexualitäten und persönlichen Bindungs- und Begehrensformen sehen wir die vielen Begriffe ausdrücklich als Reflexions- und Wahlangebote für den eigenen Entwicklungsweg. Wir empfehlen jedoch, vor der Aneignung eines Begriffes den kulturellen und politischen Entstehungskontext eines Begriffes zu (be)achten und abzuwägen, ob er zu der eigenen Entwicklungsgeschichte passt. Und: für den zwischenmenschlichen Kontakt wäre es

> „(...) fatal, wenn aus diesem Differenzierungsangebot eine Anforderung entstünde, sich noch intimer zu offenbaren. Außerdem ist der Begriff der sexuellen Orientierung stark von Kämpfen um Menschenrechte geprägt, in denen sexuelles Begehren nur ein Teilaspekt war und ist, und in denen es immer auch um Liebe, Partnerschaft und oft auch um Familie ging. Teil einer heterosexistischen Struktur ist es, diese Kämpfe auf das Sexuelle zu reduzieren (...). In diesem Sinne wäre es entsolidarisierend, den Begriff der sexuellen Orientierung aus diesen Kämpfen zu enteignen und komplett umzudeuten. Wir empfehlen, den Begriff ‚sexuelle Orientierung' als ambivalent zu begreifen. Im allgemeinen Sprachgebrauch bezeichnet er meist das Gesamtpaket von Liebe, Begehren, Partnerschaft und oft Familie. Es ist dennoch gut, einerseits zu wissen, dass nicht für alle Menschen dieses Gesamtpaket zutrifft (...). Nicht zuletzt gibt es in queeren Communities Menschen, die den Begriff der Orientierung grundsätzlich ablehnen, weil er ihnen zu identitär festschreibend ist, und sie lieber Praxen beziehungsweise Lebensweisen beschreiben wollen als Identitäten." (Debus & Laumann 2018, S. 38)

Oftmals reagieren Menschen am Anfang dieser/einer Auseinandersetzung mit Überforderung angesichts der vielen Facetten von geschlechtlicher, sexueller und amouröser Vielfalt, deren Unterschiede und Überschneidungen. Warum es dennoch hilfreich sein kann, sich damit zu beschäftigen? – Die oben dargestellte Differenzierung wird tatsächlichen Lebensrealitäten von Menschen gerecht, unterstützt Unterscheidungsfähigkeit für fachgerechte beraterische, therapeutische Begleitung und kann eigene Räume zur interessierten Selbsterforschung öffnen.

Wird beispielsweise eine sexuelle Interaktion betrachtet, so ist es wahrscheinlich, dass dieselbe Situation unterschiedlich interpretiert wird, je nachdem, wie die betrachtende Person, die an der sexuellen Interaktion beteiligten Menschen geschlechtlich wahrnimmt und daraus Rückschlüsse auf deren sexuelle Orientierung zieht (Bauer 2015). Robin Bauer benennt eine genderqueere Person mit cisweiblichen Körpermerkmalen, die ihren trans*männlichen Partner in den Anus penetriert. Beide beschreiben ihre sexuelle Interaktion als schwulen Sex. Dieselbe Situation des stattfindenden Analverkehrs könnte aus einer heteronormativen Perspektive interpretiert werden als Situation, in der zwei Frauen lesbischen Sex haben. Dieser Interpretation liegt die Annahme zugrunde, dass über das Vorhandensein zweier Vulven (vergeschlechtlichte Körpermerkmale) Rückschlüsse auf die Geschlechtsidentität gezogen werden können. In dieser Perspektive wird fälschlicherweise angenommen, dass ein Mann (Geschlechtsidentität) zwingend über einen Penis (vergeschlechtlichtes Körpermerkmal) verfügen müsse. Wiederum dieselbe Situation könnte ferner von außen interpretiert werden als Situation, in der eine cis Frau und ein trans* Mann heterosexuellen Analverkehr haben. Wichtig ist, dass die je nach Perspektive vorgenommene Etikettierungen der Interaktion „nicht gleichberechtigt nebeneinanderstehen, sondern mit unterschiedlicher Wirkungsmacht versehen sind" (Bauer 2015, S. 15). Cisgeschlechtliche und heterosexuelle Interpretationen sexueller Interaktionen sind in der deutschen Mehrheitsgesellschaft meist positiver gesehen als andere. Für eine fachgerechte beraterische, pädagogische oder therapeutische Begleitung gilt es, die eigene Außenperspektive auf die sexuelle Interaktion als Interpretation zur Kenntnis zu nehmen und die Innenperspektive der an der sexuellen Interaktion Beteiligten mit ihren eigenen Labels bedingungslos zu akzeptieren.

Wir bieten zudem an, Kreativität und Reichhaltigkeit queerer Sexualitäten zu würdigen. Jüngst hat Jonas Hamm im Rahmen seines partizipativen Forschungsprojektes trans* Personen interviewt, die mit ihren gewachsenen Genitalien und ihrer gelebten Sexualität zufrieden sind und sich keine operativen Veränderungen wünschen. Er wertete aus, mithilfe welcher Strategien und Ressourcen dies jeweils gelingen konnte und welche Lernprozesse dabei stattgefunden haben. Die Studienteilnehmenden sähen gelingende Sexualität beispielsweise vorrangig in konsensuellen sowie bedürfnisorientierten Kontakt miteinander „und eher an sexueller Erregung festgemacht als an einem potenziellen Akt der Penetration" (Hamm 2020, S. 131). Auch finde häufig eine kreative Neudefinition von Geschlechtern und Genitalien statt, mit „weiblichen Penissen" (S. 114) und bei Bedarf Körpererweiterung durch genitale „Add-ons und Plug-ins" (S. 87). Die Imagination und Deutungshoheit über die eigenen Körperteile und sexuelle Handlungen wurden von den Studienteilnehmenden als bedeutungsvolle Ressource gewertet:

> „Julia berichtet, ihren Genitalbereich beim Sex auf eine cisweibliche Art zu besetzen. Beim Analverkehr stelle sie sich vor, es sei ihre Vagina, die penetriert würde. Verschiedene trans*-männliche TN erzählen, dass sich ein

> Strap-on wie eine Erweiterung des eigenen Körpers anfühlen könne. Der Dildo wird imaginativ ausgefüllt. Moritz betont, dass man diese Fähigkeit auch trainieren könne. Er empfiehlt, man solle es einfach üben, im Dildo Gefühle zu entwickeln. Mit der richtigen Vorstellung im Kopf könne man ‚sehr viel mehr Spaß haben, als wenn man es einfach nur als ‚externes Plastikteil' denkt.'" (S. 87)

In diesen Selbstermächtigungsstrategien queerer Menschen können sicherlich auch cis-endogeschlechtliche heterosexuelle Menschen Inspiration für sie individuell erfüllende Praktiken finden. Für den Praxisalltag hat sich für uns Autor*innen hilfreich erwiesen, geschlechtliche, sexuelle und amouröse Komplexität zu sehen und anzuerkennen. Wir interessieren uns für die individuelle Geschichte und Deutung des ratsuchenden Gegenübers und benennen gegebenenfalls freundlich einen Gedankenknoten im Kopf, wenn wir etwas (noch) nicht nachvollziehen können. Falls unser präzises Verstehen für das eigentliche Anliegen der ratsuchenden Person notwendig ist, schichten wir die einzelnen oben genannten Ebenen gemeinsam mit der Person ab. Dafür ist es bedeutsam, zu reflektieren, auf welchen Aspekt und/oder Kontext ich mich als Berater*in oder Psychotherapeut*in beim jeweiligen Denken und Sprachhandeln beziehe.

Selbsterforschungsangebot:
Mein bisheriges sexuelles und/oder amouröses und/oder Beziehungs-Leben

- Begehre ich sexuell und/oder amourös? Wenn ja, in welcher Intensität? Wenn nein, wie erlebe ich Zufriedenheit? Welche geschlechtlichen Kombinationen aus Geschlechtsidentitäten, Körpermerkmalen und geschlechtlicher Ausdrucksweise zogen oder ziehen mich auf welche Weise an?
- Welche sexuellen Neigungen habe ich? Welche Praktiken lebe ich gern? Auf welches lustvolle Körpererleben bin ich neugierig, was würde ich in Zukunft gern erleben?
- Was begehren meine sexuellen und/oder amourösen Gegenüber an mir? Wie finde ich das? (Mit wem) Spreche ich offen über meine Lebensweisen? Worüber spreche ich wann (un)gern?
- Welche Bezeichnungen verwende ich für meine sexuelle und/oder amouröse Lebensweise?
- Wie bezeichnen andere Menschen meine sexuelle und/oder amouröse Lebensweise und entspricht mir das? Bin ich damit einverstanden?

2. Weshalb mit zweigeschlechtlichem Denken beschäftigen?

Nach dem Blick auf queere Perspektiven und Lebensrealitäten wird es jetzt um die Entstehung und (innere) Etablierung von binärem Denken gehen. Wir Autor*innen haben uns entschieden für dieses Kapitel, die Innensicht einer cis-endo-hetero Person zu nutzen, um diese Perspektive sichtbar zu machen. Dieser Blick entspricht der Mehrheitsperspektive und ist damit gesellschaftlich am privilegiertesten. Rechtliche, gesellschaftliche und religiöse Strukturen bestätigen die binäre Sozialisation und wirken unsichtbar normativ. Die innere Auseinandersetzung mit der eigenen heteronormativen Sozialisation vor dem Hintergrund queerer und weniger normativer Lebensweisen und -realitäten ist ein gehaltvoller Prozess. Das eigene binäre Denken „zu queeren" ist anstrengend, vermutlich verwirrend und kann auch schmerzhaft sein. Da heteronormative Strukturen durch bestimmte Formen von Diskriminierungs- und Ausschlussstrategien aufrechterhalten werden, konfrontiert uns die Auseinandersetzung damit unweigerlich mit bewussten und unbewussten Einstellungen, Vorurteilen, Zuschreibungen, Haltungen und unserer eigenen Identität.

2.1 Was ist binäres Denken und wie entsteht es?

Dieser selbstreflexive Prozess, in dem eigene Privilegien, wie zum Beispiel cisgeschlechtlich und heterosexuell zu sein, hinterfragt und als Teil der Identität (an)erkannt werden, bildet die Grundlage um den vielfältigen Lebensrealitäten von LSBTIQA* respektvoll und mit Offenheit begegnen zu können.
Die zur Verfügung gestellten Lebenserfahrungen sind autoethnobiografisch[24] aufbereitet: zunächst berichtet die Person Erlebnisse aus ihrer Innenperspektive und reflektiert dann aus heutiger Sicht über ihre Erfahrungen. Angereichert sind die individuellen Erfahrungen durch Informationen und Wissen zur Entstehung zweigeschlechtlichen Denkens. Wir laden ein, dabei über eigene Erfahrungen nachzudenken.
Die hier zitierte Person definiert sich als *weiß* ohne Migrationsgeschichte, cis- und endogeschlechtlich weiblich, mit heterosexueller Orientierung, ohne Be_hinderung. Diese Person stammt aus der Mittelschicht und berichtet vor dem Hintergrund einer katholischen Kindheit und Jugend im ländlichen Raum. Nach einer Gymnasiallaufbahn wurden akademische Abschlüsse in deutschen Großstädten erworben.

---

24 Autoethnografie ist eine Forschungsmethode der performativen Sozialwissenschaften und basiert auf Grundsätzen und Methoden von Autobiografie und Ethnografie. Dabei werden subjektive Erfahrungen der forschenden Person in der Retrospektive systematisch analysiert und reflektiert. Der systematische Rückbezug der Forschenden auf sich selbst und die Wechselwirkung von Reflexivität und Subjektivität hat das Ziel, zum Verständnis von soziokultureller Erfahrung beizutragen (Mey 2020, Adams, Ellis, Bochner, Ploder & Stadlbauer 2020).

„Jetzt gute Noten, später einen braven Mann"

Innenperspektive

*„Vor Kurzem habe ich in meinen alten Poesiealben geblättert. Neben einem mit Sprüchen (‚sei wie das Veilchen im Moose - sittsam, bescheiden und rein und nicht wie die stolze Rose, die immer bewundert will sein') hatte ich in meiner Grundschulzeit Ende 1980er/Anfang 1990er im ländlichen, süddeutschen Raum auch ein Buch ‚Das ist meine Schulklasse' mit vorgegebenen Fragen für die einzelnen Klassenkamerad*innen. Im abschließenden Wunsch an mich haben mir nicht weniger als vier meiner Mitschüler*innen ‚jetzt gute Noten und später einen braven (wahlweise einen guten oder freundlichen) Mann' gewünscht. Bei vielen aus meiner alten Klasse weiß ich nicht, wie ihre Leben heute aussehen, manche aber sind in dem kleinen Dorf oder in der Region geblieben. Heute leben sie in meist selbstgebauten Häusern mit Gärten, sind verheiratet und haben Kinder. Damit entsprechen sie dem Bild von Familie meiner Kindheit und auch den Familien aus unseren Schulbüchern: Vater, Mutter und in der Regel zwei gegengeschlechtliche Kinder. Die Mutter ist als Hausfrau zuständig für die Versorgung aller und die Pflege des (Eigen-)Heims. Der Vater arbeitet außer Haus und sorgt für die finanzielle Sicherheit. Diese Aufteilung entsprach auch der Lebensrealität vieler meiner Mitschüler*innen. Bei mir war es etwas anders, ich bin mit zwei berufstätigen Elternteilen und meiner Oma aufgewachsen."*

Reflexion

Heute verstehe ich, dass so meine heteronormative Sozialisierung als *weißes*, cisgeschlechtliches Mädchen begonnen hat. Diese täglichen Bilder und Erfahrungen umgeben mich, ich nehme sie auf, verinnerliche sie. Sie prägen mich. Sie werden zu Normen und verknüpfen sich mit dementsprechenden Erwartungen an mich selbst und meines Umfeldes an mich. Sie werden Teil meines Selbstbildes und gehören zu meiner Identität. Sie sind sehr wirksam.

Die zweigeschlechtliche, heteronormative Sozialisierung beginnt früh – oft schon vorgeburtlich – wenn werdende Eltern wissen, was „es" wird. Mit Feststellung des endogeschlechtlichen Zuweisungsgeschlechts wird die Zuschreibung dann zu einer Tatsache. Bekleidungsgeschäfte oder Spielzeugläden befördern Stereotypen: rosa und pink stehen blau und schwarz-orange als dominierende Farben gegenüber. Die zentralen Strukturkategorien „weiblich" und „männlich" bestimmen das binäre Denken, sie gehören zum (unbewussten) Alltagswissen.

Ein Blick in die Historie zeigt, dass die Farbe Rot traditionell mit Macht, Blut, Stärke, Luxus und Männlichkeit in Verbindung gebracht wurde. Daran erinnern Gemälde mit herrschenden, geistlichen oder rechtsprechenden Personen

vergangener Zeiten. In Rosa als „kleines Rot“ wurden demnach seit der Renaissance Jungen gekleidet. Mädchen wurden stattdessen in die Farbe der Jungfrau Maria gekleidet – in Blau. Die Mitglieder des 1897 gegründeten Fußballvereins Juventus Turin spielten in rosafarbenen Trikots. Rosa wurde 1918 in einem amerikanischen Frauenmagazin als kräftige und entschlossene Farbe Jungen zugeschrieben, während Blau als anmutig empfundenen Mädchen zugeordnet wurde, weil sie darin hübscher aussähen. Zum Wandel dieser Zuweisungen gibt es Überlegungen, dass Blau als Farbe für Handwerk und Schifffahrt zu ihrer Vermännlichung beigetragen hat. Auch der „rosa Winkel“, der in der NS-Zeit von mutmaßlich homosexuellen Häftlingen getragen werden musste, könnte Einfluss auf den Wandel der Kategorien genommen haben. Ab den 1940er Jahren verbreitet die Werbung zunehmend die Farbverteilung, wie sie heute bekannt ist. 1959 kommt die erste Barbiepuppe in pinkfarbener Verpackung auf den Markt und verfestigt damit die Zuordnung der beiden Farben (Fernau, o. D., Heine, 2011, Hery-Moßmann 2019, Masters o. D.).
Normierende Bilder sind überall, sie werden selten hinterfragt, sondern unbewusst innerlich abgespeichert und im Alltag reproduziert: zum Beispiel durch Literatur, Filme, Gemeinschaftsspiele... Diese gesellschaftlichen Kulturprodukte liefern eindeutige Informationen und Bilder, die konsumiert und verinnerlicht werden. Die Industrie vermarktet ihre Produkte dementsprechend als weiblich oder männlich gekennzeichnet für jedes Lebensalter (Busch 2020a).

Selbsterforschungsangebot: Vergeschlechtlichte Kulturprodukte

- Wie wurden Charaktere in den Büchern und Spielen meiner Kindheit dargestellt?
- Welche Lebensrealitäten wurden darin gezeigt oder nachgespielt?
- In Filmen, Serien und in der Literatur: wie wird Cisgeschlechtlichkeit dargestellt?
- Kenne ich nicht-normative fiktive Charaktere? Falls ja, wie werden ihre Lebensrealitäten dargestellt?
- Mit welchen Bildern werden gleichgeschlechtliche Beziehungen vermittelt?

„Weil es halt so ist“

Innenperspektive:
„Ich erinnere mich an Gottesdienstbesuche mit meiner gläubigen Oma. Der hiesige Pfarrer unterrichtete in meiner Klasse auch katholische

Religionslehre. Im Gottesdienst saßen wir stets auf derselben Seite in der Kirchenbank umgeben von anderen Frauen im Alter meiner Oma, während die Männer auf der anderen Seite Platz nahmen. Mich hat diese Trennung nach Geschlechtern als Kind immer verwundert. Meine Oma antwortete damals auf meine Fragen nach dem Grund mit einem: ‚weil es halt so ist'."

Die Trennung von Männern und Frauen ist in allen christlichen Kirchen, aber auch in anderen Religionen, bekannt und wird bis heute praktiziert. Das Ziel war (und ist) „sündige körperliche Nähe" zu unterbinden (Brauchwiki 2010).

Reflexion
Ein Kirchenschiff bestehend aus einem Mittelgang von dem links und rechts Bänke für die Gläubigen abgehen, kann das Zweigeschlechtersystem ganz passend repräsentieren. Binäres Denken geht von zwei Varianten aus und erwartet die „richtige" Zuordnung einer Person. Erwünscht ist eine „eindeutig lesbare" Geschlechtsidentität und es wird unbewusst davon ausgegangen, dass sich die äußere Zuordnung mit dem inneren Identitäts-Empfinden einer Person deckt. So wird mit dem Anschließen an „ihre" oder „seine" Gruppe ein (unbewusstes) Zugehörigkeits- und Identitätsgefühl empfunden und automatisch vom Umfeld unterstellt. Genauso wird eine gegengeschlechtliche sexuelle Anziehung angenommen. Diese Vorannahmen werden nicht bewusst thematisiert. Die inneren und äußeren Normen erfahren Bestätigung: die cis-hetero-Zugehörigkeit manifestiert sich und wird zugleich zugeschrieben. Persönliche Unsicherheiten in der Positionierung, eine Abweichung im sexuellen Begehren, ein Empfinden, das nicht dem Zuweisungsgeschlecht entspricht oder gar ein Wechsel der Seiten sind nicht vorgesehen. So etwas würde Aufsehen, Anstoß und Unverständnis erregen. Vermutlich zöge es auch Sanktionen nach sich. Eine Abweichung vom binären System ist nicht gegeben, genauso wenig wie ein Hinterfragen dieses Systems. Eine Positionierung dazwischen, wie sie vielleicht nichtbinären Personen in diesem Bild entspräche, ist in dieser Logik nicht denkbar.

In der hetero- und ciszentrischen Norm wirken Sexualität und Geschlecht als Grundelemente der sozialen Ordnung. Cis- und endogeschlechtliche Personen (Frauen und Männer), die einander sexuell begehren und sich (in Maßen) reproduzieren, erfüllen diese Normen. Den Fortbestand dieser gesellschaftlichen Ordnung garantiert die heterosexuell gedachte Reproduktion (Bublitz 2002). Damit findet eine Naturalisierung von Geschlecht statt. Institutionen wie die Ehe und die Gesetzgebung bewerben und fördern klassische familiäre Strukturen – die heterosexuelle Kleinfamilie. Religiöse Theorien bestätigen und unterstützen diese patriarchalen Strukturen: Im Zentrum steht der *weiße* nicht-be_hinderte cis-endo-hetero Mann, denn er entspricht der Norm und ist damit richtungsweisend. Die Trennung der Geschlechter (im Bild des Kirchenschiffs) signalisiert zugleich eine Sexualität, die gesellschaftlich reguliert werden muss, weil sie sonst droht auszuufern. Die Geschlechter müssen voneinander getrennt und geschützt werden. Sexualität wird als bedrohlich markiert, die Grenzen zwischen Sex und Gewalt sind scheinbar fließend. Begehren und Trieb sind offenbar unkontrollierbar und müssen (staatlich, religiös) reguliert werden. Sexuelle Minderheiten erleben nicht zuletzt auch diese Form der Angst der anderen vor dem Sexuellen, in dem sie sexualisiert, fetischisiert und ihnen mit Ausschluss und Gewalt begegnet wird. Ein Beispiel hierfür ist die immer wieder hergestellte Nähe von Homosexualität und pädophilem Begehren. Wie implizit wirksam unsere binären Annahmen über Geschlecht und Geschlechtszugehörigkeit sind, beschrieb 1967 Harold Garfinkel. So interviewte er die trans* Frau Agnes nach ihrer Geschlechtsangleichung und dokumentierte ihre Interaktionsbemühungen, in der Mehrheitsgesellschaft als Frau gelesen und anerkannt zu werden. Dabei arbeitet Harold Garfinkel sieben Überzeugungen zu Geschlechtlichkeit heraus, die er als „common sense" identifiziert (Garfinkel 1967, S. 121, Degele 2008). Andreas Hechler hat Harold Garfinkels Überzeugungen überarbeitet und nennt sie „die sieben Gebote der Zweigeschlechtlichkeit" (Garfinkel 1967, S. 122-124, Hechler 2021, S. 223 in Debus & Laumann 2018, S. 18):

- *Ausschluss- beziehungsweise Exklusivgebot:*
  Es gibt ausschließlich und genau zwei Geschlechter. Wer nicht das eine ist, ist das andere.

- *Attribuierungsgebot:*
  Jeder Mensch gehört genau einem dieser zwei Geschlechter an.

- *Körper- beziehungsweise Genitalgebot:*
  Geschlecht hat eine körperliche Basis, Genitalien bezeichnen das jeweilige Geschlecht zweifelsfrei.

- *Natürlichkeitsgebot:*
  Die Geschlechterdichotomie existiert qua Natur. Geschlecht ist angeboren.

- *Ewigkeitsgebot:*
  Geschlecht ist unveränderlich, die einmal vorgenommene Geschlechtszuweisung gilt lebenslänglich.

- *Kohärenz-/Kongruenzgebot:*
  Körpergeschlecht, Geschlechtsidentität, Geschlechtsausdruck, sexuelle Praktik und Begehren müssen deckungsgleich sein.

- *Heteronormativitätsgebot:*
  Die zwei Geschlechter begehren und ergänzen einander gegenseitig. Häufig verwendete Metaphern hierfür sind Topf-Deckel, Schlüssel-Schloss und dergleichen mehr.

Lange Zeit fehlten durch die Dominanz des heteronormativen Weltbildes Rollenbilder und Kulturprodukte für trans*, inter* und nichtbinäre Identitäten, Regenbogen- oder Wahlfamilien. Im Moment erleben wir medial eine Zunahme vielfältiger Darstellungen von Charakteren und intersektionalen Zusammenhängen. Angebote von Streamingportalen verändern unsere Sehgewohnheiten und sensibilisieren für Lebensrealitäten marginalisierter Menschen. Auch öffentlich-rechtliche Sendungen sind in der Auswahl ihrer Themen, Moderator*innen und teils auch Figuren mutiger und diverser geworden. Die fiktive amerikanische Serie „Pose" (Murphy 2018-2021) ermöglicht einen Einblick in das Leben der trans* und schwulen, afro- und lateinamerikanischen Communities der amerikanischen Ballroom-Szene[25] der 1980er und 1990er Jahre vor dem Hintergrund der AIDS-Pandemie. Viele der Darsteller*innen in Pose sind PoCs und trans* Charaktere sind mit trans* Schauspieler*innen besetzt. In dieser Zeit führten gesellschaftliche Diskriminierungen, familiäre Ausschlüsse aufgrund des Andersseins und Gewalt zur Bildung verschiedener Subkulturen. Menschen fanden sich in Wahlfamilien, in sogenannten „Häusern", zusammen, die bei Wettbewerben in verschiedenen Kategorien tanzend („Voguing") und kostümiert gegeneinander antraten. Das Leben in Subkulturen und das Schaffen von möglichst sicheren Räumen sorgten damals und heute für das Überleben und die Ausbildung von Resilienz marginalisierter Menschen.

Selbsterforschungsangebot: Kindheit, Jugend und Alltag

- Welche heteronormativen Vorgaben, Prägungen, Erlebnisse aus meiner Kindheit und Jugend fallen mir ein?
- Wo fallen mir patriarchale Strukturen auf? Wie ist mein Umgang damit?
- Wenn ich mich als cisgeschlechtlich identifiziere – welche Belege oder Beweise kann ich dafür anführen (ohne meine Genitalien oder andere Körperteile zu benennen!)?

25 Sehenswert zur Ballroom-Szene ist der Dokumentarfilm „Paris is burning" von Jennie Livingston (1990).

2.2 Individuelle Sozialisation und inneres System

Im Vorwort wurde schon die 1984 von Gayle Rubin vorgelegte Hierarchie („sex system“) vorgestellt, die sexuelle Lebensformen nach gesellschaftlicher Akzeptanz verortet. An der Spitze steht das heterosexuelle, monogame, verheiratete, sich fortpflanzende cisgeschlechtliche Paar. Im Mittelteil folgen unverheiratete gegengeschlechtliche Paare und heterosexuelle Menschen, die ihre Sexpartner*innen häufig wechseln, sowie homosexuell monogam lebende Paare. Im unteren Bereich drag queens/kings[26], trans* Personen, Sexarbeitende, Menschen, die auf kinky und fetisch Sex stehen und generationenübergreifender Sex [27] (Rubin 1984, S. 153, Ott 2000).

Abb. 2: Die Hierarchie der Geschlechter – Das Ringen um die Grenzen
nach Gayle Rubin (1984)

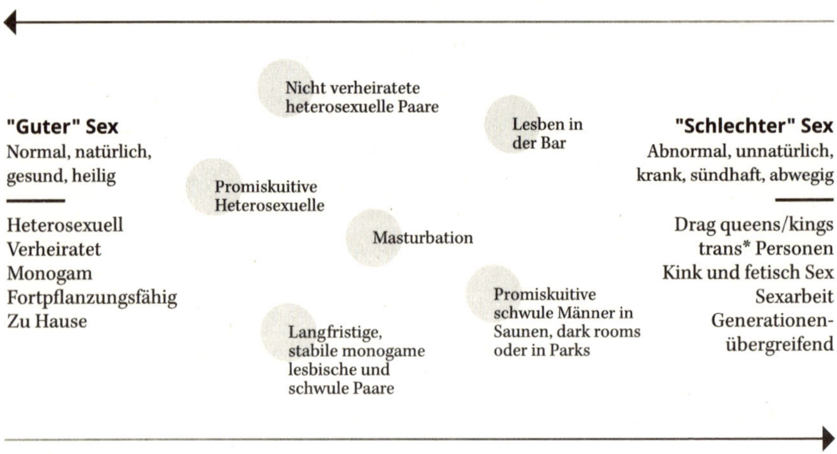

Begriffliche Anpassungen durch: Stern, Auge, Eder & Manduano
Grafische Überarbeitung: Silke Kampfmeier

26 Personen mit männlichem (oder weiblichem) Zuweisungsgeschlecht, die in Shows Weiblichkeit/-en (Männlichkeit/-en) performen. Dabei kann es um das Sichtbarmachen von Geschlechts- und Rollenkonstruktionen gehen, aber auch um die künstlerische Darstellung der eigenen Identität (Sauer 2018).

27 Wie schon im Vorwort angesprochen und ausgeführt distanzieren wir uns auch an dieser Stelle von Gayle Rubins Überlegungen zu pädosexuellen Verbindungen mit Kindern und der Annahme, dass auf diese Weise wohltuende Verbindungen entstehen könnten.

Gayle Rubins Originalgrafik trägt den Titel „the struggle over where to draw the line" – damit gemeint sind gesellschaftliche Moralvorstellungen, eine Art kollektiver Wertekanon, welche Arten von Sex als „gut" oder „schlecht" bewertet werden. Aus individueller Perspektive wird im Alltag die Bewertung dieser Moralvorstellungen kontextabhängig verhandelt. So wäre zum Beispiel ein cis-heterosexuelles Paar gesellschaftlich akzeptierter als ein cis-homosexuelles Paar. Angenommen, das cis-hetero Paar hätte nun eine Vorliebe für kinky Sex, während das cis-homosexuelle Paar verheiratet wäre und eine monogame Beziehung führen würde, fände hier eine Art Grenzverschiebung statt (Rubin 1984, S. 154). Gayle Rubin plädiert für eine Auflösung des Rankings und weist auf die Gefahren des Anpassungsdrucks und -wunsches hin, da sie auf Kosten weniger privilegierter Gruppen geschähen (Barker & Scheele 2021).

„Das innere System verfestigt sich"

Innenperspektive

*„In meiner Kindheit gab es in meinem Umfeld keine offen gleichgeschlechtlich l(i)ebenden Menschen. Wenn Menschen äußerlich nicht eindeutig einzuordnen waren, wie zum Beispiel Frauen mit flacher Brust und kurzen Haaren oder Männer, an denen scheinbar unmännliches Verhalten wahrgenommen wurde, löste es Irritationen bei anderen aus: ‚XY kann sich wohl nicht entscheiden, was er*sie sein will' oder es sei unklar, ‚womit man es hier zu tun habe'. Im Aufklärungsunterricht bekamen wir Zeichnungen von männlichen und weiblichen Geschlechtsorganen zu sehen, sprachen über den weiblichen Zyklus, über Fortpflanzung und Verhütung. Es gab in keinem Schulfach Informationen zu homosexuellem Begehren und zu Geschlechtsidentität.*

*Mit Beginn der Pubertät erinnere ich mich an Mitschüler*innen, die sich als schwul oder lesbisch outeten. Manche gingen sehr offensiv mit ihrer sexuellen Präferenz um. In meinem Freund*innenkreis waren zwei schwule cis Männer. Während der eine in seiner Familie out war, hatte sich der andere zwar im Freund*innenkreis und in der Schule geoutet, aber nicht in seiner Familie. Die Mutter stammte aus Südeuropa und manchmal erzählte er von seiner Großmutter, die dafür kein Verständnis haben würde und deren Reaktion er nicht einschätzen konnte. Im Schulalltag erinnere ich mich an den alltäglichen Gebrauch von Begriffen, die schwule und lesbische Menschen entwerteten und auf ihre Sexualität reduzierten."*

Reflexion

Neben den Geschlechterrollen meiner familiären Lebensrealität verinnerliche ich die alltäglichen, dominanten heteronormativen Rollenbilder und Lebensweisen als „natürlich" und „normal" (Naturalisierung). Soziale Reaktionen auf normabweichendes Verhalten oder Aussehen

– meist negativ, abwertend und sanktionierend – fließen in mein inneres System ein und bestärken es. Gesellschaftliche Strukturen des Zweigeschlechter-Systems, wie getrennte Toiletten, Piktogramme und Symbole, Institutionen wie die Ehe und vieles mehr arbeiten meinem inneren System zu und bestätigen es. So formt sich mein Blick auf die Welt und meine Sehnsüchte und Erwartungen an mich als Person darin. Mittlerweile hatte ich herausgefunden, dass mich gegengeschlechtliche Personen sexuell und amourös anziehen. Es ist mir nicht bewusst, aber ich empfinde mein Zuweisungsgeschlecht als stimmig: Ich fühle mich weiblich, kleide und verhalte mich dementsprechend und werde als Mädchen/junge Frau wahrgenommen („gelesen"). Unbewusst entspreche ich den dominanten Normen der Mehrheitsgesellschaft. Ich bin ein Teil davon. Damit gehen auch entsprechende Erwartungen an meine gesellschaftliche Rolle als Frau einher. Mir werden bestimmte weibliche Eigenschaften zugeschrieben. Explizit soll ich erkennbar in meiner Geschlechtlichkeit sein, mich dementsprechend verhalten und patriarchale Strukturen anerkennen. Implizit wird erwartet, dass ich mich auf gegengeschlechtliche Partnersuche mache und meine berufliche Selbstverwirklichung einem späteren Kinderwunsch, der vorausgesetzt wird, unterordne. Solange ich mich gemäß diesen Erwartungen verhalte, drohen mir keine Sanktionen oder ein Ausschluss. Wie ich mit Normabweichungen umgehe und wie sich meine Toleranz gegenüber verschiedenen Lebensrealitäten entwickelt, wird in meiner Kindheit und Jugend von meinen persönlichen Erfahrungsmöglichkeiten und Lebenskontexten beeinflusst. So sensibilisieren mich meine Freundschaften mit homosexuellen Menschen und normalisieren mein Verhältnis zu gegengeschlechtlicher Anziehung. Eine ländliche Umgebung mit überwiegend katholischer Bevölkerung ist eher ein Hindernis für Vielfalt. Mit meiner Cisgeschlechtlichkeit und meiner heterosexuellen Orientierung sind viele Privilegien verbunden, die für mich selbstverständlich sind:

„Ich muss meine Cisweiblichkeit niemals beweisen und werde nie aufgefordert, darüber nachzudenken, warum ich hetero bin. Meine Heterosexualität muss ich niemals verteidigen. Es kann sein, dass meine sexuelle Orientierung in Gesprächen monatelang kein Thema ist. Unbekannte Menschen fragen mich weder nach meinen Genitalien, noch meinem Sexleben, noch wird mein Vorname, den ich ihnen nenne und der dem in meinem Ausweis entspricht, jemals angezweifelt. Ich finde auch überall eine Toilette, die ich ohne Probleme benutzen kann" (in Anlehnung an queer_topia o. D. a/b, → Kapitel 3 Privilegien-Check zu Cisgeschlechtlichkeit und Alltagserleben als hetero Person).*

In der Auseinandersetzung mit binärem Denken erschien 1991 von Judith Butler „das Unbehagen der Geschlechter", in dem der Begriff der „heterosexuellen Matrix" (S. 219) eingeführt und damit die Diskussion über die soziale Konstruktion von Geschlecht eröffnet wird. Die heterosexuelle Matrix basiert auf folgenden Annahmen: Eine Person hat ein biologisch festgelegtes Geschlecht, männlich oder weiblich und auf diesem wird eine kulturelle und gesellschaftlich eindeutige Identität aufgebaut. So entsteht ein unveränderbares soziales Geschlecht, das als maskulin oder feminin gelesen wird. Das Begehren der Person ist entweder gegen- oder gleichgeschlechtlich (Barker & Scheele 2021, Butler 1991). Judith Butler argumentiert, dass wir unser Geschlecht präsentieren („performen") und dieses als unabhängig von der Geschlechtsidentität zu verstehen sei (S. 25-26). Unsere Selbstdarstellung ist geprägt von unserer Sozialisation und unseren verinnerlichten Annahmen darüber, was als „männlich" oder „weiblich" gilt innerhalb gesellschaftlicher Machtverhältnisse.

Selbsterforschungsangebot: Mein inneres System

- Wenn ich begründen müsste, wen oder was ich sexuell oder romantisch anziehend finde – welche Gründe fallen mir dafür ein?
- Woran mache ich die sexuelle Orientierung anderer Personen fest?
- In welchen Situationen und wodurch präsentiere ich im Alltag meine Geschlechtsidentität?
- Wodurch und in welchen Situationen fällt mir eine geschlechtliche Darstellung bei anderen Menschen auf?

Zur Erweiterung des inneren Systems kann das Geschlechter-Radar von Evianne Hübscher hilfreich sein (siehe Abbildung 3). Darin werden neben den verschiedenen Dimensionen von Geschlecht unterschiedliche Ausprägungen benannt, die als näher (normativ) oder weiter entfernt (expansiv) von der gesellschaftlichen Norm wahrgenommen werden. Dieses Modell basiert auf Gayle Rubins Überlegungen von 1984. Auch dort werden normative Lebensformen in den Innenkreis und die marginalisierten in den äußeren Kreis verortet (→ Vorwort).

Abb. 3: Geschlechter-Radar

nach Evianne Hübscher

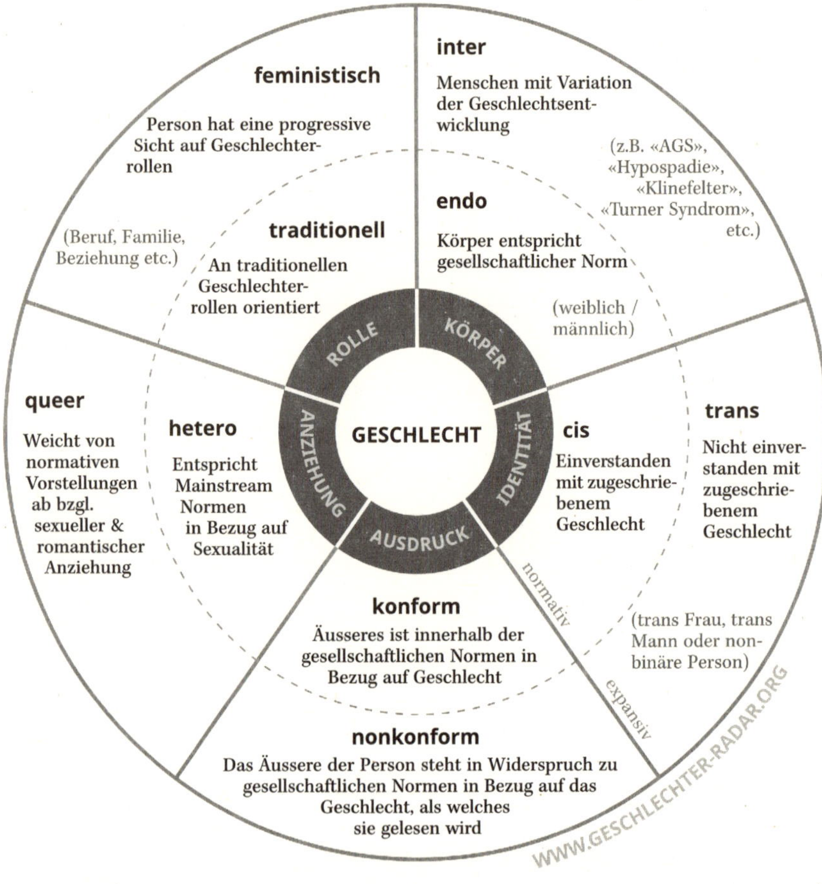

Grafische Überarbeitung: Silke Kampfmeier

In heteronormativen Zusammenhängen aufzuwachsen und die entsprechenden Normen zu verinnerlichen, betrifft die Mehrzahl der Menschen. Auch diejenigen, die als intergeschlechtlich geboren werden und Personen, die sich als transgeschlechtlich, agender oder nichtbinär identifizieren und Menschen, die sich als queer bezeichnen. Im Gewahr werden des Andersseins und als Folge davon kommt es zu Stigmatisierungsprozessen innerhalb der Person und im Kontakt mit dem Umfeld. Durch die Verinnerlichung dieser Erfahrungen kann ein negatives Bild von sich selbst entstehen (→ Kapitel 6.6 Stigmatisierung und Selbststigmatisierung, → Kapitel 6.7 Minderheitenstress und Wege der Selbstermächtigung). Durch emotional schwierige und entwertende Erlebnisse mit wichtigen Bezugspersonen kann gegenüber anderen Personen ein erhöhtes Misstrauen entstehen, da erneute Zurückweisung erwartet wird (Günther, Teren & Wolf 2021). Im Laufe unseres Lebens erwerben wir so emotionales und erfahrungsbasiertes Wissen, das wir in uns aufnehmen und verarbeiten (→ Kapitel 5 Folgen von zweigeschlechtlichem Denken – individuelle Erfahrungen zum Abweichen von der Norm).

„Ich wusste damals schon, dass mein Vater sich eine andere Art von Sohn gewünscht hatte. Ich konnte die Scham in seinem Blick sehen, wenn er mal wieder versucht hatte, mich zu einem ‚normalen' Jungen zu erziehen, indem er mich zum Beispiel überredete, mit anderen Jungs Fußball zu spielen und das nicht klappte. (...) Die Bestürzung in seinen Augen darüber, dass sein Sohn so ein Fehlschlag war, hat mich jahrelang verfolgt und mir auch damals das Leben schwergemacht. (...) Ich sah, wie selbstverständlich mein Bruder und später auch meine Stiefbrüder mit ihm und auch anderen männlichen Bezugspersonen in meinem Umfeld umgingen, wie sie sofort eine gemeinsame Ebene hatten, die sie verband und die mir eindeutig fehlte. (...) Bei den Männern um mich herum gab es immer wieder eine Art Zögern im Umgang mit mir. Und auch bei den Frauen immer wieder so etwas wie peinliches Berührtsein“ (mit freundlicher Genehmigung von Barbie Breakout 2020, S. 27).

Julia Shaw befasst sich wissenschaftlich und unter Einbeziehung ihrer persönlichen Erfahrung in ihrem Buch „Bi. Vielfältige Liebe entdecken“ (2022) mit der Unsichtbarkeit nicht monosexuell l(i)ebender Menschen. Dabei wird eine Doppeldiskriminierung bisexueller Identitäten durch monosexistische Vorannahmen sowohl von queeren als auch heterosexuellen Communities beschrieben. Monosexismus geht davon aus, dass Personen entweder heterosexuell, lesbisch oder schwul sein können. Die Annahme, Menschen könnten nicht gleichgeschlechtliche und gegengeschlechtliche Anziehung empfinden, findet sich sowohl in queeren als auch in heterosexuellen Communities. Sexuelle und amouröse Anziehung als Kontinuum zu denken, wird damit ausgeschlossen und es findet eine Beurteilung statt, was als akzeptabel gilt und was nicht. Zudem wird die binäre Ideologie mit der Ansicht, es gebe entweder Heterosexualität oder Homosexualität, gestärkt.

> „Vor Kurzem drehte sich das Gespräch während eines Abendessens um eine frisch geschiedene Freundin der Familie. Sie ist jetzt mit einer Frau zusammen. Der unhinterfragte und allgemeine Konsens bei Tisch war, na ja, offensichtlich ist sie lesbisch und kann endlich so leben, wie sie will. (...)“ (Shaw 2022, S. 51).

Ein anti-bisexuelles Vorurteil meist heterosexueller Menschen ist, dass bisexuelle Menschen promiskuitiv und verantwortungslos leben, vor allem in Bezug auf sexuell übertragbare Krankheiten. Homosexuelle Menschen vertreten oft das Vorurteil, bisexuelle Personen seien verwirrt, stünden nicht zu ihrer schwulen oder lesbischen Sexualität, hätten nicht den Mut sich zu outen und nutzten die Vorteile und Privilegien heterosexueller Beziehungen für sich (Shaw 2022, Roberts, Horne & Hoyt 2015, Göth & Kohn 2014).

Selbsterforschungsangebot: Bildungs- und Arbeitsleben

- Welche Erfahrungen habe ich mit Irritationen und abweichendem Verhalten und Äußerem in meiner Schulzeit, der Ausbildung, dem Studium oder an meinem Arbeitsplatz?
- Eine Person aus meinem Arbeitsumfeld, von der ich bisher annahm, dass sie die gleiche sexuelle Orientierung hat wie ich, erzählt mir von ihrer Bisexualität. Was kommen mir für Gedanken und Gefühle?

Bereits in den 1950ern hatte Alfred Charles Kinsey mit seiner Forschung und den herausgegebenen Reporten zu weiblicher und männlicher Sexualität herausgefunden, dass sich Begehren und Anziehung wandeln können. Dies war von den jeweiligen Lebensumständen und persönlichen Begegnungen abhängig. Unter anderem fand er heraus, dass mehr Personen als angenommen gleichgeschlechtliche sexuelle Erfahrungen machten (Göth & Kohn 2014). 1978 gab Fritz Klein mit „the bisexual option: A concept of one hundred percent intimacy" den „Klein Sexual Orientation Grid" (KSOG oder „Klein-Raster", siehe nächste Seite) heraus, mit dem sexuelle Orientierung tiefgehender erforscht werden konnte. Das Klein-Raster stellt eine Weiterentwicklung der Kinsey-Skala dar und lädt zu einer Auseinandersetzung mit der eigenen sexuellen Präferenz und Identität in den Dimensionen Vergangenheit und Gegenwart ein. In einer dritten Spalte „ideale Zukunft" kann dann vor dem Hintergrund eigener Erfahrungen, Verhalten und Gedanken ein Entwurf für die eigenen Wünsche und Vorstellungen entstehen (Göth & Kohn 2014, Shaw 2022).

Abb. 4: Klein Sexual Orientation Grid (KSOG)

	Vergangenheit (bis vor einem Jahr)	**Gegenwart** (in den letzten 12 Monaten)	**Ideale Zukunft** (Was wäre letztendlich Ihr Wunsch?)
A. Sexuelle Anziehung Zu wem fühlen Sie sich sexuell hingezogen?			
B. Sexualverhalten Mit wem hatten Sie tatsächlich Sex?			
C. Sexuelle Fantasien Welches Geschlecht kommt in Ihren sexuellen Fantasien vor? Bei der Selbstbefriedigung oder in Tagträumen – aus realen Erfahrungen oder persönlichen Wunschvorstellungen			
D. Emotionale Vorliebe Wen lieben Sie? Zu wem fühlen Sie sich hingezogen?			
E. Soziale Vorliebe Mit welchem Geschlecht sind Sie am liebsten zusammen?			
F. Lebensstil Welchen Geschlechtern gehören die Personen in Ihrem sozialen Umfeld an? Welche Orte für Freizeitaktivitäten suchen Sie auf?			
G. Selbstidentifikation Wie denken Sie über sich selbst? Wie identifizieren Sie sich selbst?			

Ordnen Sie sich bitte auf der folgenden Skala von 1-7 ein

Für Variablen A – E

1 = ausschließlich mit dem anderen Geschlecht
2 = meistens mit dem anderen Geschlecht
3 = etwas mehr mit dem anderen Geschlecht
4 = beide Geschlechter gleichermaßen
5 = etwas mehr mit dem gleichen Geschlecht
6 = meistens mit dem gleichen Geschlecht
7 = ausschließlich mit dem gleichen Geschlecht

Für Variablen F – G

1 = ausschließlich heterosexuell
2 = meistens heterosexuell
3 = etwas mehr heterosexuell
4 = gleichermaßen hetero/schwul-lesbisch
5 = etwas mehr schwul-lesbisch
6 = meistens schwul-lesbisch
7 = ausschließlich schwul-lesbisch

Inhaltlich entlehnt und durch Stern, Auge, Eder & Manduano modifiziert: Klein 1993, S. 16-20, Göth & Kohn 2014, S. 8-9, Shaw 2022, S. 31-35, american institute of bisexuality (https://www.bisexuality.org/thekleingrid, 12.02.23)
Grafische Überarbeitung: Silke Kampfmeier

Selbsterforschungsangebot: Klein Sexual Orientation Grid

- Was ist mir vertraut?
- Wovon bin ich überrascht?
- Gibt es Annahmen, die ich überdenken möchte?

2.3 Das binäre System

Das heteronormative innere System formt den eigenen Blick auf die Umwelt und ist dabei hochwirksam. Wer sich damit identifizieren kann und möchte, erwirbt dadurch gesellschaftliche und politische Privilegien. Die Person wird als Teil der Mehrheitsgesellschaft (an)erkannt und als zugehörig gelesen. Dies nennt Judith Butler „Intelligibilität" (Butler 1991). Unsicherheiten, Befürchtungen und Ängste sich im Alltag zu bewegen werden damit reduziert. Unter Mitgliedern der cis-endo-hetero Mehrheitsgesellschaft tritt keine Irritation auf, denn das innere und äußere Weltbild wird bestätigt („belohnt") und reproduziert. So sehr dies den Umgang mit anderen Personen im Alltag erleichtern mag, so sehr engt es aber den eigenen Blick für Vielfalt ein. Je stärker die Orientierung an der Heteronorm ist, umso mehr verhindert sie ein Kennenlernen und Anerkennen anderer Lebensrealitäten und erhöht damit das Risiko, andere Menschen zu verletzen und auszuschließen. Eine hetero- und ciszentrische Weltsicht ignoriert jegliche Abweichung von der cis-hetero-Norm. Wird Heterosexualität als einzige Form von Sexualität und Beziehungsform anerkannt, ist das Heterosexismus. Damit verbunden ist auch das Streben, ob unbewusst oder bewusst, diese Normen in der eigenen Gesellschaft umzusetzen (Göth & Kohn 2014). Dabei werden insbesondere Frauen durch sexistische Diskurse und Praxen eingeengt und angegriffen. Die Annahme, dass die verschiedenen Dimensionen von Geschlecht, romantischer und sexueller Vielfalt, Ausdruck und Lebensform bei allen Menschen immer deckungsgleich, stimmig und stabil sind und auch bleiben, hat Folgen für den menschlichen Kontakt: Je rigider die eigenen inneren Überzeugungen und Vorannahmen sind und je weniger das Gegenüber den normativen Vorstellungen entspricht, desto abweichender wird die andere Person wahrgenommen. Diese Irritationen und Gefühle der Verunsicherung beeinflussen die zwischenmenschlichen Kontakte und Interaktionen. So werden als nicht-konform wahrgenommene Personen im Alltag häufig angestarrt, ignoriert, entwertet und sind Bemerkungen und Demütigungen ausgesetzt. Diese sogenannten Mikroaggressionen (→ Kapitel 6.3) geschehen oft unbewusst und subtil durch internalisierte Vorannahmen und Zuschreibungen und manches Mal ohne Intention, das Gegenüber zu verletzen. Wehrt sich eine angegriffene Person, wird sie häufig als hypersensibel zurückgewiesen oder als verstünde sie keinen Spaß und damit weiter stigmatisiert. Die angreifende Person betont keine böse Absicht gehabt und sich normal verhalten zu haben

(Sue 2010, Günther, Teren & Wolf 2021). Je nach Situation und Kontext können solche Situationen auch in schwere Gewalt ausarten.

Selbsterforschungsangebot: Alltägliches Miteinander

Dies ist als Angebot für die Cis-Hetero-Perspektive gedacht. Queere Personen sind eingeladen, dies aus der Perspektive beziehungsrelevanter, wichtiger Personen zu reflektieren.

- Gibt es in meinem Umfeld LSBTIQA* Personen?
- Was ist mir über deren Coming-Out oder ihre Diskriminierungserfahrungen bekannt?
- Habe ich mich schon mal aufgrund meines Geschlechts benachteiligt oder diskriminiert gefühlt?
- Wie wahrscheinlich ist es, dass ich schon mal aufgrund meines Geschlechts diskriminiert wurde (bewusst oder unbewusst?)
- Welche Beispiele fallen mir ein, in denen ich Menschen aufgrund von Nicht-Normativität oder Marginalisierungsmerkmalen anders behandelt habe?
- Würde ich mich heute in dieser Situation anders verhalten?
- Lösen diese Fragen Gefühle in mir aus?

Mittlerweile sind die Zugänge zu Informationen über Lebensrealitäten von LSBTIQA* Personen viel leichter geworden. Immer mehr queere Autor*innen veröffentlichen autobiografische Literatur. In Podcasts und Dokumentationen berichten und diskutieren Personen zu verschiedenen queeren Themen und lassen dabei eigenes Erfahrungswissen einfließen. Vielleicht finden sich auch im privaten Umfeld mehr Erfahrungen marginalisierter Lebensweisen als gedacht? Zur Veränderung der eigenen Sehgewohnheiten gibt es viele Filme mit nicht-normativen Charakteren. So kann frisches Wissen über weniger normative Lebensrealitäten integriert und das eigene innere System erweitert werden.

In der Auseinandersetzung mit den eigenen Heteronormen ist mit Widerstand durch die internalisierten Regeln und die vertraute Lebensweise zu rechnen. Unterstützung bietet der folgende Überblick vielfältiger Lebensformen, Orientierungen und Identitäten. Im Original „Die Heterosexuelle Matrix" von Katharina Debus (2018) machen unterschiedliche Farbschattierungen auch Grade der Verbesonderung und Marginalisierung dieser Vielfalt vor dem Hintergrund heteronormativer Annahmen sichtbar.

Abb. 5: Die Heterosexuelle Matrix
in Anlehnung an Judith Butler, ausgearbeitet von Katharina Debus in Debus & Laumann 2018, S. 64

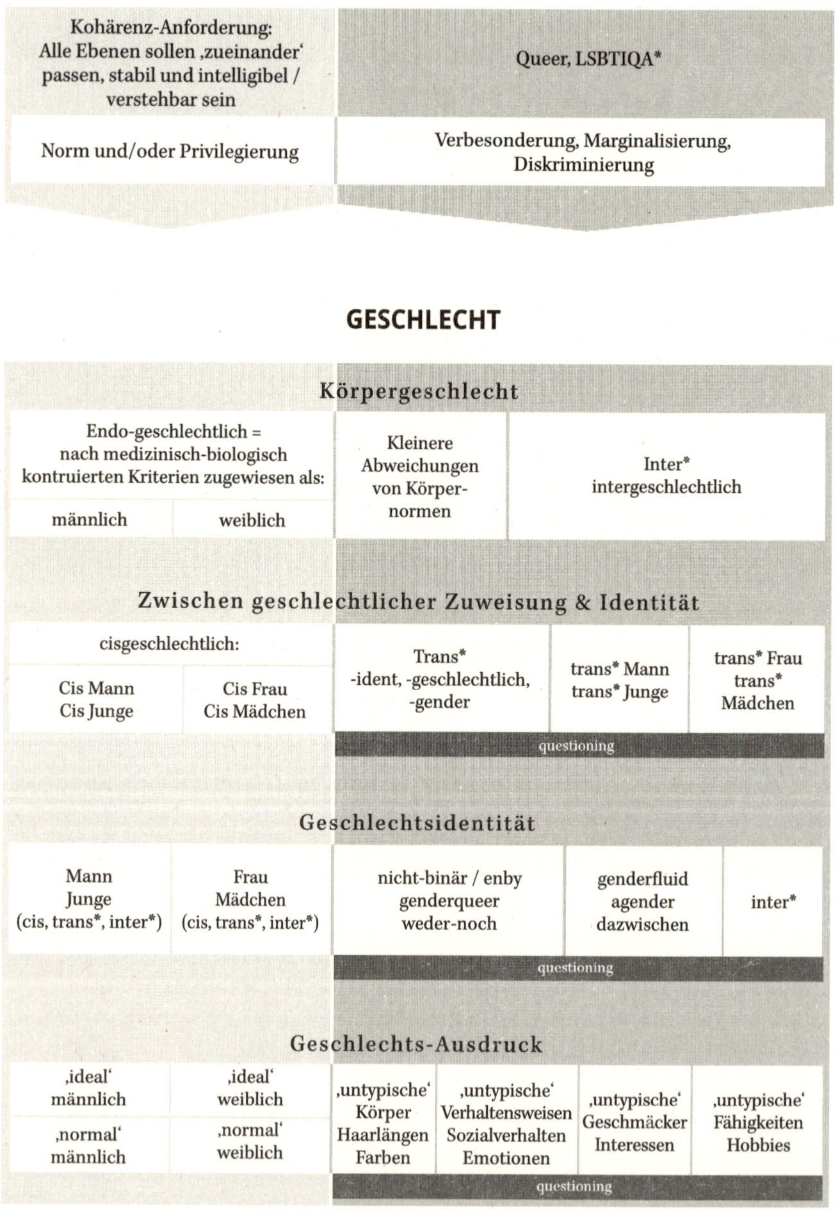

AMOURÖSE & SEXUELLE VIELFALT

Sexuelle / Romantische Orientierungen als Oberbegriffe

hetero/hetera	heteroflexibel homoflexibel	schwul, lesbisch bi, pan, polysexuell/poly- romantisch, queer	asexuell / ace aromatisch
	questioning		

Liebe, Verlieben, Partnerschaft

heteroromantisch allo-/z-romantisch (seriell) monogam	längere Zeit Single freundschafts- zentrierte Lebensweise	homo-, queer-, bi-, pan-, poly- romantisch	offene Beziehung Polyamorie	demi-/gray- romantisch aromantisch
	questioning			

Sexuelles Begehren & einvernehmliche sexuelle Praxen

heteroromantisch allo-/z-romantisch (seriell) monogam Sex zu zweit Hetero-Sex Penis-in-Vagina-Sex orgasmus- zentrierter Sex Vanilla-Sex	„Fremdgehen“	homo-, queer-, bi-, pan-, poly- romantisch	Promiskuität Sex mit mehr als 2 Personen	demi-/ gaysexuell asexuell
	Solo-Sex Sex ohne Penetration Oralsex Analsex Sex mit Händen oder Toys Sex ohne Orgasmus- zentrierung	Sex in gleich- geschlechtlichen Konstellationen oder mit mind. einer nicht- binären Person	Kink/kinky: BDSM, Rollenspiele, Exhibitionismus & Voyeurismus Fetischismus	‚pervers' diskriminie- render Begriff, zum Teil angeeignet in kinky Lebenswelten
	questioning			

FAMILIEN-VIELFALT

Familienformen

Heterosexuelle Kleinfamilie	Patchwork-Familie größere Familie Ein-Eltern-Familie	Regenbogen-Familie Co-Eltern-Familie	Poly- Familie
	questioning		

Leichte begriffliche Anpassungen: Stern, Auge, Eder & Manduano
Grafische Überarbeitung: Silke Kampfmeier

Selbsterforschungsangebot: Erweiterung heterosexuelle Matrix

- Findet sich meine Lebensrealität in der erweiterten Matrix wieder?
- Wo ordne ich mich als Person zu?
- Wovon bin ich überrascht?
- Welche Gedanken und Gefühle habe ich, wenn ich ein gleichgeschlechtliches Paar Zärtlichkeiten austauschen sehe?
- Wie erlebe ich mich im Kontakt mit Personen, die ich nicht eindeutig lesen kann? Welche Gefühle löst das in mir aus? Welche Gedanken habe ich?
- Welche Gedanken und Gefühle könnten diese Personen in solchen Situationen haben?

3. Privilegien-Check zu Cisgeschlechtlichkeit und Alltagserleben als hetero Person

Grundsätzlich sind Privilegien unverdient und durch die Geburt in einem Land mit diesen oder jenen Elternpersonen unter bestimmten Bedingungen, durch die Hautfarbe, die sozioökonomische Ausstattung, die empfundene Geschlechtsidentität, die sexuelle Präferenz, die Zugehörigkeit zu bestimmten Gruppen oder der Ausschluss davon und vieles mehr definiert. Im Folgenden werden Privilegien von cis-endo-heterosexuellen Personen[28] genannt. Die Auflistung beansprucht keinerlei Anspruch an Vollständigkeit.

Zu Beginn einige Beispiele von Privilegien einer heterosexuellen Person:

- Ich werde nicht aufgefordert, darüber nachzudenken, warum ich hetero bin
- Ich kann meine*n Partner*in in der Öffentlichkeit küssen, ohne beobachtet, angestarrt oder angegriffen zu werden
- Ich muss meine heterosexuelle Identität nicht markieren. Andere Menschen setzen sie einfach voraus
- Ich kann mich entscheiden, nicht politisch über meine sexuelle Orientierung zu denken
- Meine Männlichkeit*Weiblichkeit wird nicht wegen meiner sexuellen Präferenz infrage gestellt
- Menschen fragen mich nicht nach Gründen für meine Heterosexualiät
- Ich kann sicher sein, dass in Kulturprodukten, wie Filmen, Schulbüchern und Romanen, Menschen mit meiner sexuellen Präferenz auftauchen
- Menschen meines Geschlechts versuchen nicht, mich davon zu überzeugen, meine sexuelle Präferenz zu ändern
- Ich brauche keine Angst vor wirtschaftlichen, emotionalen, körperlichen oder psychischen Konsequenzen zu haben, falls Angehörige oder Freund*innen meine sexuelle Orientierung herausfinden
- Wenn ich über meine Heterosexualität rede, werde ich nicht beschuldigt, anderen meine sexuelle Präferenz aufzudrängen
- Niemand beschimpft mich als „Hetero“
- Ich kann auf meiner Arbeitsstelle offen über meine Beziehung sprechen
- Mein Verhalten als Einzelperson wird nicht auf alle Menschen übertragen, die sich als heterosexuell identifizieren
- Ich kann von den meisten Treffen, Unterrichtsstunden und Gesprächen nach Hause gehen, ohne mich wegen meiner sexuellen Orientierung ausgeschlossen, ängstlich, angegriffen, isoliert, in der Minderheit, ungehört, unsichtbar, auf Abstand gehalten, stereotypisiert oder gefürchtet zu fühlen
- Religiöse Gemeinschaften schließen mich nicht wegen meiner Heterosexualität aus

28 Beide Listen sind angelehnt an die Privilegienlisten von queer_topia* (o.D. a/b) und wurden von den Autor*innen modifiziert. Das Original für Cisgeschlechtlichkeit ist von Sam Killermann (o.D.).

Und nun einige beispielhafte Privilegien für Cisgeschlechtlichkeit:

- Ich kann meinen Alltag authentisch in dem Geschlecht leben, das mir entspricht
- Ich muss mich nicht zuerst einer umfassenden psychologischen Einschätzung unterziehen, um die passende medizinische Versorgung zu bekommen, die ich zum Erhalt meiner Gesundheit benötige
- Wenn ich in die Notaufnahme eines Krankenhauses komme, muss ich mir keine Sorgen machen, dass meine Geschlechtlichkeit verhindert, angemessene ärztliche Behandlung zu erhalten oder dass alle meine medizinischen Themen auf mein Geschlecht zurückgeführt werden
- Ich kann öffentliche Toiletten oder Umkleidekabinen im öffentlichen Schwimmbad oder in Läden benutzen, ohne dabei angestarrt zu werden, Angst vor Beschimpfungen, verbaler und/oder physischer Gewalt zu haben
- Ich werde mit denjenigen Pronomen und Namen angesprochen, welche zu meiner geschlechtlichen Identität passen. Ich kann mein Geschlecht bei Formularen auswählen
- Ich kann beim Vorzeigen meines Personalausweises, meiner Krankenkassenkarte oder meines Führerscheins entspannt sein, da ich nicht damit rechnen muss, beleidigt oder angestarrt zu werden, weil mein Name oder mein Geschlecht der Annahme meines Gegenübers widersprechen
- Ich kann davon ausgehen, dass mir Dienstleistungen im Krankenhaus, in der Bank oder anderen Institutionen nicht verwehrt werden, weil die Mitarbeitenden denken, dass mein Personalausweis nicht mit meiner Geschlechtsidentität übereinstimmt
- Ich muss nicht verteidigen, auch Teil von „queer“ zu sein. Schwule und Lesben werden nicht probieren mich auszuschließen von „ihrem“ Kampf um gleiche Rechte, aufgrund meiner Geschlechtsidentität

4. Vielfalt, Gleichzeitigkeiten und Mehrdeutigkeiten – eine gesellschaftliche Herausforderung

Um heutige Gegebenheiten, Diskurse und Diskussionen verstehen und einordnen zu können, ist Hintergrundwissen notwendig.

4.1 Versatzstücke queerer Geschichte(n)

Es gibt keine objektive Geschichte. Geschichte ist immer eine Erzählung, die versucht vergangene Ereignisse in einen thematischen Zusammenhang zu ordnen und wird von einer*m Erzähler*in strukturiert, die*der ebenfalls räumlich und zeitlich positioniert ist. Geschichtserzählung ist somit subjektiv und nie neutral. Diesem Gedanken folgend bietet dieses Kapitel keine Universalerzählung der schwulen, lesbischen, trans*, inter*, bisexuellen, nichtbinären und genderqueeren Bewegung und allen darin enthaltenen, aber lange unsichtbaren intersektionalen Positionen. Dieses Kapitel möchte spezifische Schlaglichter der westlichen Geschichtsschreibung ordnen, um die Verfolgung und Pathologisierung von queeren Menschen und den daraus erwachsenden Widerständen und später offen etablierten aktivistischen Bewegungen, zu verstehen. Mit diesen Widerstandskämpfen konnte es sukzessive zu einer Anerkennung und teilweisen Gleichstellung von LSBTIQA* Personen in manchen Staaten der Welt kommen. Indem die Zusammenhänge und Kontexte historischer Ereignisse sichtbar werden, können aktuelle Debatten und Phänomene, die Personen im Kontakt mit Menschen aus den Communities, aber auch aus Diskursen des Gender-Mainstreaming[29] begegnen, verständlicher werden. Damit dies gelingen kann, ist es wichtig zu verstehen, dass es *eine* LSBTIQA* Community nicht gibt. Treffender ist es, von verschiedenen Communities zu sprechen, die sich unter dem Dachbegriff LSBTIQA* fassen lassen. Das Selbstverständnis der Communities hängt von den soziopolitischen Hintergründen der Gesellschaften ab, in die sie eingebettet sind. Geschichten der LSBTIQA* Bewegungen in Südafrika werden andere Wege beschreiben als in Nord- oder Südamerika, in Japan oder Nordeuropa. Bei aller Diversität eint sie aber alle eine Geschichte der Verfolgung, Pathologisierung und Stigmatisierung. Was viele der betroffenen Gruppen eint, ist eine Identität, die auf kollektiven Ausgrenzungserfahrungen beruht. Daran ist auch eine Gemeinsamkeit dieser Communities geknüpft: der politische und existentielle Kampf um gesellschaftliche Anerkennung, Entpathologisierung und Entstigmatisierung.

Daran anknüpfend wird eine Art „Geschichtsstunde der Communities" mit einer kursorischen Auswahl an Themen dargelegt, wobei es gilt, die rechtlichen und politischen Kämpfe um Anerkennung der LSBTIQA* Communities als Kampf um Menschenrechte mitzudenken. Dabei bewegt sich das Kapitel

29 Gender-Mainstreaming entspricht der Idee der Geschlechtergerechtigkeit und bedeutet, bei allen gesellschaftlichen und politischen Vorhaben die unterschiedlichen Auswirkungen auf die Lebenssituationen und Interessen von Frauen und Männern grundsätzlich und systematisch zu berücksichtigen.

geographisch in den Ländern des globalen Nordens, vor allem Nordeuropa und den USA... Seit sexuelle Präferenz und Begehrensweisen Gegenstand der Psychiatrie, Sexualwissenschaften und Strafverfolgung sind und der Reglementierung durch staatliche Gewalt unterworfen wurden, kann das heutige Selbstverständnis von GSM nicht ohne Bezug auf die Vergangenheit erfolgen, die in vielen Ländern noch Gegenwart ist. Das Bestreben, Menschenrechte als ein global geltendes Rechtssystem zu etablieren besteht seit 1948, infolge zweier Weltkriege. Daran zeigt sich, dass der tatsächliche Wert eines Menschenlebens beziehungsweise dieses rechtlich schützenswert ist und mit dem Begriff der Würde verbunden ist, ein Phänomen der Postmoderne ist. Aus postkolonialer Perspektive muss das Konzept der Menschenrechte kritisch diskutiert werden (Conklin 1998, Suárez-Krabbe 2014). Unter anderem, weil sich das Bestreben Menschenrechte global durchzusetzen, als ein eurozentrisches Unterfangen entlarvt. Bis heute bestehen postkoloniale Machtasymmetrien fort, die zu Menschenrechtsverletzungen in den Ländern des globalen Südens führen, unter anderem eingebettet in Wirtschaftssysteme und Strukturen globaler humanitärer Hilfe, die an Finanzströme gebunden sind. Eine Rechtsprechung gegen Länder des globalen Nordens, die dieses Abhängigkeitsverhältnis und die daran gebundenen Wirtschaftssysteme aufrechterhalten, bleibt jedoch aus. Dennoch bildete das Konstrukt der Menschenrechte eine wichtige Grundlage, um ab den 1980er Jahren eine kollektive Identität von LSBTIQA* Communities als eine in jeder Gesellschaft marginalisierter Gruppe, zu formulieren. Das Konstrukt der Menschenrechte machte den Widerstand gegen Diskriminierung und Pathologisierung später auch zu einem rechtlich legitimen Mittel, in den eigenen Staaten gegen Kriminalisierung vorzugehen. Wobei in den verschiedenen Staaten, aufgrund der jeweiligen rechtlichen Rahmenbedingungen und gesellschaftlichen Atmosphären, sehr divergente Verläufe der Anerkennungskämpfe auszumachen sind. Es soll in diesem Text kein romantisierendes Narrativ einer globalen LSBTIQA* Community bedient werden, die stets solidarisch zusammensteht – auch hier wirken unter anderem die Machtgefälle zwischen dem Globalen Norden und Süden. Innerhalb der Communities erfolgt auch eine Stratifizierung, nach Geschlecht, Herkunft, Klasse und die Solidarität Einzelner hängt eher von gesellschaftskritischen Einstellungen, Zugängen zu Wissen über Diskriminierungsdynamiken und subjektiven Haltungen zu Solidarität und Empathie ab, als von einem konkreten Wissen um das kollektive Leid Anderer, die in ihren Staaten verfolgt, diffamiert, eingesperrt und getötet werden. Trotz dieser in vielen Hinsichten eingeschränkten und teilweise reduktionistischen Perspektive, erscheint es uns Autor*innen wichtig dieses Kapitel zu schreiben, weil hinsichtlich menschenrechtlicher Themen und politischem Aktivismus die alte Weisheit zutrifft: „Wer aus der Geschichte nicht lernt, ist verdammt sie zu wiederholen".

Es stellt sich häufig ein Vergessen bei nicht betroffenen Personengruppen und teilweise auch in den eigenen Communities ein, wie prekär das Leben von GSM war und in vielen Ländern der Welt noch ist. Wir erleben, wie sich gesellschaftspolitische Debatten und Kämpfe um politische, rechtliche und soziale

Anerkennung von LSBTIQA* und anderen Minoritäten in jedem Jahrhundert fast zirkulär wiederholen. Dabei zeigt sich, dass die errungenen Rechte und Positionen weiterhin gesellschaftlich umkämpft sind und fragil bleiben, wie sich am rechtspolitischen und rechtspopulistischen Ruck in den 2010er Jahren des Globalen Nordens zeigte. Beispielsweise hat die Obama-Regierung erst 2016 in einem Gesetz zum Schutz der Bürgerrechte im Gesundheitswesen die Definition von Geschlecht über das biologische Geschlecht hinaus ausgeweitet. Das Gesundheitsministerium unter Donald Trump erklärte dagegen, die Regierung werde nun zur Interpretation des Wortes „Geschlecht" als „männlich oder weiblich und wie von der Biologie bestimmt" zurückkehren (Dicke 2020). In Ungarn hat Präsident Viktor Orbán jüngst ein Gesetz verabschiedet, wonach Menschen ihr bei der Geburt festgelegtes Geschlecht nicht mehr ändern können. Infolgedessen sind trans* und inter* Menschen zunehmend in alltäglichen Ausweis-Situationen mit Zwangsoutings konfrontiert, weil ihr rechtlich eingetragenes Geschlecht nicht kongruent ist mit ihrem gelebten Geschlechtsausdruck und/oder den vorhandenen Körpermerkmalen (Tagesspiegel 2020). Die AfD-Fraktion im thüringischen Landtag kommentierte das Urteil des Bundesverfassungsgerichts zur Dritten Option so: „Das Persönlichkeitsrecht umfasst auch das Recht auf Schizophrenie" (Neumann 2017). Zu einer Grafik, die Symbole von Mann und Frau mit einem gezeichneten Clown in Regenbogenfarben ergänzte, schrieben sie zudem: „Ein Richter flog übers Kuckucksnest" (Neumann 2017). Damit wurde nicht nur eine Feindlichkeit gegenüber LSBTIQA* Personen offen formuliert, sondern auch gegenüber Menschen mit psychischen Erkrankungen. Gleichzeitig finden sich pathologisierende Argumentationslinien gegenüber Homosexualität, die früher prominent im medizinischen und psychologischen Diskurs geführt wurden und sich nun in dem Diskurs um trans* und nichtbinäre Personen fortsetzen (Neumann 2017).
Geschichten haben immer einen Anfang. In Bezug auf LSBTIQA* Communities ist ein Beginn schwer zu bestimmen. Es finden sich in vielen Gesellschaften und in jedem Jahrtausend Quellen, die homoerotische Sexualpraktiken und Personen, die diese praktizieren, beschreiben (Voß 2020). Ähnlich steht es um Transidentitäten oder intergeschlechtliche Menschen (Voß 2012). Erst in den 1870er Jahren wurde der Terminus „homosexuell" geprägt. Im Deutschland der 1870er kommt der Begriff „Homosexualität" auf. Ein historischer Zeitpunkt zu dem in den Worten von Annamarie Jagose „die Erfindung der Homosexualität" (Jagose 2005, S. 22) stattfand, auch wenn Spuren von queeren Identitäten weiter zurückreichen. Es folgen dann die Ursprünge der Homophilenbewegung in Europa und ihrer weiteren Verbreitung in den Angelsächsichen Raum bis hin zu den Anfängen des gay liberation movements in den USA der 1960er. Darauffolgend werden die Ausdifferenzierungsprozesse der LSBTIQA* Communities durch Anerkennungskämpfe von den 1970 bis heute und ihre rechtlichen Errungenschaften beschrieben. Schlussendlich werden auf Grundlage der historischen Genese aktuelle Herausforderungen innerhalb der Communities vorgestellt. Ein gesondertes Kapitel ist der Homosexuellen Verfolgung unter den Nationalsozialitsichen Regimes in Deutschland gewidmet.

4.1.1 Homosexualität und Homophilenbewegung

In Deutschland sind die Ursprünge der Homophilenbewegung bereits um 1869 auszumachen, die sich in Reaktionen auf einen Gesetzesentwurf formierte, der gleichgeschlechtliche Handlungen zwischen Männern unter Strafe stellen sollte und später im § 175 festgeschrieben wurde. Personen wie Karoly Maria Benkert (1869), Magnus Hirschfeldt (1897) und aus dessen Denklinie heraus Karl-Heinrich Ullrich, kämpften für eine Entkriminalisierung homosexueller Handlungen, indem sie Homosexualität als biologische Veranlagung theoretisch zu begründen suchten (Jagose 2005, S. 37-38, Nichols 2021, S. 13-14). Diese biologisierende Argumentationslinie versuchte die ethische oder moralische Wertung von Homosexualität zu entkräften, bereitete jedoch den Boden für pathologisierende Sichtweisen „des Homosexuellen", der von Natur aus abnorm sei, aber nichts für seine Natur könne. Der Blick in die Historie zeigt somit die Bewertung von Sexualitätsformen, die von der heterozentrischen Norm abweichen, als Perversion oder Erkrankung (Biechele, Hammelstein & Heinrichs 2006). Richard von Krafft-Ebing legt 1886 mit der „Psychopathia sexualis" ein Klassifikationssystem abweichender Sexualitätsformen vor, in der Homosexualität als Geisteskrankheit beschrieben wird. Damit wurde Psychiater*innen der Weg als Gatekeeper*inen und Bewerter*innen in Bezug auf Geschlecht und Sexualität geebnet. Um die Wende des 19. Jahrhunderts bildet sich der interdisziplinäre Zusammenhang, in dem „der Homosexuelle" als Person in Erscheinung tritt und Gegenstand von staatlichem und wissenschaftlichem Interesse wird, vor allem im Strafrecht, der Medizin beziehungsweise Psychiatrie und Sexualwissenschaft (Foucault 1992). Homosexuelle Handlungen wurden nicht als bloßes Verhalten gedacht, sondern von den Wissenschaftler*innen der Zeit zu einer Charakterformation der „homosexuellen Persönlichkeit" erklärt. Diese im Rückblick ambivalent zu betrachtende Aufklärungsarbeit, der sich in Deutschland bildenden Homophilenbewegungen wurden auch im angelsächsischen Raum aufgegriffen. 1914 wurde in Großbritannien die British Society for the Study of Sex Psychology von Havelock Ellis und Edward Carpenter gegründet und 1924 die Chicago Society for Human Rights (Jagose 2005, S. 39). Auch in diesen Organisationen finden wir ähnliche Bestrebungen, mit einer im heutigen Verständnis pathologisierenden Argumentationslinie einer Kriminalisierung oder Diskriminierung „Homosexueller" durch den Staat oder der breiteren Gesellschaft entgegenzuwirken. Im Zeitraum von 1890 bis 1920 gibt es im deutschen und angelsächsischen Raum eine ähnliche Sichtweise auf „Homosexuelle", die sich vor dem Hintergrund eines bestimmten wissenschaftlichen Diskurses, aber auch bestimmter Gesetzgebungen der Staaten entwickelte und zu strafrechtlicher Verfolgung führte. Ab diesem Zeitpunkt in der Geschichte bilden sich durch den Zweiten Weltkrieg unterschiedliche Verläufe der Homosexuellenverfolgung in den einzelnen Ländern heraus.

In Folge des Siegeszuges der faschistischen Regime in Europa und des Nationalsozialismus ab 1930 wurde eine Zäsur in der Geschichte der Moderne beschrieben. Der zweite Weltkrieg produzierte auf globalerer Ebene

Bedrohungs- und Konfliktlagen, die die bisherige Weltordnung erschütterten. Der Kampf gegen den Nationalsozialismus und die faschistischen Regime wurde häufig als Kampf gegen die Unmenschlichkeit geframt, jedoch blieb die Kriminalisierung und Verfolgung von Homosexualität in diesen Zeiträumen auch außerhalb Europas legitime rechtliche Praxis (Conell 2022).
Da dieses Buch auf Deutsch und im deutschsprachigen Raum veröffentlicht wird, möchten wir diese Perspektive ausarbeiten, um sichtbar zu machen, wie lange staatlich getragene Diskriminierung in Deutschland auch nach dem zweiten Weltkrieg legitime Praxis war. Gleichzeitig wird der Unterschied zwischen Europa und den USA deutlich werden. Denn das Europa der Nachkriegszeit in den 1950/60er Jahren war sozial und politisch mit den Folgen der faschistischen Regime beschäftigt, während in den USA mit dem civil rights movement die Kämpfe um die Bürgerrechte der Schwarzen Bevölkerung begannen, die wegweisend für andere rechtlich diskriminierte Bevölkerungsgruppen wurden. Daher avancierten die USA häufig zum Ursprung des LSBTIQA* Aktivismus. Gleichzeitig gleichen sich die aktivistischen Bestrebungen in den westlichen Ländern ab 1980 gegenseitig an. Dabei kommt es auch zur Übernahme von wissenschaftlichen Diskursen aus dem angelsächsischen Raum, den Prinzipien hegemonialer Wissensproduktion folgend, die dann verzögert in Europa rezipiert werden, was streckenweise eine adäquate Darstellung oder Aufarbeitung der lokalen Realität erschwert, da Gesellschaftsstrukturen und -dynamiken in Europa anders sind und waren als in den USA. So folgt nun ein Exkurs zur Homosexuellenverfolgung in Deutschland, um dann auf die Entwicklung des LSBTIQA* Aktivismus ab den 1950er Jahren in den USA einzugehen und die Entwicklung der US-amerikanischen Homophilenbewegung zur Homo-Befreiungsbewegung nachzuzeichnen.

4.1.2 Der Paragraph 175 (§ 175)

1872 wurde mit dem Paragraph 175 des deutschen Strafgesetzbuches (StGB § 175) eine rechtliche Legitimation geschaffen, sexuelle Handlungen zwischen Männern zu illegalisieren und somit strafrechtlich verfolgen zu können. Der sogenannte „Homosexuellenparagraph“ § 175 war ein Residual aus der Kaiserzeit. Er stellte die sogenannte „Sodomie“, „widernatürliche Unzucht zwischen Personen männlichen Geschlechts oder von Menschen mit Tieren“ (Zinn 2020a, S. 16) unter Strafe. Wie Alexander Zinn hervorhebt, wurden darunter nur „beischlafähnliche Handlungen“ gefasst. Wechselseitige Onanie, Umarmungen oder Küsse blieben straffrei. Aufgrund dieser Auslegung des Paragraphen verlief die Strafverfolgung milde, da „beischlafähnliche“ Handlungen nur schwer nachzuweisen waren. Auch wenn sich in der Zeit der Weimarer Republik eine moralische Lockerung einstellte und verschiedene Versuche von der frühen Schwulenbewegung unternommen wurden, § 175 zu modifizieren und der Paragraph 1929 sogar kurze Zeit abgeschafft wurde (Burgi 2016), kam es 1930 zu seiner Revidierung unter der Regierung der NSDAP um 1933 bis 1945, was die Grundlage für die Homosexuellenverfolgung bildete. Homosexuelle Männer erfuhren massive Repressionen und gezielte Verfolgung des NS-Regimes. Ab 1935 kam es in Folge der Verschärfung des § 175 zu Deportationen in Straf- und Konzentrationslager, in denen die Betroffenen mit dem sogenannten „Rosa Winkel" markiert wurden (Zinn 2020). Die Verschärfung gab eine rechtlich weitgefächerte Legitimation der Strafverfolgung von homosexuellem Begehren. So wurden auch Küsse und Umarmungen in „wollüstiger Absicht" unter Strafe gestellt. Schwere Fälle von „Unzucht", die im Zusatz §175a definiert wurden, inkludierten: „Verführung von Personen unter 21 Jahren", wenn ein Mann „einen anderen Mann mit Gewalt oder durch Drohung mit gegenwärtiger Gefahr für Leib oder Leben nötigt" zu sexuellen Handlungen nötigt, wenn ein Mann einen anderen Mann zu „sexuellen Handlungen unter Mißbrauch einer durch ein Dienst-, Arbeits- oder Unterordnungsverhältnis begründeten Abhängigkeit" nötigt oder Männer die „gewerbsmäßig mit Männern Unzucht treiben oder von Männern sich zur Unzucht mißbrauchen lassen oder sich dazu anbietet.". Diese Handlungen wurden mit Zuchthaus bis zu 10 Jahren bestraft (Zinn 2020a). Da die heterosexuelle Sicht Sexualität durch Penetration mit einem Penis definiert, wurde lesbische Sexualität als Straftatbestand ausgeklammert, was die Unsichtbarkeit lesbischer Sexualitäten verstärkt(e) (Degele 2008, BPtK 2019).

Treibende Kraft hinter der großflächigen Homosexuellenverfolgung war Heinrich Himmler, der seit dem Putsch unter Ernst Röm, dem damaligen homosexuellen Stabchef der Sturmabteilung (SA) der NSDAP, eine homosexuelle Verschwörung und konspirative Unterwanderung der Jugend propagierte. Daher bildete die Gestapo ab 1934 ein Sonderdezernat allein zur Verfolgung homosexueller Männer. Tatsächlich blieb die Strafverfolgung männlicher Homosexueller 1969 im Westen und Osten Deutschlands bestehen. In der DDR wurde der § 175 kritisch diskutiert und durch die „mildere" Version aus der Weimarer Zeit ersetzt (Zinn 2020a, S. 39). Ab 1968 wurde der § 175 in der DDR geändert. Dadurch waren sexuelle Handlungen unter Erwachsenen straffrei, aber homosexuelle Handlungen von Erwachsenen jeglichen Geschlechts mit Jugendlichen des gleichen Geschlechts wurden geahndet (Burgi & Wolff 2016, S. 25). In Westdeutschland blieb der § 175 bis 1969 unverändert in Kraft. Auch hier kam 1969 die Reform des § 175 und Homosexualität unter Erwachsenen wurde straffrei. Das Verbot der „homosexuellen Prostitution unter Erwachsenen" blieb bestehen und es galt weiterhin eine deutlich höhere Schutzaltersgrenze von 21 Jahren. Als Vergleich kann angeführt werden, dass die Schutzaltersgrenze bei heterosexuellen Handlungen bei 14 Jahren liegt.

Während 1988 in der DDR dieses Sonderstrafrecht gegen Homosexuelle zugunsten einer einheitlichen Jugendschutzvorschrift aufgehoben wurde, blieb der § 175 in der Bundesrepublik unverändert (Burgi & Wolff 2016, S. 34-35). Alexander Zinn gab an, dass von 1945 bis 1969 in der Bundesrepublik 50.000 Urteile nach dem § 175 und §175a (Zinn 2020a, S. 45) gefällt wurden. Für die DDR fehlen verlässliche Daten, aber eine Hochrechnung ergab hier etwa 5.000 Verurteilungen (Zinn 2020a, S. 45) bis 1968. Mit der Wiedervereinigung von Deutschland wurde die Gefahr gesehen, dass durch die Rechtsprechung der BRD der § 175 wieder Anwendung in den neuen Bundesländern finden würde.

Dagegen protestierten Lesben- und Schwulenverbände der ehemaligen DDR, sodass der § 175 StGB im Einigungsvertrag von der Übertragung des bundesdeutschen Strafrechts auf die „neuen Länder" ausgenommen wurde. Daher herrschte ab dem 3. Oktober 1990 in Deutschland gespaltenes Recht. Es dauerte noch bis 1994 bis § 175 StGB gestrichen wurde. Erst 2017 wurde das „Gesetz zur strafrechtlichen Rehabilitierung der nach dem 8. Mai 1945 wegen einvernehmlicher homosexueller Handlungen verurteilten Personen" (StrRehaHomG) verabschiedet, das zehntausenden nach dem § 175 verurteilten Männern Entschädigung zuspricht. Seit 2019 steht auch Personen Entschädigung zu, gegen die aufgrund des § 175 ermittelt wurde oder die sich in Untersuchungshaft befanden (StrRehaHomG).

Im Jahr 2015 entbrannte eine kontroverse Debatte um die Verfolgung lesbischer Frauen in der Nazizeit, nachdem zum 70. Jahrestag der Befreiung des Konzentrationslagers (KZ) Ravensbrück Mitglieder der Initiative Autonome feministische Frauen, Lesben aus Deutschland und Österreich eine Gedenkkugel mit der Aufschrift: „Lesbische Frauen galten als ‚entartet' und wurden als ‚asozial', als widerständig und verrückt und aus anderen Gründen verfolgt und ermordet" niederlegten (queer.de 2017a). Da homosexuelle Handlungen unter Frauen in der Nazizeit nicht offiziell strafbar waren, gibt es sehr wenige Quellen, die lesbisches Leben und Diffamierungs- oder Verfolgungspraktiken während der NS-Zeit dokumentieren. Einige Historiker*innen, wie Alexander Zinn (2020b), Samuel Huneke (2020) argumentieren, dass sich nicht dezidiert nachweisen lasse, dass lesbische Frauen explizit aufgrund ihrer Homosexualität in einem KZ inhaftiert wurden. Andere Historiker*innen, wie Claudia Schoppmann (1997) verweisen auf die erschwerte Quellenrecherche, aufgrund der mangelnden Dokumentation von systematischer Verfolgung, was jedoch kein Beweis ist, dass es keine Verfolgungs- und Diffamierungspraxis in der NS-Zeit gegenüber lesbischen Frauen gab (Hájková & Bosold 2017). Infolge der Niederlegung der Gedenkkugel entbrannte eine Debatte, wie legitim dieses Zeichen des Gedenkens sei. Infolgedessen entschied die Stiftung Brandenburgische Gedenkstätten, dass dieses Gedenkzeichen abzulehnen sei, da es weibliche Homosexualität zu einem politischen Verfolgungsgrund stilisiere (queer.de 2017b). Auch wenn homosexuelle Frauen nicht gleich systematisch strafrechtlich verfolgt wurden wie homosexuelle Männer, ist nicht auszuschließen, dass lesbische Frauen Diffamierungen, Stigmatisierung und Gewalt durch die Bevölkerung oder vermehrt Beobachtung durch die polizeilichen Behörden und Denunziationen durch die Bevölkerung erfuhren. Es zeigt, dass ein vertieftes Forschungsbemühen notwendig ist, um auf diesem Gebiet mehr Daten zu erhalten. Es wird zudem deutlich, dass bereits die Geste des Gedenkens ein umkämpfter Raum zu sein scheint, der nicht ohne historische Beweisführung von marginalisierten Gruppen beansprucht werden darf. Von institutioneller Seite reagierte beispielsweise das Schwule* Museum Berlin auf diese Debatte, indem es eine Ausstellung der Gedenkkugel in seinen Räumen ermöglichte.

4.1.3 USA der 1950er Jahre

Wie weiter oben beschrieben breiteten sich Ausläufer der Homophilenbewegung Ende/Anfang des 20. Jahrhunderts auch im Angelsächsichen Raum aus. Daraus bildeten sich in den USA der 1950er Jahre zunehmend Organisationen wie die Mattachine Society und die Daughters of Bilitis, die für mehr Rechte und Akzeptanz homosexueller Menschen in Politik und Gesellschaft arbeiteten (Nichols 2021, S. 17). Von Schwulen und Lesben gegründet, bildeten sich soziale Netzwerke, wurden Veranstaltungen organisiert, Öffentlichkeitsarbeit betrieben und eigene Zeitschriften herausgebracht (Jagose 2005). Die Homophilenbewegung der 1950er Jahre in den USA setzte sich für einen leisen gesellschaftlichen Wandel ein, der auf Assimilation und Akzeptanz in die heterosexuelle Mehrheitsgesellschaft und auf Vernetzung untereinander abzielte. Dabei wurde meist die Pathologisierung von Homosexualität in das Selbstverständnis übernommen, was die eigene Lebens- und Begehrensform als unentrinnbares Schicksal erzählte. Die Reichweite einer Massenbewegung erreichten beide oben genannten Organisationen nie. Nicht zuletzt deshalb, weil die Stigmatisierung sich als homosexuell zu outen und die strafrechtlichen und gesellschaftlichen Konsequenzen zu hoch gewesen wären. Die vorsichtigen Schritte der homophilen Organisationen änderten nichts an der Realität von Lesben und Schwulen, die täglich strafrechtlicher Verfolgung, Diskriminierung und Pathologisierung ausgesetzt waren. Das Aufkommen der Homo-Befreiungsbewegung (Gay-Liberation Front) im Zuge der Stonewall-Proteste in den USA im Jahr 1969 brachte eine radikalere Widerstandkultur gegen die gesellschaftliche Verfolgung und Diskriminerung von LSBTIQA* Personen hervor. Sie lehnte Anpassungstaktiken an die Mainstream-Gesellschaft ab und zeigten sich in ihrer Andersartigkeit, anstatt um „Gleichheitsanspruch zu werben" (Jagose 2005, S. 47). Namensgebend für den politischen Jahrestag der Proteste, der heute noch als Christopher Street Day (CSD) gefeiert wird, ist das Stonewall Inn in der Christopher Street. In dieser Bar kam es am 29. Juni 1969 nach einer gewaltvollen Razzia zum offenen Widerstand gegen die Polizei. In den weiteren Tagen und Wochen formte sich ein Massenprotest gegen die Polizeigewalt, die LSBTIQA* Personen widerfuhr. Es gilt bei der Organisation dieser Proteste explizit Schwarze trans* Frauen wie Marsha P. Johnson zu würdigen, die bis heute aus der Stonewall-Geschichte gestrichen werden (Jackson 2021).

Die Homo-Befreiungsbewegung entwickelte sich im Fahrwasser eines allgemeinen gesellschaftlichen Umbruchs seit den 1950/60er Jahren, der im Zuge der Bürgerrechtsbewegung unter Martin Luther King entstand und eine kritische Widerstandkultur durch marginalisierte Gruppen gegen den Staat etablierte. Das Aufbrechen der politischen Ordnung muss vor dem Aufbrechen der politischen Weltordnung nach dem zweiten Weltkrieg verstanden werden. Darin verhieß das Konzept der Menschenrechte ein Versprechen, dessen Einlösung sich in den USA in der Bürgerrechtsbewegung verwirklichte. In den 1960er und 1970er Jahren kam es, repräsentiert durch die Bürgerrechtsbewegung, dem liberalen Feminismus der zweiten Welle und des gay movement, zunehmend zum offenen Widerstand von marginalisierten Gruppen. Diese Protestbewegungen strebten eine Änderung der politischen Ordnung an, was die betroffenen sozialen Gruppen diskriminierte und infolgedessen gewaltvolle Verfolgungen konstitutierte. Ihre wichtigste Strategie war offener Widerstand und die Aneignung und Umdeutung von stigmatisierenden Begriffen der Gruppen, wie „gay", als Akt der Selbstbezeichnung. Durch Aufstände, Proteste und andere aktivistische Bestrebungen erkämpften sie eine Sichtbarkeit ihrer Lebensrealitäten und damit eine Artikulation ihrer Unterdrückung und ihrer politischen Forderungen an die Mehrheitsgesellschaft. Seither ist die Bedeutung einer Selbstbezeichnung und die „Sichtbarkeit" von marginalisierten Menschengruppen eine zentrale Strategie in Kämpfen um politische Anerkennung. Erste Ziele der Bewegung waren die Entkriminalisierung männlicher Homosexualität, ebenso wie die Streichung von Homosexualität als Diagnose aus dem DSM 5 (Diagnostic and Statistical Manual of Mental Disorders) und Schutz vor Diskriminierung aufgrund der sexuellen Präferenz.

4.1.4 Kämpfe innerhalb der Communities

Die LSBTIQA* Communities kämpften damals wie heute nicht allein mit den äußeren Bedingungen, sondern auch mit inneren Formations- und Ausdifferenzierungsprozessen. Daher ist die Nennung aller Buchstaben in LSBTIQA* Teil einer Anerkennungspolitik, in dem die einzelnen Buchstaben der Gruppen ausgeschrieben werden. In den Anfängen der 1960/70er Jahre waren die Positionen von Personen, die anderweitig aufgrund von sexueller Orientierung oder Geschlechtsidentität marginalisiert wurden, wie trans*, asexuelle und bisexuelle oder PoC und Schwarze Menschen nicht explizit vertreten. Die Anerkennung der Diversität von GSM und eine damit einhergehende Sensibilisierung, die Sichtbarkeit der einzelnen Gruppen in den Vordergrund zu rücken, entwickelte sich erst im Laufe der folgenden Jahrzehnte und auch innerhalb der Communities bis heute nicht ohne Kämpfe. Die Kämpfe der Trans*- und Inter* bewegungen werden in → Kapitel 4.2 Trans* und Inter* in Recht und Medizin und in → Kapitel 5.2 Integrität und Mut trotz erlebter Diskriminerung und Gewalt – Erfahrungen trans* inter*, nichtbinärer Menschen genauer beschrieben. So standen die verschiedenen Communities häufig angesichts des gesamtgesellschaftlichen Zwangsheterosexismus zusammen, jedoch hat jede Gruppe unterschiedliche Bedürfnislagen und Konfliktfelder. Dabei führt der gesamtgesellschaftliche Rahmen mit sozialer und institutioneller Diskriminierung zu prekären Situationen innerhalb der Communities. Dies führt zu Konkurrenz um Repräsentation und Ressourcen innerhalb Communities, was Spaltungstendenzen begünstigt. So kommt es durch verschiedene Interessenskämpfe immer wieder zu Verletzungen zwischen verschiedenen Communities. Dabei zeigte sich auf lesbischer und schwuler Seite auch eine abnehmende Solidarität gegenüber anderen Communities, wie der trans* oder nichtbinären Community, sobald eigene Interessen durchgesetzt waren, die es dann galt zu verteidigen.

4.1.5 Konfliktfelder: lesbische Unsichtbarkeit und schwule Sichtbarkeit

Die Ausdifferenzierungsprozesse innerhalb LSBTIQA* Communities werden am Beispiel der gay liberation movements in den USA exemplarisch beschrieben. Mit zunehmender Zugkraft der LSBTIQA*Bewegungen wächst sie zu einer globalen sozialen Bewegung aus, die sich vor allem den westlichen Ländern etabliert. Im Folgenden soll ein queer-feministischer Blick auf die Anerkennungskämpfe innerhalb der Bewegungen geworfen werden. Diese Perspektive sieht die Entwicklungen innerhalb der LSBTIQA*Bewegungen bedingt durch die patriarchalen und misogynen (frauenverachtenden) Strukturen der Gesellschaften. So wird das viel diskutierte Thema der „schwulen Sichtbarkeit" und der „lesbischen Unsichtbarkeit" aufgegriffen, das im Grunde auf die offenen und verdeckten Spannungen in den Geschlechterverhältnissen durch soziopolitische Strukturen hinweist. Der Text bietet keine Lösung, sondern fragt, weshalb diese Themen Konfliktfelder darstellen.

Schwule Männer waren innerhalb der LSBTIQA* Communities häufig sichtbarer als lesbische Frauen. Sie standen verschärft im Fokus der Strafverfolgung (→ Kapitel 4.1.1 Homosexualität und Homophilenbewegung) und somit der öffentlichen Diffamierung und Diskriminierung. Zudem war die schwule Community seit Beginn der AIDS/HIV-Pandemie (Humanes Immundefizienz-Virus)[30] in den 1980er Jahren offen gruppenbezogener Menschenfeindlichkeit ausgesetzt. Schwules Leben war durch die Gesundheitspolitiken der Staaten häufig global bedroht, weil man schwule Menschen sehenden Auges der Krankheit und dem Tod ausgeliefert hat. Die massiven Auswirkungen der AIDS-Pandemie prägen bis heute das Motiv des kollektiven Leids und der Solidarität in der LSBTIQA* Community. 1987 gründete Larry Kramer, schwuler Aktivist, in New York die Organisation ACT UP (AIDS Coalition to Unleash Power), mit dem Ziel, sich bei der Regierung für den Zugang zu AIDS-Medikamenten und -Behandlung einzusetzen (Cvetkovich 2013). Die Community ging weltweit auf die Straße. Filme wie „120 battements par minute" (2017) von Robin Campillo oder „How to survive a plague" (2012) von David France erzählen die Geschichte dieser Jahre auf eine emotional ergreifende Weise. In Europa und Nordamerika organisierten sich vor allem schwule Männer und deren Angehörige, um Unterstützungs-, Hilfs- und Beratungszentren für schwule Männer und Menschen, die aufgrund ihres HIV-Status diskriminiert wurden, einzurichten. Durch die Gründung von Clubs und Treffpunkten für Homosexuelle finanzierten sie

30 HIV (Human Immunodeficiency Virus) wird übersetzt als „Menschliches Immunschwäche-Virus" und ist die Bezeichnung für ein Virus, das nach einer unterschiedlich langen, meist mehrjährigen Inkubationsphase zu AIDS führt. AIDS (Acquired Immune Deficiency Syndrome) übersetzt als erworbenes Immun-Defekt-Syndrom ist eine Immunschwächekrankheit und die Folge einer Infektion mit dem HI-Virus. Die Bezeichnung HIV-positiv bedeutet, dass das HI-Virus im Blut und anderen Körperflüssigkeiten enthalten ist. Erst wenn das Immunsystem so stark geschädigt ist, dass es sich gegen Krankheiten verschiedenster Art nicht mehr zur Wehr setzen kann, wird von aidskrank gesprochen. (Weiss 1993)

sich selbst. Hilfs- und Förderstrukturen, die im Kontext der AIDS-Pandemie entstanden, wie beispielsweise die Deutsche Aidshilfe haben sich über die Jahre fest etabliert und ausdifferenziert. In Bezug auf andere Gruppen in der LSBTIQA* Community wurde der Aufbau von Hilfs- und Begegnungsnetzwerken nicht in dieser Intensität von Aktivismus und staatlicher Förderung vorangetrieben. Dies kann daran liegen, dass bei anderen LSBTIQA* Themen die treibenden Kräfte puren Überlebenswillens und eine daraus resultierende schnelle Vernetzung sowie zügiger Ausbau einer Hilfelandschaft nicht vergleichbar vorhanden waren.

In den patriarchalen Strukturen wurde der Fokus auf die Verfolgung und Reglementierung von homosexuellen Praktiken unter Männern gelegt, da ihre Existenz vorherrschende Männlichkeitsbilder bedrohte. Gleichzeitig wird in der Abwertung und Verfolgung von homosexuellen Männern die massive Ablehnung und Abwertung von Frauen deutlich, die dem Patriarchat innewohnt und Feminisierung als Abwertungsstrategie nutzt. So wird Sexualität zwischen Männern oft Stereotyp in einen „aktiven", penetrierenden Part und einen „passiven", penetrierten, empfangenden Part unterschieden. Diese Unterteilung wird häufig mit einer Bewertung versehen: der „passive" Part gilt als entmännlicht und wird als feminin gedeutet. In dieser Lesart wird er dann als dem „aktiven" Part unterworfen und unterlegen interpretiert.

Heterosexistische und patriarchale Strukturen lassen bestimmte stereotype Männlichkeitsbilder als erstrebens- und begehrenswert erscheinen. Wie Dominanz und Unterwerfung als Beziehungsformen und die Trennung von Sex und emotionaler Beteiligung. Diese Männlichkeitsbilder beruhen meist auf einer Abwertung von Weiblichkeit. Die patriarchalischen Strukturen, die diese männlichen Stereotypen widerspiegeln durchdringen auch die (Begehrens-)Kultur homosexueller Männer bzw. deren Community (Rich 2003, Bosold 2017, Jagose 2005).

Die seltenere strafrechtliche Verfolgung lesbischer Frauen kann als Resultat der Ignoranz gegenüber weiblicher Sexualität verstanden werden, da die Sexualität zwischen Frauen aufgrund des fehlenden Phallus nicht als Konkurrenz wahrgenommen wurde. Gleichgeschlechtlich begehrende Frauen nahmen zu Beginn der Homobefreiungsbewegung und der gleichzeitig aufkommenden Bewegung des Feminismus der zweiten Welle, eine Position „zwischen den Stühlen ein". Im Zuge dieser sozialen Bewegungen verorteten sich *weiße* lesbische cis-endo Frauen in den 1970/80er Jahren näher am Pol der Frauenbewegung beziehungsweise des Feminismus. Das Verhältnis lesbischer Frauen zum Feminismus stellt sich als komplexe Gemengelage dar. Stark vereinfacht ist eine zentrale Gemeinsameit der Widerstand gegen das Patriarchat und dessen Machtstrukturen, die weibliche Körper und Lebensweisen „formen" und kontrollieren.

Adriane Rich (2003), die den Begriff des „Zwangsheterosexismus" (S. 13) prägte, schreibt, dass weder die „heterosexuelle" noch die „schwule" Kultur Lesben einen Raum geboten hat, in dem sie entdecken konnten, was es bedeutet, sich selbst zu definieren, sich selbst zu lieben, sich als Frau zu identifizieren, weder als Imitat eines Mannes noch als sein objektiviertes Gegenteil. Lesbische Frauen wurden in der Homobefreiungsbewegung lange ausgeblendet und in der Frauenbewegung offen ausgegrenzt, da sie die Ziele der Frauenbewegung schwächen würden. Diese Praxis wird in der Aussage von Betty Friedan bei der National Organisation for Women (NOW) 1969 verdeutlicht, die Lesben als die „Gefahr in Lila" bezeichnete (Jagose 2005, S. 62-77). Nicht zuletzt aus dieser Zwischenposition und der Ignoranz oder offenen Abwehr der Lebensrealitäten lesbischer Frauen kam es zur Ausbildung eines lesbischen Feminismus, der phasenweise zu einer stärkeren Politisierung und Radikalisierung einzelner Gruppen führte (Hines 2017, S. 5). So vermischten sich zeitweise Forderungen nach gesellschaftlicher Anerkennung von Begehrens- und Lebensweisen mit einer zugrundeliegenden politischen Agenda. Die Standortbestimmung lesbischer Frauen war daher ambivalent und komplex. Es kam zu einer Aufspaltung des politischen und des sexuellen Lesbianismus, in der die lesbische Lebensweise als praktisch gelebter Feminismus interpretiert wurde. Es ist als kritisch zu betrachten, eine Begehrensweise mit einer subjektiven und innerpsychischen Dimension und die keine Wahl oder Entscheidung darstellt, zu einem Politikum zu stilisieren. Dennoch wurde im Slogan der zweiten Frauenbewegung „das Private ist politisch" die Verwobenheit dieser Ebenen verdeutlicht. Die Verhältnisbestimmung zwischen lesbischen Frauen und Feminismus war daher eingebettet in und beeinflusst vom soziopolitischen Kontext. Die Verhältnisbestimmung wurde in aktivistischen Bestrebungen und in politischen und akademischen Diskursen umgesetzt. Dabei entstanden immer wieder vielfältige Konfliktlagen und -lager in den Debatten, die sich mit zunehmender Akzeptanz und politischer Anerkennung, aber auch anderen gesellschaftlichen Veränderungen abmilderten. In welcher Form diese Auseinandersetzungen erfolgten ist auch länderspezifisch. Dennoch dienen diese historischen Entwicklungslinien auch als thematische Referenzpunkte in aktuellen Bestimmungs- und Verortungsdebatten von lesbischen Frauen. So auch in der Repräsentationsdebatte um Sichtbarkeit von verschieden sich als lesbisch definierenden Personen, wie trans*weibliche Lesben, PoC oder Schwarze Lesben.

4.1.6 Rechtliche Errungenschaften für queere Menschen

Insgesamt zeigt sich, das Streben starre Gesellschaftsstrukturen aufzubrechen oder nach Befreiung vom Heterosexismus, wovon am Ende auch heterosexuelle Menschen profitieren könnten, eine gesellschaftliche Utopie bleibt und zur Ausbildung einer kollektiven Identität von LSBTIQA* führt. Gleichzeitig brachte der Aktivismus der Communities weltweit mehr gesellschaftliche Akzeptanz und einige rechtliche Meilensteine:
Die Entkriminalisierung homosexueller Handlungen und die Entpathologisierung von Homosexualität, die 1973 nahezu vollständig aus dem DSM (Diagnostic and Statistical Manual of Mental Disorders), dem amerikanischen Klassifikationssystem psychischer Störungen, entfernt wurde (Drescher 2015). Die Weltgesundheitsorganisation (WHO) strich 1990 in der ICD-10, der internationalen Klassifikation von Erkrankungen durch die Weltgesundheitsorganisation WHO, „Homosexualität" als psychische Erkrankung und ergänzte:

Im Diagnosebereich „F66. Psychische und Verhaltensstörungen in Verbindung mit der sexuellen Entwicklung und Orientierung", ist „die Richtung der sexuellen Orientierung selbst (...) nicht als Störung anzusehen" (ICD-10 2016, S. 268; Hammelstein 2006, S. 32-34). Damit ist Homosexualität per se seit 1991 nicht mehr krankheitswertig. Zudem wurden in verschiedenen europäischen Ländern Lebenspartnerschaftsgesetze ab den 2000ern eingeführt, die zunächst zumindest eine rechtliche Anerkennung von homosexuellen Partnerschaften als „eheähnliche" Gemeinschaft und somit rechtlichen Schutz für gleichgeschlechtliche Paare bedeutet. Diese Lebenspartnerschaftsgesetze wurden vielerorts bereits in den 2000er Jahren, beispielsweise in Spanien, Schweden, den Niederlanden und Belgien durch die gleichgeschlechtliche Ehe abgelöst, Deutschland folgte 2017 mit diesem Schritt (Mangold 2018). Insgesamt ist es in 35 Ländern möglich, eine gleichgeschlechtliche Ehe einzugehen.
Im Laufe der Jahre hat sich die Community trotz interner politischer und identitätsbezogener Auseinandersetzungen und Differenzen vergrößert, gestärkt und ist gewachsen. Seit Ende der 1980er und Anfang der 1990er Jahre sind Diskurse aus dem angelsächsischen Raum zunehmend in den europäischen Communities repräsentiert. Zunehmend kam in diesem Zuge auch der Begriff „queer" (Berger 2013) als Selbstbeschreibung und politische Haltung, aber auch als eine akademische Strömung auf. Der Begriff „queer" trägt vielfältige Bedeutungen in sich, die in der Praxis verwirren können. Manche kritisieren die generalisierende Verwendung des Begriffes „queer", da er alles und nichts bezeichnen kann und somit differenzierte Aussagen über Lebensrealitäten und eine Auseinandersetzung damit schwer möglich macht. Zudem lagert er historisch unliebsame Bezeichnungen wie „Lesbe" und „Schwuler", die noch die Spuren der Anerkennungskämpfe in sich tragen, aus der Debatte um Anerkennung von Identität aus. Queer kann eine Sammelbezeichnung für die LSBTIQA* Communities sein, aber auch eine Selbstbezeichnung und -verortung hinsichtlich der Geschlechtsidentität. „Queer", das ursprünglich „seltsam", „komisch", auch im Sinne von unheimlich zur Bezeichnung von Personen aus GSM verwendet wurde, wird im Akt der Aneignung als Selbstbezeichnung positiv umgedeutet. Häufig impliziert die Bezeichnung als „queer" eine politische Haltung, die verwoben sein kann mit dem theoretischen Kanon der wissenschaftlichen Disziplin der „queer studies" (Phelan 2020). Eine Darstellung der Queer-Theory kann hier nicht geleistet werden, jedoch soll darauf verwiesen sein, dass sich im alltäglichen Sprachgebrauch die verschiedenen Begriffsdimensionen überlappen und die Verwendung des Begriffs „queer" in den einzelnen Lebensrealitäten unterschiedliche Bedeutung beinhaltet. Manche Personen verbinden eine politische und akademische Agenda mit dem Begriff, wieder andere eignen sich den Begriff „queer" im Zuge eines Gender- und Diversity-Mainstreams an, der durchaus (kapitalismus-)kritisch verstanden werden darf. Dabei steht „queer" für ein Irritations- und Verstörungspotential angesichts der heteronormativen Grundmuster unseres Denkens und der Gesellschaftsstruktur und soll so radikal Differenzen und Widersprüche sichtbar machen. Von außen werden die LSBTIQA* Communities häufig als eine einheitliche, kompakte

Masse wahrgenommen, ein Strom bunter, feiernder Menschen wie die halbe Million Menschen, die an der Pride im Sommer teilnehmen. Noch immer stehen politische Anerkennungskämpfe der Communities im Vordergrund, denn viele LSBTIQA* Personen sind nach wie vor in prekären Lebenslagen und werden politisch verfolgt. Zunehmend werden jedoch auch Diskriminierungserfahrungen innerhalb der Communities problematisiert. So zum Beispiel die zunehmende Kommerzialisierung von „queeren" Lebenswelten, wenn die Sichtbarkeit von LSBTIQA* Personen keine politische Bedeutung mehr hat, sondern für die unhinterfragte Assimilierung an die Denk- und Lebensmuster der Mehrheitsgesellschaft steht. Auch die geringe Unterstützung und Solidarisierung mit anderen GSM, wie trans*, inter*, nichtbinären Personen wird immer wieder kritisch diskutiert. Diese Ambivalenzen sind gut mit der Denkfigur der Homonormativität zu verstehen.

4.1.7 Homonormativität

Nach Duggan (2002) ist Homonormativität eine politische Strategie, die sexuelle Minderheiten betrifft und heteronormative Institutionen stärkt, indem sie die Vorstellung erzeugt, dass Schwule und Lesben nur dann die ihnen zustehenden Rechte erlangen können, wenn sie mit ihrem heterosexuellen Gegenpart assimiliert werden. Dies setzt voraus, dass sich LSBTIQA* Personen „normalisieren", indem sie dieselben Werte übernehmen, die auch in der heteronormativen Kultur geteilt werden: gute Erziehung, Monogamie, Ehe, der Wunsch nach Mutterschaft/Vaterschaft, aber vor allem das klare Festhalten an männlichen und weiblichen Geschlechterrollen. Heteronormativität ist das Privileg der *weißen* westlichen Mittelschicht. Schwule und Lesben, gerade jene, die sich als cis- und endogeschlechtlich definieren, haben somit meist weniger Probleme gesellschaftlich anerkannt zu werden. Das zentrale Problem der Homonormativität besteht darin, dass nichtbinäre, transgeschlechtliche, intergeschlechtliche, polygam lebende Menschen sowie queere BIPoCs von Privilegien ausgeschlossen sind. Das schwule/lesbische Paar, das die Idee der Homonormativität als Erweiterung der heterosexuellen Normativität am besten repräsentiert, ist *weiß*, aus der Mittelschicht, gebildet, angepasst und monogam (zumindest scheinbar).

Die Vielfalt der LSBTIQA* Communities wird damit vereinfacht, interne Unterschiede in den Communities verzerrt und für Heterosexuelle „verdaulich" gemacht. Die Lebensrealität von LSBTIQA* kann dann als „nah und vertraut" empfunden werden. Durch diese Anpassungsleistung sind viele Personen der Mehrheitsgesellschaft bereit einige Rechte zu teilen, die von LSBTIQA* gefordert werden. Dies folgt der Logik der Angleichung:

- Wenn du so bist wie wir, kannst du heiraten.
- Wenn du so bist wie wir, kannst du Kinder haben/adoptieren.
- Wenn du so bist wie wir, kannst du an unseren religiösen Riten teilnehmen und hast Zugang zu den Sakramenten.

Ein weiteres zentrales Problem der Homonormativität ist der Kampf um Rechte, die der heteronormativen Weltanschauung nahestehen: das Recht auf Ehe, auf Fortpflanzung, auf Wohlfahrt. Dadurch wird die Idee der traditionellen Beziehung und Familie gefördert und gestärkt wird und die Unterschiede zwischen der heterosexuellen heteronormativen Welt und der LSBTIQA* Communities eingeebnet. Neben der Komplexität der soziologischen und politischen Aspekte dieses Phänomens begünstigt die Homonormativität das Vorhandensein einer diskriminierenden Dynamik innerhalb der LSBTIQA* Gemeinschaft. Je mehr *weiße* homosexuelle und bisexuelle cisgeschlechtliche Menschen sich an homonormative Werte halten, um Zugang zu bestimmten Rechten zu haben, desto mehr werden trans*, nichtbinäre, queere, Schwarze, inter* polygame, sexarbeitende Menschen... ausgeschlossen und marginalisiert. Daher gilt es weiterhin für die Problemlagen von ethnischen, geschlechtlichen, sexuellen, phänotypischen, religiösen, Schwarzen und PoC-Minderheiten zu sensibilisieren, damit heteronormative und patriarchalische Machtdynamiken innerhalb der Communities nicht wiederholt werden. Somit ist es wichtig, die Auswirkungen von Homonormativität in den queeren Communities zu erkennen, da sie soziales Leid verursachen. Denn für einige queere Menschen scheint es nicht möglich zu sein, selbst innerhalb LSBTIQA* Communities einen möglichst sicheren Raum der Akzeptanz zu finden.

4.2 Trans* und Inter* in Recht und Medizin

> *„Zu manchen Zeiten, an manchen Orten der Welt wurden wir Inter* und Trans* verehrt. Als besonders spirituelle Wesen, die sowohl Männliches als auch Weibliches in sich tragen und darum ‚komplett' sind. Zu anderen Zeiten wurden Inter* und Trans* verfolgt oder verbrannt. Aber eines galt schon immer. Auch wenn viele es nicht hören wollen: Wir sind da."*
>
> (Vanja in Groß & Niedenthal 2021, S. 25)

In differenzierten Diskursen zu Lebensrealitäten von trans* und inter* Personen wird die Verwobenheit von medizinischer Praxis und rechtlichen Regelungen deutlich. In der politischen Debatte und medialer Berichterstattung werden jedoch oftmals Aspekte rechtlicher und medizinischer Gegebenheiten miteinander vermischt, die es zu trennen gilt. Der folgende Abschnitt soll zu einem Überblick wichtiger Entwicklungen verhelfen.

4.2.1 Aktuelle rechtliche Möglichkeiten zur Namens- und Personenstandsänderung

Wird ein Kind geboren, muss binnen eines Monats beim Standesamt ein Eintrag in das Geburtenregister erfolgen, gemäß Regelungen aus Kapitel 5, Personenstandsgesetz (PStG). Der Eintrag umfasst u. a. die Vornamen des Kindes und einen Geschlechtseintrag. Kurz nach der Geburt wird also offiziell eine Hypothese der Eltern, Hebammen und anderer Gesundheitsfachkräfte beurkundet, wie sich das Kind im Verlaufe des Lebens geschlechtlich verorten könnte. Diese wird mangels Auskunftsfähigkeit des Kindes zunächst anhand gesellschaftlicher Vorstellungen vergeschlechtlichter Körpermerkmale (→ Kapitel 1.2 Vergeschlechtlichte Körper(merkmale)) getroffen. Auf viele Menschen trifft diese Geburtshypothese zu ihrer Geschlechtsidentität im Laufe ihres Lebens zu. Doch was tun, wenn dem nicht so ist? Für Lebensqualität und Gesundheit ist eine konflikt- und diskriminierungsarme gesellschaftliche Teilhabe bedeutsam. Um gesellschaftlich teilhaben zu können, in dem Geschlecht, das ihnen entspricht, benötigen trans*, inter*, nichtbinäre Menschen u. a. die Möglichkeit, ihren rechtlichen Namen und Personenstand so anzupassen, dass inneres geschlechtliches Erleben, äußeres Erscheinungsbild und die entsprechenden Ausweispapiere übereinstimmen.

„Wenn ich im Drogeriemarkt mit meiner EC-Karte bezahlen möchte, höre ich immer wieder diesen Satz ‚Ist das die Karte ihrer Frau?!'"

„Tja ... Online-Einkauf ist so eine Sache. Dann kommt das bestellte Paket an, ich bin nicht zuhause, die Nachbarn auch nicht ... Und dann muss ich auf die Post ... Mit meinem Ausweis ... Ob ich das Paket bekomme, weiß ich vorher nicht, das kommt drauf an, ob sie mir glauben, dass ich das wirklich bin."

*„Für mich war bisher jede Flugreise Stress, beruflich wie privat. Ich habe sogar mal einen spannenden Job nicht angenommen, weil ich viele Dienstreisen hätte machen müssen. Eigentlich hat es mich gelockt, mehr von der Welt zu sehen. Aber die weltweiten Grenzkontrollen ... Jedes Mal der Stress, ob sie mich rausfischen und befragen, vielleicht gar nicht weiterreisen lassen? Ist schon peinlich genug im Zug, wenn ich meine Bahncard zeige und die Reisebegleiter*innen den Namen auf der Karte ganz laut vorlesen."*

Menschen, die ihren rechtlichen Geschlechtseintrag von einem weiblichen Personenstand in einen männlichen ändern wollten oder von einem männlichen in einen weiblichen, mussten sich in Deutschland seit dem Jahr 1981 bis zum Jahr 2023 einem medizinisch-psychologischen Begutachtungsprozess nach dem sogenannten „Transsexuellen-Gesetz (TSG)"[31] unterziehen. Für eine Namens- und Personenstandsänderung nach dem TSG waren zwei Gutachten von „Sachverständigen" notwendig. Die Gutachten musste die antragstellende Person privat bezahlen.
Das TSG galt, als zweites Gesetz seiner Art weltweit, seinerzeit als fortschrittlich. Seit Jahrzehnten stand das TSG jedoch in der Kritik. Bis zum Jahr 2023 machten trans* Menschen in der ungeregelten Begutachtungspraxis des TSG wiederholt Übergriffs- und Diskriminierungserfahrungen (Hamm & Sauer 2014; Fuchs et al 2012). Laura Adamietz und Katharina Bager stellten bereits 2016,

31 Der Langtitel ist „Gesetz über die Änderung der Vornamen und die Feststellung der Geschlechtszugehörigkeit in besonderen Fällen".

in einem vom Bundesministerium für Familie, Frauen, Senioren und Jugend in Auftrag gegebenen Gutachten fest, dass die Ausführung des TSG zeit- und kostenintensiv[32] war und durch irrelevante Fragen der Begutachtungspraxis zum Sexualleben und tradierten Geschlechterstereotypen zu erheblichen psychosozialen Belastungen für trans* Personen führte. Für Kinder und Jugendliche sowie Menschen ohne deutschen Pass beinhaltete das TSG ebenfalls große Hürden (Adamietz & Bager 2016).

Das Bundesverfassungsgericht hatte in mehreren Urteilen[33] erklärt, dass das TSG in weiten Teilen verfassungswidrig und menschenrechtsverletzend ist, daher nicht mit dem Grundgesetz vereinbar (Adamietz & Bager 2016). So wurde 2008 wurde der geltende Zwang aufgehoben, vor der Personenstandsänderung die eigene Ehe scheiden lassen zu müssen. 2011 erfolgte dann die Aufhebung der geltenden medizinischen Zwangsbehandlung in Form einer Genitaloperation und Sterilisation/Kastration[34], als körperliche Voraussetzung dafür, rechtlich ein anderes Geschlecht eintragen zu können. Für die erzwungenen Operationen und unfreiwillige Kinderlosigkeit fordern Trans*verbände in Deutschland Entschädigungszahlungen, nach schwedischem Vorbild aus dem Jahr 2013 (BVT 2019b).

Bereits im Jahr 2015 forderte die Parlamentarische Versammlung des Europarates in der Resolution 2048 alle Mitgliedstaaten auf, die Verfahren zur Änderung von Geschlechtseintrag und Namen durch ein auf Selbstbestimmung basierendes Verfahren zu ersetzen (Council of Europe 2015). Adamietz und Bager benennen wissenschaftliche und politische Stimmen, die sich seit Jahren für eine Reform des deutschen TSG einsetzen. International wurden auf Selbstbestimmung basierende Verfahren bereits früher umgesetzt als in Deutschland, zum Beispiel. 2012 in Argentinien, 2014 in Dänemark, 2015 in Irland, Kolumbien und Malta, 2016 in Norwegen sowie zu Beginn des Jahres 2023 in Spanien und Finnland. Die Autorinnen stellten abschließend für das deutsche TSG einen dringenden Reformbedarf fest und leiteten konkrete Handlungsempfehlungen in einem Gesetzesentwurf ab (Adamietz & Bager 2016).

Menschen, die ihre Geschlechtsidentität nicht in der Binarität von Frau und Mann verorten, hatten in ihrer Geburtsurkunde zunächst keinen auf sie zutreffenden rechtlichen Personenstand, wenn sie als männlich oder weiblich zugeordnet wurden.[35] Entsprechend verfügten sie über keine Ausweispapiere,

---

32 Die durchschnittlichen Verfahrenskosten beliefen sich im Jahr 2013 auf 1.868 €. Ein TSG-Verfahren dauerte 2013 durchschnittlich neun Monate. Als Verfahrens-verzögernder Faktor wurde mehrheitlich die Einholung der Gutachten benannt. (Adamietz & Bager 2016)

33 BVerfG, Beschl. v. 16.03.1982 (Altersgrenze für die Änderung der Geburtsurkunde) – 1 BvR 938/81 –, BVerfGE 60, 123; Beschl. v. 26.01.1993 (Altersgrenze für die Änderung des Vornamens) – 1 BvL 48/40, 43/92 –, BVerfGE 88/87; Beschl. v. 06.12.2005 (Zwangsweise Rückänderung des Vornamens nach Eheschließung im Ausgangsgeschlecht) – 1 BvL 3/03 –, 115, 1; Beschluss v. 18.07.2006 (Anwendung TSG auf Ausländer_innen ohne deutschen Personalstatus) – 1 BvL 1/04 – BVerfGE 116, 243; Beschluss v. 25.07.2008 (Ehelosigkeitserfordernis) – 1 BvL 10/05 –, BVerfGE 121, 175 und Beschluss v. 11.01.2011 (Operations- und Sterilisationszwang), – 1 BvR 3295/07 –, BVerfGE 128, 109.

34 1 BvR 3295/07 vom 11.01.2011

35 Die Möglichkeit, den Eintrag auszulassen beziehungsweise zu streichen, gibt es mit dem § 22 (3)

Rentenversicherungsnummern, Reisepässe, Zeugnisse..., die ihrer nichtbinären Geschlechtlichkeit entsprachen und ihre Existenz staatlich anerkannten. Auch im nicht behördlichen Alltagsleben wurde dies spürbar, waren beispielsweise bei Formularen meist lediglich die Anreden „Frau/Herr/Firma" auswählbar. Im Jahr 2014 forderte daher eine inter* Privatperson die Möglichkeit eines dritten Eintrags im Geburtsregister. Es folgte ein jahrelanger Klageweg auf die Option „inter*/divers" alternativ „divers", die von der Öffentlichkeitskampagne „dritte-option.de" begleitet und schließlich vom Bundesverfassungsgericht behandelt wurde. Im November 2017 erging der Beschluss des Bundesverfassungsgerichts, dass eine dritte Option eingeführt werden muss, alternativ „könnte der Gesetzgeber auf einen personenstandsrechtlichen Geschlechtseintrag generell verzichten" (BVerfGE 2017).
Das Bundesverfassungsgericht stellte fest:

> „Das allgemeine Persönlichkeitsrecht (Art. 2 Abs. 1 i.V.m. Art. 1 Abs. 1 GG) schützt die geschlechtliche Identität. Es schützt auch die geschlechtliche Identität derjenigen, die sich dauerhaft weder dem männlichen noch dem weiblichen Geschlecht zuordnen lassen.
> Art. 3 Abs. 3 Satz 1 GG schützt auch Menschen, die sich dauerhaft weder dem männlichen noch dem weiblichen Geschlecht zuordnen lassen, vor Diskriminierungen wegen ihres Geschlechts.
> Personen, die sich dauerhaft weder dem männlichen noch dem weiblichen Geschlecht zuordnen lassen, werden in beiden Grundrechten verletzt, wenn das Personenstandsrecht dazu zwingt, das Geschlecht zu registrieren, aber keinen anderen positiven Geschlechtseintrag als weiblich oder männlich zulässt." (BVerfGE 2017)

Entsprechend hat der Deutsche Bundestag im Dezember 2018 im Personenstandsgesetz die Angabe des Geschlechtseintrags „divers" neu eingeführt. Viele inter* und/oder nichtbinäre Menschen betrachteten diese dritte Möglichkeit des Geschlechtseintrags als Chance auf gesellschaftliche Würdigung ihrer Identität sowie einen wichtigen Baustein auf dem Weg zur gleichberechtigten gesellschaftlichen Teilhabe. Insgesamt stehen somit die vier Einträge „weiblich, männlich, divers, ohne Eintrag" zur Auswahl, die beim Standesamt mit einem Attest und einer Verfahrensgebühr beantragt werden können (PStG § 45b).[36]

(PStG) bereits seit 2013.

36 Zur Erinnerung: Nichtbinäre Menschen, fanden im viel kritisierten TSG keine offizielle rechtliche Möglichkeit zur Personenstandsänderung, weil das TSG ausschließlich einen weiblichen und einen männlichen Personenstand berücksichtigte. Dass nichtbinäre Menschen, die nicht inter* sind (wie die ursprünglich auf die dritte Option klagende Privatperson), die dritte Option mit ihrem erleichterten Zugang nutzen durften, stellte im April 2019 das Bundesinnenministerium in einem Rundschreiben an die zuständigen Standesämter infrage: Der Geschlechtseintrag „divers" gelte ausschließlich für intergeschlechtliche Personen (BMI 2019). Kurz gefasst hatte sich eine Debatte entbrannt, die für den Personenstand vergeschlechtlichte Körpermerkmale heranzog, anstatt selbsterklärter Geschlechtszugehörigkeit. Die Juristinnen Anna Katharina Mangold,

Im gesellschaftlichen Alltag lässt sich bezüglich der Gewöhnung an die dritte Option so manche Absurdität ausmachen. Der Eintrag „divers" ist ein Personenstand, keine Anredeform. Dennoch lassen sich bei einer Auswahl von Anredeformen oft die Aufzählung Frau/Herr/Firma/divers finden. Günstiger und korrekt wäre stattdessen beispielsweise Frau/Herr/Firma/Guten Tag oder eine andere geschlechtsneutrale Anrede. Auch lesen wir gegebenenfalls von „diversen Menschen", wenn der Personenstand „divers" irrtümlich für eine Geschlechtsidentität gehalten wird. Zur Orientierung: ein Mensch, der sich mit dem Personenstandseintrag „divers" registrieren lässt, kann jegliche der vielen Bezeichnungen für Geschlechtsidentitäten (→ Kapitel 1.3 Ausdrucksweisen geschlechtlicher Identitäten) für sich nutzen. In Jobanzeigen mit m/w/d fehlt meistens die vierte Option des gestrichenen Geschlechtseintrags, viele Jobbeschreibungen lassen eine Geschlechtergerechtigkeit/-sensibilität über „m/w/d" hinaus vermissen. Während der Impfungen anlässlich der Covid-19-Pandemie konnten sich Menschen ohne Geschlechtseintrag nicht impfen lassen, weil die vierte Option nicht im Computersystem vorgesehen war. Anbietende von Dienstleistungen und Waren sind ebenfalls verpflichtet, eine dritte Option einzurichten. Dies ist aber in der Realität häufig nicht der Fall, wie ein Urteil des Oberlandesgerichtes Frankfurt am Main vom Juni 2022 im Falle einer Klage einer nichtbinären Person gegen das Misgendering beim Fahrkartenkauf der Deutschen Bahn zeigt. Hier ging das Berufungsurteil zugunsten der klagenden Partei aus (OLG Frankfurt am Main 2022). Der begonnene Wandel hin zur gesamtgesellschaftlichen Anerkennung von nichtbinären Lebensrealitäten ist zu begrüßen. Derzeit sind trans*, inter*, nichtbinäre Menschen noch vielen Belastungssituationen ausgesetzt, die sie tagtäglich unfreiwillig bewältigen müssen. (→ Kapitel 6.7 Minderheitenstress und Wege der Selbstermächtigung)
Seit Juni 2020 lagen dem Deutschen Bundestag neue Gesetzesentwürfe mit einem Selbstbestimmungsgrundsatz vor (DB 19/19755, DB 19/20048), zu denen in einer öffentlichen Anhörung des Ausschusses für Inneres und Heimat mehrere Sachverständige Anfang November 2020 Stellung nahmen (BT 2020). Ende November 2020 bekannte sich auch die Europäische Kommission zum Grundsatz der geschlechtlichen Selbstbestimmung ohne Altersbeschränkungen und kündigte an, sie wolle zielführend „den Austausch bewährter Verfahren zwischen den Mitgliedstaaten fördern" (Europäische Kommission 2020, S. 20). Noch im Mai 2021 wurden Anträge von den drei damaligen Oppositionsparteien Bündnis 90/

Maya Markwald und Cara Röhner stellten im Dezember 2019 in einem vom Bundesministerium für Familie, Frauen, Senioren und Jugend in Auftrag gegebenen Gutachten fest, dass es keine juristischen Hinderungsgründe gäbe, nichtbinären Menschen die Möglichkeit der Option „divers" genauso einfach zugänglich zu machen, wie intergeschlechtlichen Personen (Mangold, Markwald, Röhner 2019). In seinem Beschluss im April 2020 verwies der Bundesgerichtshof nichtbinäre Menschen für die Änderung ihres Geschlechtseintrags an das TSG und schuf dort eine Möglichkeit, den Eintrag „divers" zu bekommen, oder den Geschlechtseintrag streichen zu lassen (BGH 2020). Die Begutachtungsbedingungen blieben unangetastet. Zu dieser Ungleichbehandlung von trans*, inter*, nichtbinären Menschen ist beim Bundesverfassungsgericht in Karlsruhe eine Verfassungsbeschwerde anhängig (BVerfGE 2020)

Die Grünen, FDP und Die Linke für die Abschaffung des TSG und die Einführung eines Selbstbestimmungsgesetzes für trans* und nichtbinäre Personen mit einer Mehrheit im Bundestag abgelehnt (BT 2021, BVT 2021). Im Koalitionsvertrag der Ampel-Regierung 2022 finden sich grundlegende Veränderungen der Queerpolitik. So sollen neben einem ressortübergreifenden bundesweiten Aktionsplan zur Akzeptanz und zum Schutz sexueller und geschlechtlicher Vielfalt, das TSG und PStG § 45b durch ein Selbstbestimmungsrecht ersetzt und durch tiefgreifende Veränderungen im Familien- und Abstammungsrecht die Rechte von Wahl- und Regenbogenfamilien gestärkt werden (BMFSFJ 2022a, BMJ 2022). Im Juni 2022 wurden die Eckpunkte für ein Selbstbestimmungsgesetz[37] vorgestellt, in dem einheitliche Regelungen für die Namens- und Personenstandsregelung von trans*, inter*, nichtbinären Personen gelten sollen: Erstmals soll die Selbstauskunft einer Person vor dem Standesamt ausreichend sein, eine Beurteilung Dritter durch Gutachten oder Atteste entsprechend entfallen. Bei Personen unter 14 Jahren soll die Änderung durch die Sorgeberechtigten gestellt werden. Personen ab 14 Jahren können den Antrag selbst stellen, benötigen aber die Zustimmung der Sorgeberechtigten. In Streitfällen kann das Familiengericht hinzugezogen werden (BMFSFJ 2022b). In den Monaten bis zur Veröffentlichung des ausformulierten Referentenentwurfs (BMJ 2023) Anfang Mai 2023 hatten kontroverse Diskussionen in den (sozialen) Medien stattgefunden, bei denen sich Gegner*innen des Selbstbestimmungsgesetzes trans*feindlicher Narrative bedienten (queer.de 2023) (→ Kapitel 5.3.1 Unsichtbarkeit in den lesbischen Communities – intersektionale Perspektiven und trans* Frauen). Trans*interessensverbände begrüßen den Gesetzesentwurf grundsätzlich (BVT 2022a, DGTI 2022). Sie kritisieren allerdings, dass der Gesetzesentwurf hinter die Eckpunkte zurückfalle, da unter anderem eben diese Narrative in den Gesetzesentwurf Eingang gefunden hätten. Die Verbände forderten daher „ein klares Bekenntnis für die Stärkung der Teilhabe von trans*, intergeschlechtlichen und nicht-binären Personen. Das ist enorm wichtig, um Diskriminierung abzubauen" (queer.de 2023). Zum Druckschluss dieses Buches erarbeiten Trans*- und Inter*selbstvertretungsorganisationen sowie Berufsverbände in der offiziellen Verbändeanhörung differenzierte kritische Rückmeldungen zum Gesetzesentwurf[38]. Anschließend soll das Bundeskabinett den Gesetzesentwurf diskutieren. Der Kabinettbeschluss ist für Sommer 2023 geplant.
Katrin Niedenthal (2021) formuliert weitere Regelungsbedarfe im Themenfeld trans*, inter*, nichtbinäre Elternschaft:

> „Durch die Änderung des PStG und die Aufhebung des Sterilisationsgebotes im TSG ist es möglich, dass Personen mit einem offenen oder diversen Geschlechtseintrag ein Kind gebären oder zeugen oder Personen,

---

37 Der Langtitel ist „Entwurf eines Gesetzes über die Selbstbestimmung in Bezug auf den Geschlechtseintrag und zur Änderung weiterer Vorschriften".

38 Wenn Sie dieses Buch in den Händen halten, können Sie inzwischen auf den Seiten von Berufs- und Interessenverbänden ausführliche Stellungnahmen nachlesen (zum Beispiel bv-trans.de, dgti.org, im-ev.de, lsvd.de, frauen-gegen-gewalt.de, frauenrat.de, djb.de und weitere).

die personenstandsrechtlich als Mann eingetragen sind, ein Kind zur Welt bringen beziehungsweise eine Person mit einem weiblichen Personenstandseintrag ein Kind zeugt. Zugleich ist aber in § 1591 BGB nach wie vor geregelt: ‚Mutter eines Kindes ist die Frau, die es geboren hat.' Dies führt dazu, dass Personen, obwohl sie einen offenen, diversen oder männlichen Geschlechtseintrag in ihren Personenstandspapieren vorweisen können, als ‚Mutter' in die Geburtsurkunde des Kindes eingetragen werden, sobald sie ein Kind zur Welt bringen (§ 42 Abs. 2, 3 Personenstandsverordnung). Der BGH hat den Standpunkt einiger Standesämter bestätigt, dass dann auch der ehemalige – häufig seit vielen Jahren abgelegte – ‚weibliche' Vorname wieder einzutragen und der teilweise jahrelang geführte ‚männliche' Vorname abzuerkennen sei (BGH, Beschluss vom 06.09.2017, XII ZB 660/14). Man kann sich leicht vorstellen, was passiert, wenn ein Mann sein Kind in der Schule anmelden möchte und Papiere vorlegen muss, in denen er als ‚Mutter' und mit einem ‚weiblichen' Vornamen bezeichnet wird. Ob bei Geburten, Auslandsreisen oder behördlichen Angelegenheiten – jeder offizielle Akt, bei dem Papiere vorgelegt werden müssen, bringt ein Zwangsouting der eigenen Inter* oder Trans*geschichte mit sich und nötigt dazu, sich vor Fremden erklären zu müssen. Dies ist nur ein Beispiel fehlender Folgeregelungen." (S. 37-38)

Die Bundesregierung hat eine entsprechende Reform des Abstammungsrechts angekündigt (BMFSFJ 2022b). Diese strukturellen Entwicklungen lassen grundsätzlich auf Verbesserungen der Lebenssituation und Stärkung der Rechte von trans*, inter*, nichtbinären Personen in Deutschland hoffen.

4.2.2 Paradigmenwechsel in der Medizin?

„Gesundheit ist ein Zustand vollkommenen körperlichen, geistigen und sozialen Wohlbefindens und nicht allein das Fehlen von Krankheit und Gebrechen."
(WHO 2020, S. 1)

„Jeder Mensch hat das Recht auf Zugang zur Gesundheitsvorsorge und auf ärztliche Versorgung nach Maßgabe der einzelstaatlichen Rechtsvorschriften und Gepflogenheiten. Bei der Festlegung und Durchführung der Politik und Maßnahmen der Union in allen Bereichen wird ein hohes Gesundheitsschutzniveau sichergestellt."
(EU-Grundrechtecharta 2000, Art. 35)

„Ist Intersex nicht letztlich unheilbar, weil es da nichts zu heilen gibt? Kann es sein, dass vor allem unsere Haltung gegenüber dieser Wirklichkeit der Heilung bedarf?"
(Thomas 2005, S. 20)

Um körperlich und nach außen dem inneren geschlechtlichen Erleben zu entsprechen, benötigen transgeschlechtliche und/oder nichtbinäre Menschen grundsätzlich die Möglichkeit, medizinische körpermodifizierende Behandlungen in Anspruch nehmen zu können. Hierzu gehören beispielsweise Behandlungen mit den Sexualhormonen Östrogen oder Testosteron, Logopädie, Operationen zur Verflachung des Brustprofils oder zum Brustaufbau, operative Veränderung der Genitalien, Epithesen (Brüste oder Penis und Hoden aus medizinischem Silikon) und dauerhafte Barthaarentfernung durch Epilation. Wenn bei jungen Menschen die Körperveränderungen der Pubertät noch nicht eingesetzt haben, können diese mit GnRH-Analoga[39], umgangssprachlich „Pubertätshemmer" genannt, für einen gewissen Zeitraum pausiert werden. Nicht alle transgeschlechtlich und/oder nichtbinär lebenden Menschen entscheiden sich für körperverändernde Maßnahmen und die Reihenfolge der Maßnahmen kann variieren. Manche entscheiden sich für einzelne Behandlungen, nehmen beispielsweise Hormone und benötigen keine Operation(en). Andere entscheiden sich zunächst für eine Operation und beginnen später eine hormonelle Umstellung (Köhler, Stern, Eyssel & Nieder 2019). Eine medizinische Transition ist entsprechend nicht als kopierbares Schema zu betrachten, sondern ein individueller Prozess, bei dem sich auf dem Weg zu eigenen informierten Entscheidungen professionelle Trans*beratung von Peer-to-Peer[40] als hilfreich erwiesen hat (Hamm & Stern 2019). Wichtig sind sowohl der selbstbestimmte Zugang zu den angestrebten medizinischen Maßnahmen als auch die Kostenübernahme der Krankenkassen – beides im Sinne einer adäquaten, menschenrechtsbasierten Gesundheitsversorgung.

Mit dem Geschlechtsidentitätsgesetz gestaltet Argentinien seit 2012 eine solche weltweit beispielhafte Gesundheitsversorgung für trans* Personen. Dort kommt der Zugang zu medizinischen Maßnahmen ohne ärztliche Diagnosen aus. Es ist lediglich eine vorangehende Aufklärung und Einwilligung seitens der behandlungssuchenden Person über die möglichen Folgen und Risiken einer Behandlung erforderlich. Das öffentliche Gesundheitssystem trägt die anfallenden Kosten (GATE 2013). Der Weltärzt*innenbund begreift Transgeschlechtlichkeit bereits seit 2015 nicht mehr als psychische Störung, sondern als gesunde Form der Identitätsentwicklung, die jedoch für die betreffenden Personen angesichts der gesellschaftlichen Situation eine gute Bewältigungskompetenz verlangt (WMA 2015). Die Weltgesundheitsorganisation (WHO) strebt mit Verabschiedung ihrer elften Version der „Internationalen Klassifikation der Krankheiten" (ICD-11) im Mai 2019 die Anti-Diskriminierung und Entstigmatisierung von transgeschlechtlichen Menschen an. Die ICD-11 ist

39 GnRH = Gonadotropin-Releasing-Hormon, bewirkt unter anderem die Ausschüttung von Östrogen, Gestagen und Testosteron; GnRH-Analoga habe eine ähnliche chemische Struktur wie das GnRH. Daher können sie sich an die entsprechenden Rezeptoren im zentralen Nervensystem binden und dort die gleiche Wirkung erzielen.

40 Peer-Beratung ist eine Beratungsmethode vor ähnlichem Hintergrund, in diesem Fall beraten transgeschlechtliche und/oder nichtbinäre Menschen andere transgeschlechtliche und/oder nichtbinäre Menschen. Für Vorteile der Methode siehe die Studie von Focks, Nachtigall, Egener, Kempe et al (2017).

seit Januar 2022 weltweit in Kraft, die Einführung in das deutsche Gesundheitswesen muss noch erfolgen. Nichtbinäre Menschen werden hier erstmals offiziell berücksichtigt. Transgeschlechtlichkeit in all ihren Ausprägungen wird seitens der WHO nicht mehr als psychische Störung betrachtet. Behandelt wird eine Geschlechtsinkongruenz[41], die mensch im Kapitel „Zustände mit Bezug zur sexuellen Gesundheit“ unter der Codiernummer *HA60* „Genderinkongruenz in der Jugend oder im Erwachsenenalter“ findet:

> „Die Genderinkongruenz im Jugend- und Erwachsenenalter ist gekennzeichnet durch eine ausgeprägte und anhaltende Inkongruenz zwischen dem erlebten Geschlecht einer Person und dem zugewiesenen Geschlecht, die oft zu dem Wunsch nach einer ‚Transition‘ führt, um als eine Person des erlebten Geschlechts zu leben und akzeptiert zu werden, und zwar durch eine Hormonbehandlung, einen chirurgischen Eingriff oder andere Gesundheitsdienstleistungen, um den Körper der Person so weit wie möglich und gewünscht an das erlebte Geschlecht anzupassen.“ (ICD-11, HA60)

Geschlechtsinkongruenz im Kindesalter ist unter der Codiernummer *HA61* im selben Kapitel verzeichnet (ICD-11, HA61).
Auch in Deutschland hat der Paradigmenwechsel seitens therapeutisch und medizinisch behandelnder Fachkräfte begonnen. Veränderungen auf der kostentragenden Seite, das heißt der Krankenkassen, stehen noch aus. Im Herbst 2018 hat die deutsche Arbeitsgemeinschaft der Wissenschaftlichen Medizinischen Fachgesellschaften (AWMF) nach langjähriger Arbeit eine neue Leitlinie[42] für Behandlungsempfehlungen auf modernem Stand der Forschung veröffentlicht – mit dem S3-Niveau das erste Mal auf höchster methodischer Qualitätsstufe (AWMF 2018). Die bisherigen häufig kritisierten „Standards der Behandlung und Begutachtung von Transsexuellen“ (Becker et al. 1997) wurden damit seitens der Behandler*innen abgelöst. Hiermit wird erstmals eine bedarfsgerechte, gezielte Gesundheitsversorgung von erwachsenen transgeschlechtlichen und/oder nichtbinären Menschen möglich, die einer Über- und Unterversorgung mit medizinischen und therapeutischen Leistungen vorbeugt.[43] Seit 2022 gibt es eine Neuauflage internationaler Standards of Care (SoC8) des Berufsverbandes World Professional Association for Transgender Health (WPATH). Die deutsche S3-Leitlinie von 2018 wird derzeit von einer interdisziplinären Leitliniengruppe überarbeitet. Für die Versorgung von Kindern und Jugendlichen ist die entsprechende Leitlinie auf S3-Niveau, das heißt mit einer großen Bandbreite wissenschaftlicher Evidenz und Behandlungsexpertise, ebenfalls erarbeitet worden (AWMF 2023a i.Pr). Die Autor*innen gehen der Frage nach, was Entpathologisierung, Rechte von Kindern und fachgerechte

41 Geschlechtsinkongruenz ist bereits bekannt aus dem amerikanischen Codiersystem Diagnostic and Statistical Manual of Mental Disorders DSM-5.

42 Der Bundesverband Trans* e.V. hat diese Leitlinie in einen Leitfaden im Stil einer Patient*innen-Leitlinie übersetzt (BVT 2019a).

43 Für Hintergründe und Details siehe beispielsweise Sauer & Nieder (2019)

Begleitung von Minderjährigen bedeuten können. Zum Druckschluss dieses Buches ist der Veröffentlichungstermin für Herbst 2023 angekündigt.[44] Für die chirurgische Versorgung bei Geschlechtsinkongruenz wird es erstmalig eine deutsche Leitlinie geben, auf S2k-Niveau. Für Menschen mit chirurgischen Versorgungsanliegen wird sie perspektivisch Orientierung bieten, ob operative Eingriffe von Chirurg*innen fachgerecht ausgeführt werden. Es wurden nichtbinäre Versorgungsbedürfnisse gleichrangig mitgedacht (AWMF 2023b i.Pr). Zum Druckschluss ist die Fertigstellung für September 2023 angekündigt. Ein Novum: Die benannten Leitlinien sind alle erstmals unter Beteiligung von Trans*interessensvertretungen entwickelt worden. Auch die anstehenden Überarbeitungen der Leitlinien in den kommenden Jahren sollen grundsätzlich in partizipativem Vorgehen entstehen.

Wenn es um die Kostenübernahme medizinischer Behandlungen geht, stehen jedoch noch Veränderungen aus: Im Jahr 1987 entschied das Bundessozialgericht, dass geschlechtsangleichende Maßnahmen leistungspflichtig sind (BSG 1987). Für die Kostenübernahme nehmen die Krankenkassen bislang allerdings eine Einzelfallprüfung zur medizinischen Notwendigkeit vor. Dafür geben sie sozialmedizinische Gutachten bei den medizinischen Diensten der Krankenkassen (MDK) in Auftrag. Diese werden überwiegend nach Aktenlage erstellt und folgen einer „Begutachtungsanleitung" des Medizinischen Spitzenverbandes der Krankenkassen (MDS). Bis 2020 war diese gekennzeichnet durch starr festgelegte Behandlungskataloge sowie Behandlungsvoraussetzungen und -abfolgen (MDS 2009). Diese „Begutachtungspraxis" basiert auf den oben genannten Behandlungsverfahren von 1997. Sowohl die „Begutachtungspraxis" als auch die Behandlungsverfahren wurden von vielen Gesundheitsexpert*innen und Behandler*innen in den letzten Jahren als nicht bedarfsgerecht kritisiert (Nieder & Strauss 2014; Güldenring, van Trotsenburg, Flütsch 2019) und als diskriminierend sowie destabilisierend eingestuft (Hamm & Sauer 2014). Ende November 2020 veröffentlichte der Medizinische Spitzenverband der Krankenkassen (MD-Bund) eine neue Begutachtungsanleitung (MD-Bund 2020). Diese wird sowohl von Trans*interessensvertretungen, psychotherapeutischen und medizinischen Fachkräften, als auch Politiker*innen als weiterhin diskriminierend und nicht bedarfsgerecht kritisiert und dem aktuellen wissenschaftlichen Stand nicht entsprechend (AWMF-S3-LL-Gruppe 2021, BPTK 2021, BVT* & VLSP* 2021, TAZ 2020).

Laut dem für amtliche medizinische Klassifikationen in Deutschland zuständigen Bundesinstitut für Arzneimittel und Medizinprodukte, ist derzeit nicht abzusehen, wann die ICD-11 in Deutschland in Kraft treten. Derzeit werde an einer deutschen Übersetzung gearbeitet (BfArM 2023). Bis zum Inkrafttreten der ICD-11 besteht im deutschen Gesundheitssystem die Notwendigkeit, die Leistungskataloge und Richtlinien der Kosten tragenden Seite an den

44 Als ergänzendes Fachbuch zur Kinder- und Jugendleitlinie wird Günther, Teren, Bos et al. (2023, i.Pr.) erscheinen

wissenschaftlichen Forschungsstand der oben genannten S3-Behandlungsempfehlungen anzugleichen.

Das ist die Situation, mit der transgeschlechtliche und/oder nichtbinäre Menschen bundesweit in Bezug auf ihre körperlich-medizinische Transition umgehen müssen. Darüber hinaus können transgeschlechtliche und/oder nichtbinäre, wie cisgeschlechtliche Menschen, von vielfältigen gesundheitlichen Situationen betroffen sein, für die es jeweils einer angemessenen medizinischen Behandlung bedarf. Hierbei ist es entscheidend, dass Fachkräfte des Gesundheitswesens nicht aufgrund von Vorurteilen und mangelnden spezifischen Fachwissens, gesundheitliche Beschwerden der Person per se auf ihre Geschlechtsidentität zurückführen und sie dadurch (versehentlich) diskriminieren (Pöge, Dennert, Koppe, Güldenring et al. 2020). Für eine inklusive Gesundheitsversorgung ist es dementsprechend unabdingbar, dass örtliche Fachkräfte mit Transgeschlechtlichkeit und Nichtbinarität als Querschnittsthema in der generellen Gesundheitsversorgung kompetent umgehen können und in Konsequenz dessen die jeweiligen Behandlungssuchenden spezifisch gleich, oder begründet anders, mit Gesundheitsleistungen behandeln. Die regionalen transitionsbezogenen Versorgungslagen sind bundesweit verschieden, Vorgehensweisen und Kapazitäten der Behandler*innen differieren zum Teil erheblich. Interessenverbände und Trans*beratungsstellen berichten aus der Begleitung von behandlungssuchenden transgeschlechtlichen und/oder nichtbinären Menschen, dass die transitionsbezogenen Behandlungsmöglichkeiten bisher weder bedarfsgerecht noch bedarfsdeckend sind. Es fehle vor allem an ausreichenden Anlaufstellen für

- die Erstellung von Behandlungsempfehlungen beziehungsweise Indikationsschreiben für körperverändernde Maßnahmen sowie gegebenenfalls für psychologische und psychotherapeutische Begleitung von Transitionsprozessen,
- endokrinologische Behandlung und Begleitung mit Sexualhormonen,
- spezifische urologische, gynäkologische und physiotherapeutische beziehungsweise ergotherapeutische Versorgung, hauptsächlich in Form von medizinischer Nachbehandlung von Genitaloperationen,
- dermatologische Behandlung, beispielsweise Bartepilation,
- logopädische Behandlung zum Umgang mit dem geschlechtlichen Ausdruck durch Sprache und Stimme.

Darüber hinaus sei der Beginn einer psychotherapeutischen Begleitung für transgeschlechtliche und/oder nichtbinäre Menschen, die sie in Anspruch nehmen möchten, mit mehrmonatigen Wartezeiten verbunden, die den Leidensdruck vieler drastisch, zum Teil bis in suizidale Krisen, erhöht.

Sowohl auf transitionsbezogene medizinisch-therapeutische Maßnahmen bezogen als auch hinsichtlich der generellen Gesundheitsversorgung gäbe es insgesamt noch zu wenig regionale Behandler*innen mit entsprechenden spezifischen Kenntnissen und der Bereitschaft transgeschlechtliche und/oder nichtbinäre Menschen beispielsweise hausärztlich zu behandeln. Dies träfe auf Erwachsene ebenso zu wie auf Kinder und Jugendliche, die Behandlung suchen. In der stationären psychiatrischen Regelversorgung fehle es an fortgebildetem ärztlichen und pflegerischen Personal. Auch die adäquate Gesundheitsversorgung und Pflege von transgeschlechtlichen und/oder nichtbinären Senior*innen sei bislang noch nicht strukturell sichergestellt. Laut Beratungsstellen verschärfen sich – in der generellen Situation prekärer Gesundheitsversorgung im ländlichen Raum – die Bedingungen für transgeschlechtliche und/oder nichtbinäre Menschen, da zu wenige medizinische Fachkräfte ihre Versorgungsangebote öffnen.

Trans* und/oder nichtbinäre Menschen treffen informierte, selbstbestimmte Entscheidungen bezüglich medizinisch notwendiger körperverändernder Maßnahmen und haben dabei oftmals erhebliche Hürden, zum Beispiel bei der Kostenübernahme durch die gesetzliche Krankenversicherung zu bewältigen. Im selben Gesundheitssystem ist es möglich, dass körperverändernde Maßnahmen, die medizinisch nicht notwendig sind, von Mediziner*innen ohne die Einwilligung und teilweise ohne vorheriges Wissen der Betroffenen durchgeführt und von der Solidargemeinschaft bezahlt werden.
Unter dem medizinischen Sammelbegriff „Intersexualität" können im ICD-10 mehr als 50 Diagnoseschlüssel als „Störungen der Geschlechtsentwicklung" codiert werden. Die Diagnosen beziehen sich auf vergeschlechtlichte Körpermerkmale, wie beschrieben in → Kapitel 1.2 (Vergeschlechtlichte Körper(merkmale)). Intergeschlechtliche Körpervarianten werden dadurch als behandlungsbedürftig pathologisiert. Oft erfahren inter* Personen erst im Laufe ihres Lebens von den an ihnen durchgeführten medizinischen Maßnahmen, weil diese entweder im nicht einwilligungsfähigen Säuglings- oder Klein(st)kindalter durchgeführt wurden oder nach mangelhafter Aufklärung und entsprechend nicht vollumfänglich informierter Entscheidung in späteren Lebensjahren (OII Germany 2021). Lange waren sowohl inter* Personen als auch ihre Eltern mit ihren Themen isoliert. Inter* Menschenrechtsverbände kritisieren, dass Mediziner*innen selbst zur Geheimhaltung der durchgeführten Maßnahmen beitragen:

> „Wie aus einem deutschen Arztbrief bei einer Überweisung an einen Kollegen hervorgeht, wurden auch bei erwachsenen intergeschlechtlichen Menschen Informationen bewusst zurückgehalten: ‚Bitte der Patientin nichts von dem tatsächlichen Befund berichten um eine psychische Belastung zu vermeiden'. Solch eine Verschleierung und schwerwiegende Unterlassung von Informationsvermittlung, die bis in jüngste Zeit häufig noch durch das ‚Verschwinden' von medizinischen Unterlagen durch diverse Umstände (Verjährung, ein vorgeblicher ‚Wasserschaden' oder ‚Verlust' beim Umzug…) verschärft wurden, führten und führen zu Situationen, in der intergeschlechtliche Menschen oft nicht mehr nachvollziehen können, was genau ihnen widerfahren ist und, vor allem, welche körperlichen Merkmale und Organe entfernt oder verändert wurden, mit unvorhersehbaren kurz- und langfristigen Auswirkungen für die Gesundheit. Heute erwachsene

intergeschlechtliche Menschen leben weiterhin mit den Folgen dieser Behandlungspraxis und der Zerstörung ihrer sexuellen Sensibilität und ihrer körperlichen Integrität." (TRIQ & OII Germany 2016, S. 4)

Erst ab den 1990er-Jahren wurden inter* Aktivist*innen in Deutschland als Bewegung ernst genommen, die die Medikalisierungspraxis als Menschenrechtsverletzungen einordneten.

> „Das aktive Zurückhalten und Verschleiern grundlegender Informationen hält den Menschen davon ab, mehr über sich zu erfahren oder sich mit Anderen über gemeinsame Erfahrungen auszutauschen. So fanden sich Menschen mit angeborenen Variationen der Geschlechtsmerkmale erst zu Gruppen von Menschen zusammen, nachdem sie ihre Widerfahrnisse mit anderen teilen konnten. Dabei half die Anonymität des Internets Dinge zu schildern, die im Alltag unter dem Deckmantel des Tabus versteckt blieben. Bei Recherchen zu der eigenen Geschichte führen oft bestimmte Suchbegriffe auf die richtige Fährte: Diagnosebegriffe wie zum Beispiel Klinefelter-, Turner-, Meyer-Rokitansky-Küsterhauser,- Swyer-, Adrenogenitales-Syndrom (AGS), Androgenresistenz (AIS), 5-Alpha-Reduktase-Mangel, 17-Beta-Hydroxysteroid- Dehydrogenase-Mangel, oder Beschreibungen von Aspekten des Erlebten wie Dilatation beziehungsweise Bougieren (das Dehnen der Vagina mit einem Gegenstand), Gonadektomien (chirurgische Entfernung der Keimdrüsen), wiederholte Operationen im Kindesalter, Narben im Genitalbereich, oder auch Beschreibungen subtilerer Differenzerfahrungen." (TRIQ & OII Germany 2016, S. 5-6)

Auch in der Pränatalmedizin ist Intergeschlechtlichkeit ein Thema. Wenn „Präimplantationsdiagnostik oder das pränatale Screening das Risiko einer möglichen Variation der Geschlechtsmerkmale bei Embryonen und Föten anzeigt, kann dies dazu führen, dass die weitere Entwicklung des Embryos und des Fötus verhindert wird" (OII Germany 2021, S. 10). Bei positivem Befund kann also eine Spätabtreibung ermöglicht werden, wie auch bei Trisomie 21 und anderen Formen von Be_hinderungen (Bigalke 2015). OII Germany (2021) berichtet von Mediziner*innen, die auf Eltern Druck ausgeübt haben, solche (risikoreichen) Untersuchungen sowie Spätabtreibungen durchführen zu lassen. Joris Gregor konstatiert „Inter* Körper werden damit nun nicht mehr nur nach der Geburt zugerichtet, sondern vorgeburtlich ausgelöscht." (Gregor & Stern 2021, Vortrag). Angesichts der deutschen Geschichte mahnt Gregor, verantwortungsbewusst mit neuen technischen Untersuchungsmöglichkeiten umzugehen und sensibilisiert zu sein für solch eine Normierungslogik, die letztlich Menschen mit einem normabweichenden Körper weniger oder kein Lebensrecht zugesteht.
Wie konnte es zu solchen Verschleierungen und ihnen zugrunde liegenden pathologisierenden Denkmustern und Behandlungsvorgehen kommen? Seit dem 12. Jahrhundert wurden bereits vereinzelte medizinisch dokumentierte

Operationen an intergeschlechtlichen Menschen durchgeführt (Klöppel 2010). Im Mittelalter konnte bei Zweifeln an der vergeschlechtlichten Ausprägung von Körpermerkmalen eines Kindes dessen Vater eine vorübergehende geschlechtliche Zuordnung festlegen, bis das Kind ein heiratsfähiges Alter erreichte und sich dann selbst zuordnete. Es gab die zivilrechtliche Regelung ‚in dubio pro masculo' (deutsch: im Zweifelsfall männlich), vermutlich um dem Kind männliche Privilegien zu ermöglichen (Groneberg 2008). Bis zum 18. Jahrhundert etablierte sich die Obduktion als medizinische Praxis (Klöppel 2010). Im Zuge dessen findet eine sukzessive Verschiebung hin zu medizinischer Deutungshoheit und Pathologisierung vergeschlechtlichter Körper statt (Gregor 2015). Angela Kolbe (2010) bewertet beispielsweise das Preußische Allgemeine Landrecht von 1749 einerseits als „prominenteste (und fortschrittlichste) Regelung zur geschlechtlichen Einordnung" (S. 79) intergeschlechtlicher Menschen, da es „relativ ausführlich das Problem der unklaren Geschlechtszugehörigkeit behandelte" (S. 79):

> „§. 19. Wenn Zwitter geboren werden, so bestimmen die Eltern, zu welchem Geschlechte sie erzogen werden sollen.
> §. 20. Jedoch steht einem solchen Menschen, nach zurückgelegtem achtzehnten Jahre, die Wahl frey, zu welchem Geschlecht er sich halten wolle.
> §. 21. Nach dieser Wahl werden seine Rechte künftig beurtheilt.
> §. 22. Sind aber Rechte eines Dritten von dem Geschlecht eines vermeintlichen Zwitters abhängig, so kann ersterer auf Untersuchung durch Sachverständige antragen.
> §. 23. Der Befund der Sachverständigen entscheidet, auch gegen die Wahl des Zwitters, und seiner Aeltern." (ALR 1794)

Die Person konnte sich selbst einer der beiden Geschlechter Frau oder Mann zuordnen, auch durch:

> „konkludente Handlungen (...), zum Beispiel in der Wahl von als männlich oder weiblich angesehener Kleidung. Die elterliche oder die eigene Wahl musste sich nicht zwangsläufig nach den überwiegenden (physiologischen) Merkmalen richten. Staat und Sachverständiger kamen nur dann zum Zuge, wenn Rechte Dritter, wie zum Beispiel Erbe, Lehen oder Ehe, vom Geschlechtswechsel (...) betroffen waren und diesen den Wechsel reklamierten." (Kolbe 2010, S. 80)

Andererseits sei bereits zu dieser Zeit das „medizinische Urteil" der*des Sachverständigen ausschlaggebend gewesen (Gregor 2015). Ebenfalls seit dem 18. Jahrhundert begann die schrittweise Verschränkung von Körper, Sexualität und Geschlechtsidentität (Groneberg 2008), die „sich bis heute in einem Heterosexualitätsdispositiv bei der Zurichtung intergeschlechtlicher Menschen materialisiert" (Gregor 2015, S. 49).
In den 1950er und 1960er-Jahren forschte der amerikanische Psychologe John Money mit seinem Team an intergeschlechtlichen Menschen und entwickelte

ein „Behandlungskonzept" zur somatischen Normierung intergeschlechtlicher Körper. Dem Konzept lag ihre „gender-imprinting theory" zugrunde, die auf der Grundannahme beruht, das äußere Genitale bilde die Basis für die psychosexuelle Entwicklung eines Kindes (Klöppel 2010) (→ Kapitel 1.2 Vergeschlechtlichte Körper(merkmale)) Ferner würde sich das geschlechtliche Zugehörigkeitserleben innerhalb der ersten 18 Lebensmonate ausbilden (Money, Hampson, Hampson 1957). Unter diesen Annahmen entwickelte das Team die „optimal gender policy": intergeschlechtliche Kinder müssten frühzeitig durch (kosmetische) Operationen und/oder Behandlung mit Hormonen in eines der beiden Geschlechter weiblich oder männlich „normalisiert" werden und anschließend von den Sorgeberechtigten in diesem Geschlecht erzogen werden. Die Behandlung wurde als erfolgreich beurteilt, wenn sich die Kinder im zugewiesenen Geschlecht einfanden, zugewiesene Jungen im Stehen urinierten und heterosexueller penetrativer Geschlechtsverkehr möglich war (Klöppel 2010, Gregor 2015, Krämer & Sabisch 2021). Meistens wurden intergeschlechtliche Kinder als Mädchen eingeordnet. Die chirurgische Begründung: „It's easier to make a hole than to built a pole"[45] (Reiter 1998 zit.n. Gregor 2015, S. 58). Zentrales Element der „optimal gender policy" war die Geheimhaltung der intergeschlechtlichen Diagnose und Medikalisierung vor dem Kind seitens des medizinischen Teams und der Eltern beziehungsweise der Familie des Kindes (Money, Hampson, Hampson 1957, z.N. Klöppel 2010). In den nachfolgenden Jahren wurden geschlechtszuweisende Operationen sukzessiv in den Medizindiskurs aufgenommen, in westlichen Ländern wie auch in (ehemaligen) Kolonien (Eckert 2017).

> „Inter*geschlechtlichkeit ist demnach eine durch Medikalisierung und Pathologisierung erzeugte Kategorie, die ihre Bedeutung und Wirkung mittels Kolonialisierungspraktiken ausgebreitet und alternative zwischengeschlechtliche Konzepte weitgehend mit ihrer Bedeutung besetzt und pathologisiert hat. Die Verwerfung ist damit immer intersektional mit rassistischen Zuschreibungen verwoben – auf der Individualebene machen inter* BIPoC andere Diskriminierungserfahrungen als weiße, wenn rassifizierende Stereotype die Gesundheitsversorgung erschweren oder gar verhindern oder – hier kreuzen sich Subjekt- und Strukturebene – indigene Konzepte von Zwischengeschlechtlichkeit als solche nicht anerkannt, sondern die diagnostizierten Besonderheiten als ‚Intersexualität' kolonialisiert werden." (Gregor 2021, S. 81-82)

Die „Idee der Genitalien als wichtigstes Zeichen des Geschlechts und die damit einhergehende Vorstellung sozialer Prägung setzte sich auch in Deutschland nach und nach durch" (Krämer & Sabisch 2021, S. 63):

45 Das heißt, das Anlegen einer Neo-Vagina war einfacher zu bewerkstelligen als einen Penoid aufzubauen.

> „So nehmen Mediziner:innen etwa an, dass inter*geschlechtliche Kinder unweigerlich von Diskriminierung und Ausgrenzung im sozialen Umfeld betroffen sind und so unter erheblichen psychischen Beeinträchtigungen leiden. Irreversible Operationen am Genital werden hier als Vorbeugung gegen Diskriminierung gedeutet. Zudem wird (ähnlich wie bei Money) die gesunde psychosexuelle Entwicklung infrage gestellt, wenn das Kind entscheiden müsse, welche Toilette es benutze oder welche Umkleidekabine die richtige für es sei. Deutlich wird hier, dass alltagsweltliche Wissensbestände in medizinische Praxis übersetzt werden, obwohl es keine empirischen Befunde dazu gibt. Das Alltagswissen wird so zum Referenzrahmen für operative Eingriffe." (S. 69)

Bei der sogenannten Chicago Consensus Conference 2005 wurden schließlich nach Jahrzehnten sowohl Diagnosen als auch Behandlungsleitlinien überarbeitet, unter anderem wurde die bis dato vor allem in Baltimore praktizierte Geheimhaltungspraxis verworfen (Gregor 2015, Krämer & Sabisch 2021).

> „Weitere Empfehlungen betrafen Diagnostik und Behandlung, welche von einem multidisziplinären Team erfolgen solle. Zudem sollte das Geschlecht erst nach einer gesicherten Diagnose zugewiesen werden. (...) Die Familienmitglieder sollten nun in Entscheidungen einbezogen und über die Risiken von Operationen aufgeklärt werden. Zudem sollten Operationen nur ab einem bestimmten Grad der Virilisierung durchgeführt werden." (Krämer & Sabisch 2021, S. 64)

Die Zahl der in Deutschland an nicht-einwilligungsfähigen intergeschlechtlichen Kindern unter zehn Jahren durchgeführten Genitaloperationen ist jedoch wider Erwarten seit 2005 relativ konstant geblieben. Dies zeigt eine von Josch Hoenes, Eugen Januschke und Ulrike Klöppel (2019) durchgeführte Studie, die fallpauschalbezogene Krankenhausstatistiken ausgewertet hat.
Anike Krämer und Katja Sabisch (2021) beschreiben für Deutschland eine „Diskursverschiebung (...) in verschiedenen politischen und rechtlichen Maßnahmen seit den 2010ern, beginnend mit der Stellungnahme des Ethikrats (2012) über die neue Behandlungsleitlinie S2k „Varianten der Geschlechtsentwicklung" (2016)" (S. 61) bis hin zu einem Gesetz zum Schutz von Kindern vor geschlechtsverändernden operativen Eingriffen (Bundesgesetzblatt 2021). Inter*verbände bewirkten durch das Schreiben von Parallelberichten (umgangssprachlich „Schattenbericht") an Gremien der Vereinten Nationen (UN), dass die UN die deutsche Bundesregierung aufforderte, sich mit den Interessen und dem Schutz intergeschlechtlicher Menschen in Deutschland zu befassen.[46] Der von der Bundesregierung beauftragte Deutsche Ethikrat sprach sich 2012 in seiner Stellungnahme für ein Verbot von genitalverändernden

46 Parallelberichte des Vereins Intergeschlechtliche Menschen e.V. finden sich hier: https://im-ev.de/aktvitaeten/

Operationen aus und befürwortete die Einführung eines dritten Geschlechtseintrags (Deutscher Ethikrat 2012).
Im Jahr 2016 ist die medizinische S2k-Leitlinie Varianten der Geschlechtsentwicklung der AWMF unter Beteiligung von Inter*interessenvertretungen erschienen (AWMF 2016). Im Kern erkennt die Leitlinie an, dass Intergeschlechtlichkeit beziehungsweise „Varianten der Geschlechtsentwicklung" keine Krankheiten ist, es daher ohne eine medizinische Indikation auch keiner Behandlung bedarf. Die Diagnosestellung soll verbessert werden und die Lebensqualität der inter* Person im Mittelpunkt stehen. Diese soll interdisziplinäre Beratung inklusive Peer-Beratung in Anspruch nehmen können und alle Entscheidungen selbst treffen – Kinder sollen altersgemäß über ihren Körper informiert werden. Zum Druckschluss dieses Buches wird eine überarbeitete Version der S2k-Leitlinie zum Juli 2023 erwartet (AWMF 2023c i.Pr.).
Auch wenn diese Leitlinie bereits einen Fortschritt bedeutet, ist sie rechtlich für Ärzt*innen nicht bindend. Für Sanktionsmöglichkeiten der Landesärztekammern braucht es Richtlinien oder ein gesetzliches Verbot. Im Jahr 2021 hat der Deutsche Bundestag das „Gesetz zum Schutz von Kindern mit Varianten der Geschlechtsentwicklung" beschlossen (Bundesgesetzblatt 2021). Das Gesetz regelt medizinische Eingriffe an Kindern, wenn diese lediglich dazu dienen, ein Kind an die biologisch-medizinischen zweigeschlechtlichen Körpernormen anzupassen. Demnach muss vorab in einem familiengerichtlichen Verfahren geklärt werden, ob die medizinische Notwendigkeit eines Eingriffes besteht. Es sei denn, es besteht akute Lebensgefahr beispielsweise durch einen Harnröhrenverschluss (Bundesgesetzblatt 2021). Inter*verbände begrüßen dieses Gesetz grundsätzlich, bemängeln jedoch unter anderem, dass es kein klares Verbot der Eingriffe gibt, nur Kinder mit einer bestimmten Diagnose geschützt sind und Jugendliche keinen Schutz erfahren (IM-EV 2021). Kinder würden nun nicht mehr als intergeschlechtlich markiert, sondern als Mädchen oder Junge eingeordnet und dann mit der Begründung der „Korrektur einer Fehlentwicklung" weiterhin medizinisch behandelt (IM-EV 2019, IM-EV 2021). Es gibt also aus Menschenrechtsperspektive noch Regelungsbedarfe.
Trotz dieser beschriebenen Diskursverschiebung folgen „Teile der Medizin auch heute noch dem höchst umstrittenen Behandlungskonzept aus den 1950er Jahren" (Krämer & Sabisch 2021, S. 61). Krämer und Sabisch stellen in ihren Forschungsarbeiten fest, „dass die Vorstellungen von Geschlecht und Sexualität in der Medizin eng an alltagsweltliches Wissen gekoppelt sind und selbst Expert*innen in dem Feld spezifische und normative Vorstellungen von Geschlecht und Sexualität anwenden". (S. 65)
Viele Mediziner*innen würden Kritik von inter* Aktivist*innen zurückweisen und jene „oft als angriffslustig und impulsiv" (S. 66) beschreiben. Bis dato werde „deutlich, dass nicht etwa die Selbstbestimmung des Kindes respektive Menschen im Vordergrund steht, sondern die normierte Vorstellung eines Geschlechtskörpers, bei dem Abweichungen zu psychischen und physischen

Beeinträchtigungen führen“ (S. 67-68) (→ Kapitel 5.2.3 Auswirkungen von Medikalisierung auf inter* Personen).
Zu einem Paradigmenwechsel bezüglich Operationen an intergeschlechtlichen Kindern in Deutschland konstatiert Gregor (2022):

> „Auch wenn der Umgang heute stärker von der Bereitschaft der verantwortlichen Mediziner*innen abhängt, die mittlerweile recht präsenten Kritiken und negativen Folgen der medizinischen Eingriffe bei ihren Behandlungsempfehlungen einzubeziehen und transparent zu machen, lässt ein Blick in die Curricula der medizinischen Ausbildung den Schluss zu, dass es zur Pathologisierung weiterhin kaum Alternativen zu geben scheint. Die Geschlechtsentwicklung wird an deutschen medizinischen Hochschulen weiterhin in binären Mustern gelehrt. Intergeschlechtlichkeit/DSD (disorders of sex develompent, die Autor*innen) wird folglich weiterhin als zu korrigierende Abweichung verhandelt.“ (S. 170)

Krämer und Sabisch (2021) fordern eine Denkstilumwandlung im medizinischen System, gepaart mit Einschränkungen seitens der Deutschen Bundesregierung:

> „Wenn also der emanzipatorische Denkstil in Form des Selbstbestimmungsrechts beziehungsweise des Rechts auf körperliche Unversehrtheit von intergeschlechtlichen Kindern gestärkt werden soll, bedarf es einer gesetzlichen Einschränkung medizinischer Macht. Denn die besondere Stellung der Medizin in der Gesellschaft bewirkt ein Machtgefälle und stärkt die Position der Medizin und somit den disziplinspezifischen Denkverkehr. Äußerer Druck, etwa durch den Gesetzgeber, kann die medizinischen Denkstile erweitern und somit den emanzipatorischen Denkstil stärken. Die dadurch entstehenden (möglicherweise) neuen Praktiken – etwa das Abwarten im Gegensatz zum operativen Zuweisen – können die Ausbildung neuer Denkstile (auch in der Medizin) begünstigen.“ (S. 70)

5. Folgen von zweigeschlechtlichem Denken – individuelle Erfahrungen zum Abweichen von der Norm

„Wer den Normen entspricht, kann es sich leisten zu bezweifeln, dass es sie gibt."
(Carolin Emcke 2013, S. 22)

Zweigeschlechtliches Denken und die binäre Organisation von Gesellschaft haben Auswirkungen und Folgen für alle Menschen. Wie geht es Personen, die mehr oder weniger von der kulturellen Norm abweichen? Wie reagiere ich selbst, wenn ich bei anderen Menschen Abweichungen von der Mehrheitsnorm wahrnehme? Nachfolgend werden einige individuelle Innenperspektiven zur Verfügung gestellt, die Diskriminierungserfahrungen und Belastungen durch heteronormative Strukturen erfahrbar machen. Dabei muss erwähnt werden, dass hier nur einige Erfahrungen aus den vielfältigen Lebensrealitäten von Menschen aus dem LSBTIQA* Spektrum erzählt werden können und viele weitere in diesem Buch zunächst unbesprochen bleiben. So fehlen zum Beispiel Perspektiven von Menschen mit Be_hinderungen, Erfahrungen zu Lebenslagen asexuell oder aromantisch empfindender Menschen und von Personen, die in Mehrfachbeziehungen leben. Diese und andere Themenfelder werden ausführlich in weiteren Bänden dieser Reihe in den Blick genommen. Konkret verwiesen sei an dieser Stelle auf den Folgeband in dieser Reihe über „BDSM und Psychotherapie" (Wolf 2023).
Wir laden beim Lesen zu einer Auseinandersetzung mit den eigenen Normen, Bildern, Zuschreibungen und Erwartungen ein.
Vielfalt sind nicht die anderen, Vielfalt sind wir alle.

5.1 Hetero-Erwartungen und Freiheitsgefühle durch Vielfalt – Erfahrungen aus cis-endo-hetero Perspektiven

Auch Personen der Mehrheitsgesellschaft können durch Heteronormativität Belastungen erleben, wie folgende Beispiele verschiedener cis-endo-hetero Personen zeigen. Der Aufbau ist ähnlich wie in → Kapitel 2 (Weshalb mit zweigeschlechtlichem Denken beschäftigen?). Wie dort wird auch hier eine vergangene Situation zunächst aus der Innenperspektive beschrieben und dann aus heutiger Sicht reflektiert. Zum tiefergehenden Verständnis bestimmter Vorgänge oder dem Rückgriff auf theoretische Konzepte wird auf andere Kapitel verwiesen.

Die Kinderfrage

Innenperspektive

„Mit Ende 20 treffe ich meine Kindheitsfreundinnen wieder. Die beiden Schwestern und ich sind zusammen aufgewachsen. Die letzten Jahre hatten wir kaum Kontakt. Ich lebe nicht mehr in der Gegend und wir hatten uns aus den Augen verloren. Heute bin ich zum Kaffeetrinken ins Haus der Eltern eingeladen. Beide Frauen haben ihre Ehemänner dabei. Die Mutter der beiden möchte gerne bald Oma zu werden, denn ‚alle kriegen Babys'. Die jüngere der Schwestern fühlt sich davon gestresst ‚setz meinen Uterus nicht so unter Druck', sagt sie. ‚Wie sieht es denn bei dir mit Babys aus?', die Frage geht an mich. Ich hatte daran gar nicht gedacht. Zwischen meinem Freund und mir war das kein Thema. Vor Kurzem war ich in eine neue Stadt gezogen, um nach meiner Ausbildung zu studieren. Ich bin verwirrt und sage etwas wie, dass ich mich erstmal aufs Studium konzentrieren will. Das Gespräch geht zu unverfänglicheren Themen über. Später fragt mich die Kindheitsfreundin, die vorhin so unter Druck geraten war, nach einem Bild meines Freundes. Sie sieht seine gewellten Haare und meint begeistert ‚ach toll, eure Kinder werden alle Locken kriegen'.

Ein paar Wochen nach dem Treffen bekomme ich eine Nachricht, in der mir die jüngere Schwester von ihrer Schwangerschaft berichtet. Bald darauf wird auch die andere Schwester schwanger."

Reflexion

Heute, gut zehn Jahre später, lebe ich kinderfrei in einer Großstadt mit wechselnden Partnerpersonen. Die Situation damals hat mich berührt. Einerseits habe ich mich irgendwie ertappt gefühlt. Andererseits war ich mit einem Thema konfrontiert, das zu dieser Zeit gar nicht meines war. Die Erwartungen dieser Familie waren so eindeutig spürbar. Diese Themen sind für mich intim und damals war ich darauf völlig unvorbereitet. Ich war peinlich berührt. Es hat mich erleichtert, auf die an mich gerichtete Kinderfrage mit meinem Studium antworten zu können. Heute beschäftige ich mich mit der Kinderfrage. Wie gehe ich mit der gesellschaftlichen Erwartung an mich als gebärfähige Person um? Darf ich auch keinen Kinderwunsch haben? Werde ich das irgendwann bereuen? Ist es egoistisch von mir keine Kinder zu bekommen? Vor wem rechtfertige ich mich eigentlich? Ich möchte gerne sortieren, was davon internalisiert und was von außen an mich adressiert ist. Wie kann ich mit Erwartungen nach Großelternschaft der eigenen Eltern umgehen? Ich spüre eine Art Verpflichtung, etwas zurück- oder genetisch weiterzugeben. Mir fällt eine befreundete Person ein, die Mutter hat nach dem schwulen Coming-Out als erstes bedauert, dass sie dann keine Enkelkinder mehr erwarten könne. Eine andere befreundete Person hat vor kurzem Teilen der großen Patchwork-Familie eröffnet, keine Kinder bekommen zu wollen. In meinem Umfeld gibt es mittlerweile vielfältige Lebensentwürfe – mit und ohne Kinder. (→ Kapitel 2 Weshalb mit zweigeschlechtlichem Denken beschäftigen?, → Kapitel 6.6 Stigmatisierung und Selbststigmatisierung, → Kapitel 6.7 Minderheitenstress und Wege der Selbstermächtigung)

Heinz-Jürgen Voß weist im Vortrag „Nur zwei Geschlechter? Zur Dekonstruktion des Geschlechts in der Biologie" (BVT 2022b) darauf hin, dass Geschlecht auch dann evolutionär von Bedeutung ist, wenn es sich nicht fortpflanzt. Für den Gruppenzusammenhalt ist jede Person wichtig und Nachwuchs muss nicht ausschließlich von genetischen Elternpersonen umsorgt werden. Eine Stabilisierung der Gesellschaft findet nicht nur durch die Weitergabe von Erbmaterial statt, sondern beispielsweise auch durch technische Fortschritte.
Sarah Diehl (2021) setzt sich in ihrem Buch „Die Uhr, die nicht tickt. Kinderlos glücklich. Eine Streitschrift" mit vielen dieser Fragen und der Rolle von Frauen in patriarchalen Strukturen auseinander. Es ist ein Plädoyer dafür, weibliche Identität(en) gelöst von Mutterschaft zu verstehen. Dabei wirbt sie für Respekt und Akzeptanz anderer Lebensrealitäten, ob mit oder ohne Kinder und warnt vor dem Abwerten der Lebensentwürfe anderer, um die eigene Lebensweise aufzuwerten. Dies würde unter anderem in der ideologischen Debatte um Kinderlosigkeit verschiedener politischer Seiten sichtbar: „Dabei hat jede Entscheidung einen Preis, und weil man den selbst zahlen musste, tritt man der Alternative umso unversöhnlicher gegenüber" (Diehl 2021, S. 256).

Ehe und Beruf

Innenperspektive

„Ein Familienmitglied schickt eine E-Mail über den Familien-Verteiler. Angehängt ist ein selbstverfasster Text aus dem Kurs zu kreativem Schreiben, den die Person besucht. Der Text handelt von mir. Ich lese eine Bilanz meiner Berufs- und Beziehungslaufbahn. Vor allem die Trennung von meinem Partner wird bedauert, denn der hätte so gut in die Familie gepasst, die Ehe sei schon in Sicht gewesen – aber ich hätte mich dagegen entschieden. Stattdessen würde ich mich lieber mit meinen Fachbüchern beschäftigen."

Reflexion

Wenn ich heute darüber nachdenke, war ich damals ziemlich perplex und schockiert. Dieser Text war plötzlich da. Offenbar hatte ich bisher nie offen ausgesprochene Erwartungen enttäuscht. Ich habe mich geschämt. Vielleicht dachten auch andere in meiner Familie so über mich? Ich habe mich gefühlt, als würde mir etwas fehlen. Irgendwann kam auch

Ärger in mir hoch. Ich habe meinem Familienmitglied gesagt, dass ich verletzt bin. Das stieß auf Unverständnis, denn mich auszuwählen war als Wertschätzung gedacht. Die Aufgabe sei gewesen, über einen jungen Menschen mit interessantem Leben zu schreiben. Wir können unsere Perspektiven austauschen, das Familienmitglied entschuldigt sich auch bei mir. Trotzdem bleibt ein Gefühl zurück, dass wir nicht zueinanderfinden. Bin ich vielleicht zu empfindlich? (→ Kapitel 6.3 Mikroaggressionen)

Daniel Schreiber beschreibt in seinem Essay „Allein" (2021) die Bedeutung von freundschaftlichen Beziehungen und stellt sie als Gegenentwurf dem propagierten Modell des Paarlebens und „(...) der Beschwörung der Magie der Kernfamilie" (S. 62) dar. Das menschliche Bedürfnis nach Nähe ist universell und lebensnotwendig. Dennoch muss es nicht ausschließlich in heteronormativen oder homonormativen Paarstrukturen ausgelebt werden. Es wird das Konzept ‚uneindeutiger Verluste[47]' (S. 79) im Leben für die Auseinandersetzung mit der Trauer um die Nichterfüllung mancher persönlicher Lebenskonzepte angeboten. Dies kann auch als hilfreiche Einladung für die Beschäftigung mit und die Verabschiedung von internalisierten heteronormativen Strukturen verstanden werden.

Internalisierte Heteronormativität, Begegnungen und Freiheitsgefühle

Innenperspektive

„Eine verheiratete Bekannte ist aktuell unzufrieden an ihrer Arbeitsstelle und überlegt ihre Optionen, die im Augenblick alle nicht besonders attraktiv sind. Ihr Mann hat einen gesellschaftlich hoch angesehenen Beruf und verdient gut. Die beiden haben ein kleines Kind, die Care-Arbeit wird überwiegend von meiner Bekannten übernommen. Ich möchte sie beruhigen und sage, dass sie Glück hat und die Familie nicht unbedingt auf ihr Einkommen angewiesen sei. Sie hat mir von der momentan noch unkonkreten weiteren Familienplanung erzählt und ich sage: ‚zur Not kannst du ja einfach schwanger werden.'"

47 Ein therapeutisches Konzept, das auf die Psychotherapeutin Pauline Boss zurückgeht, mit dem Menschen beim Verarbeiten traumatischer Verlusterlebnisse, wie einen geliebten Menschen durch eine Gewalttat zu verlieren oder für Angehörige demenziell erkrankter Menschen und andere prägende Verluste unterstützt werden sollen (Ambiguous Loss o.D.).

Reflexion
Mir ist das heute noch unangenehm. Wie schnell ich meine heteronormativen Stereotypen wie eine Schablone über die Lebensrealität meiner Bekannten gelegt und patriarchale Strukturen bestärkt habe. Die Enge der Lebenssituation hat Gefühle der Ohnmacht und Hilflosigkeit in mir ausgelöst. Daher die Absicht sie zu entlasten und zu beruhigen. Der Rückgriff auf meine tief verinnerlichten heteronormativen Denkweisen kam wie von selbst und erschreckt mich heute. Es war möglich, die Situation bei einem späteren Kontakt noch einmal anzusprechen, mich auch dafür zu entschuldigen und noch einmal in den Austausch darüber gehen. (→ Kapitel 6.4 Heterosexismus und internalisierte Homonegativität, Kapitel 6.6 Stigmatisierung und Selbststigmatisierung)

Einblicke und Kontakte mit nicht-normativen, marginalisierten Lebensrealitäten können tief berührend sein.

Praxisbeispiel: Geschlechtsidentität

„Meine Klientin, eine trans Frau, sieht mich (cisgeschlechtlich) an und sagt, dass ihr Leben um so viel leichter wäre, wenn sie einfach cis wäre."*

Reflexion
Ihr Schmerz ist spürbar. Und ich meine auch, einen Vorwurf zu hören. Ich empfinde Schuldgefühle für meine Cisgeschlechtlichkeit. Ich kann die empfundene Ungerechtigkeit nachvollziehen. Aber ich werde nie selbst spüren oder wissen können, wie es ist transgeschlechtlich zu sein. An diesen Tatsachen können wir beide nichts ändern. Was kann ich ihr entgegnen, was könnte sie trösten? Hilfreich könnte vielleicht der Austausch mit anderen trans* Menschen sein. In unserem gemeinsamen Moment erkenne ich ihren Schmerz an und halte ihn mit ihr aus. Zu einem anderen Zeitpunkt ist es vielleicht möglich, meine Gedanken dazu zu teilen, wenn passend und auch gewünscht. (→ Kapitel 6.6 Stigmatisierung und Selbststigmatisierung, → Kapitel 6.7 Minderheitenstress und Wege der Selbstermächtigung)

Der Austausch mit vielfältigen Perspektiven hat Auswirkungen auf internalisierte Normen und die Lebensqualität.

Freiheit durch Diversität

Innenperspektive

„Als ich Teil eines Teams werde, in dem sich viele als queer definieren und auch trans und nichtbinäre Menschen arbeiten, spüre ich zum ersten Mal eine Freiheit in mir, die ich vorher so nicht kannte. Vielleicht weil mir hier nicht die klassischen Fragen nach Kind und Mann gestellt werden und es in Ordnung ist, wie ich lebe. Ich muss mich für meine Lebensumstände weder erklären noch rechtfertigen."*

Reflexion

Ich merke, wie ich aufatme und mich lebendiger fühle. Ich stehe weniger unter Druck als sonst. Dieses Gefühl von Freiheit gefällt mir. Und tut mir gut. Es fühlt sich an, als wäre hier auch Platz für das nicht-normative meines Lebensentwurfes. Ich darf diesen jenseits innerer und äußerer Normen selbst gestalten. Das beruhigt mich. Ich beginne mich zu fragen, was und wer passt eigentlich zu mir? Und frage mich dafür weniger, warum dieses oder jenes nicht Teil meiner Lebensrealität ist. Das ist neu für mich. Ich traue mich immer mehr Regeln und Werte zu hinterfragen. Es entstehen neue Gedanken. Je weiter ich gehe, desto weniger kann ich zurück. Das will ich aber auch gar nicht. (→ Kapitel 7 Verbündetenschaft, → Kapitel 8.1 im Kontakt mit mir – Was habe ich von der Auseinandersetzung?)

Selbsterforschungsangebot: Heteronormativität aus cis-endo-hetero Perspektive

- In welchen Bereichen und wodurch erlebe ich Belastungen durch Heteronormativität?
- In welchen Situationen profitiere ich von heteronormativen Strukturen und Vorannahmen?

5.2 Integrität und Mut trotz erlebter Diskriminierung und Gewalt – Erfahrungen inter*, trans*, nichtbinärer Menschen

Viele trans*, inter*, nichtbinäre Menschen können für sich sagen, sie führen ein gutes Leben. Viele wünschen sich, diese Aussage machen zu können. Es kommt darauf an, welchen Umgang Menschen auf ihrem individuellen Lebensweg finden können, mit den strukturellen Verhältnissen des Landes und all den

Herausforderungen und Unterstützung durch das Umfeld. Als zentrale Themen begegnen Menschen immer wieder Passing und Misgendering.

5.2.1 Passing

Passing (von Englisch „to pass" – bestehen, durchkommen) bedeutet, dass eine Person geschlechtlich so von ihrer Umwelt wahrgenommen und anerkannt wird, wie sie sich selbst identifiziert und wahrgenommen werden möchte, kurz: (An)Erkennung im für die Person richtigen Geschlecht. Wie in → Kapitel 1 (Geschlechter und Sexualitäten – was hängt wie zusammen?) beschrieben, können hierbei vergeschlechtlichte Körpermerkmale und geschlechtlicher Ausdruck durch Kleidung, Körpersprache und Verhaltensweisen für die jeweilige Person bedeutsam sein. Ob eine Person von ihrer Umwelt als weiblich, männlich oder eine andere Geschlechtlichkeit (an)erkannt wird, hängt von den jeweiligen gesellschaftlichen und individuellen Geschlechternormen und -bildern ab.

„Ich finde es hart, dass ich im Alltag nicht einfach so als Frau wahrgenommen werde, sondern als trans Frau sichtbar bleibe und dauernd diese scannenden Blicke aushalten muss. Da sitzt du im Bus, trägst ne schicke Kette und hübsche Sommerbluse, bekommst aber statt 'nem freundlichen Lächeln diesen fragenden Blick. Und ich weiß schon, was du denkst: ‚Breitere Schultern, prominentes Kinn, irgendwie männlich, nicht weiblich genug'. Na, schönen Dank, warum darf für dich eine Frau kein markantes Kinn haben?! Hoffentlich kommen bald mal wieder die Schulterpolster der 80er zurück... "*

„Tja, ich hoffe so sehr, dass bald endlich der Stimmbruch einsetzt und der Bart kommt. Als Sopran wäre ich super geeignet, aber im Alltag ist das mega nervig, dauernd für eine Frau gehalten zu werden. Wenn das Telefon klingelt, melde mich schon immer mit ‚Hier ist HERR J.'. Führt aber zu neuen Problem: Dann denken die Leute oft, ich sei ein Teenager und wollen wissen, ob ich volljährig bin – und das mit 34. Im Supermarkt mal eben 'nen Wein kaufen, nee... ohne Perso geh ich da nicht hin."

„In der anonymen telefonischen Krisenberatung hat mir eine trans Frau erzählt, dass sie an einem Tag, an dem sie gut drauf war, an der Bushaltestelle stand als ein Typ sie ungefragt anquatscht ‚Was willst'n Du sein? Mann oder Frau?' Damit sei ihr Tag gelaufen gewesen."*

Das eigene Passing kann also von einer Person angestrebt werden, es braucht dazu jedoch auch das entsprechende lesende beziehungsweise erkennende Gegenüber. Demzufolge kann es auch passieren, dass das Gegenüber meint, einen Menschen geschlechtlich norm-konform lesen zu können, auch wenn es diesem Menschen nicht entspricht. Es kommt zum unbeabsichtigten und ggf. unerwünschten Passing. Dieses verhindert manchmal Kontakt zur eigenen Community.

„Ich fühle mich halt abinär, habe mich irgendwann entschieden, Testosteron zu nehmen und auch 'nen Bart zu haben. Jetzt habe ich so viel Bart, der fühlt sich echt stimmig an, aber fremde Menschen meinen, ich sei ein cis-endo Mann. Total unangenehm. Kein nicht-binäres Passing mehr. Auf der Straße kann ich die lesbischen Pärchen auch nicht mehr anzwinkern, das wäre creepy."

Viele trans* Personen legen keinen Wert auf ein spezifisches Passing. Um jedoch ein gewünschtes Passing zu erreichen, ist es für trans*, inter*, nicht-binäre Menschen oftmals notwendig, Identitätsanteile und Körperlichkeiten zu verbergen oder geschlechtliche Ausdrucksweisen zu unterdrücken. Das Unsichtbarmachen dieser Seins-Aspekte wird häufig als schmerzhaft erlebt und kann zu chronischem Stress führen (→ Kapitel 6.7 Minderheitenstress und Wege der Selbstermächtigung).

*„Ich verstehe es einfach nicht. Trans*männlich sein heißt doch nicht, dass ich mich nicht schminken darf. Ich finde einfach beides gut, männlich sein und einen hübschen Style. Auf Arbeit in der Bank kommt das halt nicht so gut. Ich freue mich auf die nächste queere Party."*

„Wenn mir Leute ins Gesicht gucken, erwarten sie untenrum körperlich meistens was anderes. Für Sauna, Umkleidekabine und so schon echt stressig. Da habe ich Schiss, dass da mal wer ausfällig wird oder sonst wie gewalttätig wird. Naja, meistens geh ich dann eh nicht hin, auch wenn's schön wäre. Oder ich geh mit wem anderes gemeinsam, bleib aber angezogen und bei Sauna halt immer gucken, dass das Handtuch drum bleibt. Ist mit Duschen aber blöd. Demnächst ist wieder trans-inter* only Schwimmen, dann haben wir unsere Ruhe und ich kann einfach mal nur Kraul üben."*

Passing beruht auf den Kategorien Weiblichkeit und Männlichkeit gemäß der zweigeschlechtlichen Heteromatrix (→ Kapitel 2.3 Das binäre System) und ist gekoppelt mit entsprechenden gesellschaftlichen Privilegien (→ Kapitel 3 Privilegien-Check zu Cisgeschlechtlichkeit und Alltagserleben als hetero Person).

*„Mein Kollege ist trans*männlich. Er hat einen Bart, eine tiefe Stimme, kleidet sich in Hosen und trägt meist schwarze Rundhals-T-Shirts, manchmal Hemden. Mir fällt es also leicht, ihn als männlich zu lesen. Es wird mir nicht passieren, dass ich ihn misgendere. Und manchmal, wenn er etwas Intimes von sich preisgibt, dann merke ich, wie erstaunt ich bin, weil ich vergessen habe, dass er trans* ist. Identitätsaspekte frei nach außen zeigen zu können, ist wichtig. Doch wie groß ist der Druck, sich den Normen anzupassen? Und wie tief kann der Schmerz über Zurückweisung treffen? Welchen Barrieren und Schwierigkeiten sind Menschen ausgesetzt, die sich im Transitionsprozess befinden und sich erklären müssen? Wie viel Mut und Kraft mag es erfordern, sich dem heteronormativen Alltag zu stellen? Ich denke an meine Erleichterung, weil mein Kollege so ein Passing hat und dadurch weniger Diskriminierung erfahren wird."*

„Ich habe gelernt, dass telefonieren für viele trans Personen sehr qualvoll sein kann, weil sie oft misgendert werden und sich dann erklären, oder das hinnehmen müssen. Auch Menschen, deren Stimme durch Training die gewünschte Tonlage erreicht hat, äußern durch frühere Diskriminierungserfahrungen Schwierigkeiten damit zu haben. Also bin ich bei telefonischen Beratungen besonders achtsam. Denn für diese Hürde auf meiner Seite kann ich Verantwortung übernehmen. Ich schreibe mir das Pronomen deutlich sichtbar auf meinen Block und stelle mir die Person in ihrem Identitätsgeschlecht vor."*

Wenn Menschen nicht normativ zweigeschlechtlich passen möchten und sich in ihrem geschlechtlichen Ausdruck frei zeigen, kann es sein, dass sich ihre Umwelt angesichts der Vieldeutigkeit des Ausdrucks, ähnlich einem Vexierbild, überfordert zeigt. Ein „nichtbinäres Schillern" kann dann den Preis mit sich bringen, eine mehrdeutige Projektionsfläche zu sein, die sich nicht situativ verstecken lässt. Auch die körperliche Transition von Menschen, die sich trans* weiblich oder männlich verorten, hat Phasen, beispielsweise im hormonell bedingten körperlichen Veränderungsprozess, in denen Menschen von ihrem Außen als „uneindeutig" gelesen werden und häufig Mikroaggressionen (→ Kapitel 6.3 Mikroaggressionen) ausgesetzt sind. Viele berichten, es sei kräftezehrend, so sichtbar zu sein und nicht einfach nach Bedarf in der Masse der Mehrheit untertauchen zu können. Intendiert oder nicht intendiert, erwerben oder verlieren Menschen, die sich auf Transitionswege begeben, Privilegien und müssen sich mit den Folgen auseinandersetzen.

Selbsterforschungsangebot: Passing

- Wurde ich schon einmal mit einem anderen Geschlecht angesprochen, „geschlechtlich verwechselt"? Wie habe ich die Situation empfunden?
- Kenne ich Situationen, in denen ich einen anderen Menschen im Hinblick auf ein geschlechtliches Passing scanne? Worum geht es mit in diesen Situationen? Wie fühle ich mich in dem Moment?
- Wie erlebe ich mich im Kontakt mit Personen, die ich nicht eindeutig lesen kann? Welche Gefühle löst das in mir aus? Welche Gedanken habe ich?
- Welche Gedanken und Gefühle könnten diese Personen in solchen Situationen haben?

5.2.2 Folgen von Misgendering

Wenn Menschen „falsch angesprochen" werden, das heißt die geschlechtliche Anrede nicht übereinstimmt mit ihrem Selbsterleben, kann das Schmerz, Ohnmachtserleben, Ärger und weitere Gefühle hervorrufen. Zunächst ist es unerheblich, ob das Misgendern beabsichtigt oder versehentlich geschehen ist, es wirkt als Mikroaggression (→ Kapitel 6.3 Mikroaggressionen), mit der die Person einen Umgang finden muss.

„Ich kriege die Vollmeise, wenn ich noch einmal in der Schlange stehe und hören muss ‚Wer ist als Nächstes dran, Sie wünschen, junger Mann?!' – Ich. Bin. Nicht. Männlich. Aber erklär das mal fremden Leuten, die dich nicht kennen. Das lohnt nicht, da kommen direkt die nächsten, die wieder falsch gendern."

„Also ich bin schon ziemlich traurig, dass meine Großeltern das nach einem Jahr noch nicht richtig hinbekommen. Gut, sie sind über 80 Jahre und trans nicht gewohnt, aber ich wünsche mir schon, dass sie ‚Enkelin' sagen. Immerhin sagen sie erst den alten und dann meinen neuen Namen, wenn auch mit ‚er'. Schräge Mischung."*

„Die Beraterin sollte sich mal informieren. Ich bin stinksauer, dass sie erst nach der offiziellen Namensänderung meinen richtigen Namen sagen möchte. Schriftverkehr ist etwas anderes, da brauchen wir den rechtlichen Namen. Aber wenn wir miteinander reden?! Wie soll ich mich denn da auf das Eigentliche fokussieren."

„Eine trans Frau (mit langen Haaren, kräftigem Körperbau, zartem Brustwachstum, tiefer Stimme, langem Rock und modischer Bluse) hat einen Ersttermin in einer ärztlichen Praxis. Den Termin hat sie telefonisch vereinbart, beim Telefonieren bemüht sie sich stets um eine höhere Stimme. Sie hat bereits ihren Personenstand geändert, auf der Krankenkassenkarte steht ihr weiblicher Name. Die Empfangskraft ist sichtlich irritiert und fragt, ob das tatsächlich ihre Karte sei. Die Patientin bejaht und wiederholt ‚Ich bin Frau xy'. Mittlerweile hat sich eine Schlange hinter* ihr gebildet. Die Empfangskraft händigt ihr den Anamnesebogen aus und verweist sie in den offenen Wartebereich gegenüber vom Tresen. Die Reaktionen der anderen Wartenden dort reichen von Wegschauen über Anstarren bis hin zu Tuschelei. Die Behandlung suchende Frau vertieft sich in ihr Handy. Als sie aufgerufen wird, schallt es über den Flur ‚Herr xy, bitte.' Die Blicke aller Anwesenden sind auf die trans* Frau gerichtet, als sie mit hochrotem Kopf aufsteht und durch den langen Flur zum Behandlungszimmer geht…"*

Mit dem Verweigern der Selbstbezeichnung und der gewünschten Ansprache einer Person wird ihre soziale Identität nicht anerkannt, was negative Folgen für die psychische Gesundheit und die Nutzung des Gesundheitssystems hat (Dolan, Strauss, Winter & Lin 2020). Die gesellschaftliche Stigmatisierung von Geschlechtsnonkonformität und Transidentität befördert Selbststigmatisierung. Ebenso konnten Zusammenhänge mit Depression, Ängsten und Stress gefunden werden, je häufiger trans* und nichtbinäre Menschen einem Misgendering ausgesetzt sind als Folgen von Minderheitenstress (McLemore 2015). Die Autor*innen Russell, Pollitt, Li & Grossman (2018) untersuchten anhand von vier Lebensbereichen Jugendlicher und junger Erwachsener Auswirkungen auf depressive Symptomatik, suizidale Gedanken und Handlungen. Wurde der selbstgewählte Name in einem zusätzlichen Lebensbereich genannt, so gingen diese Werte deutlich zurück.

Die Gesundheitsbedarfe geschlechtsnonkonformer Personen mit und ohne Transitionsanliegen sind vielschichtig und betreffen neben dem Zugang zu geschlechtsangleichender Behandlung auch andere medizinische Bedürfnisse. Die Strukturen im Gesundheitssystem sind häufig diskriminierend, das Gesundheitspersonal selten geschult und wenig informiert. Hier sei Behandelnden empfohlen, sich eigeninitiativ Wissen anzueignen und nicht die Verantwortung für Aufklärung auf Seiten trans* und nichtbinärer Patient*innen zu sehen (Dolan, Strauss, Winter & Lin 2020, Matsuno 2019). Angesichts der Macht der Sprache, die (nicht nur) historisch betrachtet, dazu missbraucht wird, um geschlechtsnonkonforme Personen zu marginalisieren, zu pathologisieren und ihre Diskriminierung zu normalisieren, ist eine angemessene, sensible und wertschätzende Kommunikation mit trans*, inter*, nichtbinären Personen im Gesundheitsbereich notwendig (Bouman et al. 2017). Sprachliche Interventionen reduzieren nachweislich Ängste nichtbinärer Personen. So benennt Matsuno (2019) verschiedene Empfehlungen für den persönlichen Kontakt: um das Gegenüber in der Identität zu stärken, sollte nach der Nennung des eigenen Pronomens offen nach dem gewünschten Pronomen gefragt werden und die Antwort darauf bedingungslos respektiert werden. Auch wird zur Verwendung geschlechtsneutraler Pronomen und einer geschlechtsinklusiven Sprache geraten.

Wir Autor*innen schließen uns dem an und können berichten, dass geschlechtsinklusives Sprechen geübt werden kann, ein Alltagsbeispiel: Statt in einer Schlange zu sagen „Lassen Sie bitte die Frau/den Mann durch", kann mensch formulieren „Lassen Sie bitte die Person durch".

Wenn Menschen nicht vertraut sind mit der Ansprache im Identitätsgeschlecht, befällt sie oftmals eine Scham, wenn sie einen anderen Menschen versehentlich Misgendern. Andere kommen in Kontakt mit Abwehrgefühlen wie Ärger und Wut, die sie auf die gendernonkonforme Person projizieren. All dies sind menschliche Erstreaktionen, denen begegnet werden kann. Wenn ich versehentlich misgendert habe, ist die Empfehlung, milde mit dem eigenen Übungsprozess zu sein, unaufgeregt Verantwortung für das eigene Handeln zu übernehmen, das heißt: sich gegebenenfalls kurz zu entschuldigen, zu korrigieren und beim nächsten Mal die korrekte Ansprache zu verwenden. Falls ich bemerke, dass ich dieselbe Person mehrmals misgendere, kann ich reflektieren, warum es mir so schwerfällt, beziehungsweise eruieren, was meine Widerstände sind.

Selbsterfahrungsangebot: Ansprache und Misgendern

- Habe ich bereits eine Person versehentlich misgendert? Oder habe ich sie bewusst in dem Geschlecht angesprochen, das ich bei ihr sehe? Wie hat sich das für mich angefühlt?
- Wie habe ich in der Situation des Misgenderns reagiert? Wie möchte ich zukünftig reagieren?

5.2.3 Auswirkungen von Medikalisierung auf inter* Personen

Aktivist*innen aus den Inter*menschenrechtsbewegungen berichten von zahlreichen Auswirkungen medizinisch-biologischer Normen und somatomedizinischer Maßnahmen auf intergeschlechtliche Menschen, ihre Herkunftsfamilien, Sorgeberechtigten und selbst gewählte Beziehungen. Intergeschlechtliche Menschen trügen mitunter über Jahrzehnte das Geheimnis der Inter*diagnose, was sogar zu einem Familientabu werde, und mit Scham besetzt sei.
Anike Krämer (2021) hat erforscht, was es für Eltern bedeutet, wenn ihre Kinder inter* sind. Die „Auseinandersetzung mit den Dimensionen einer Inter*-Diagnose bedarf einer medizinischen Aufklärung und psychosozialen Beratung, um die Folgen von Eingriffen einschätzen zu können" (S. 147). Jedoch würden Eltern nicht oder nicht ausreichend über medizinische Eingriffe informiert, sodass ihrer Einwilligung keine informierte Entscheidung vorangeht. Es käme sogar vor, dass Eltern gedrängt würden, medizinischen Eingriffen an ihrem Kind zuzustimmen (Krämer 2021). Krämer stellt in ihrer Forschung außerdem fest:

> „Wut und Frustration (sind, die Autor*innen) ein Thema bei den befragten Eltern. Hinzu kommen Gefühle des Alleingelassen-Seins, des Vertrauensverlusts und der Überforderung. Neben wenigen positiven Erfahrungen mit Mediziner*innen kommt es allerdings auch zu Grenzüberschreitungen." (S. 128):
>
> „Als die Eltern für eine Leistenbruchoperation ihres Kindes im Krankenhaus sind, wollen die Ärzt:innen eine Biopsie des Gonadengewebes vornehmen. Die Eltern verweigern die Entnahme. Nachdem sie nach dem Eingriff informiert wurden, dass eine Verlegung der Gonade unumgänglich gewesen sei, sind die Eltern verwundert. Bei einer späteren Ultraschalluntersuchung ist dann eine Gonade nicht zu sehen. Auch bei einer späteren Operation, in der die Gonaden verlegt werden sollen, wird die Operateurin nur auf einer Seite fündig. Die Eltern haben die Vermutung, dass die fehlende Gonade entnommen oder verletzt wurde und dies von den Mediziner:innen absichtlich verheimlicht wurde. Daraufhin verklagen sie das Krankenhaus und erreichten eine außergerichtliche Einigung. Dies

> ist für die Eltern das Eingeständnis, dass dem Krankenhaus ein Fehler unterlaufen ist." (S. 7)

> „Hier geht es um eine (vermeintlich) funktionale ‚Korrektur' des Vaginaltrakts, um heterosexuellen, penetrativen Geschlechtsverkehr zu ermöglichen. Dazu müsste der Vaginaltrakt operativ erweitert und anschließend immer wieder geweitet werden. Frau Decker empfindet dieses Gespräch als unangemessen. Die Feststellung ‚unser Kind war ein Jahr' verdeutlicht dies. Im weiteren Verlauf stellt Frau Decker klar, dass sie zu diesem Zeitpunkt andere Sorgen habe, als über die Möglichkeit des penetrativen Sex ihres Kindes nachzudenken. " (S. 7)

Krämer (2021) stellt weiterhin fest, für

> „die Eltern steht die Zufriedenheit und Zukunft des Kindes im Mittelpunkt ihrer Sorgen. Die ‚einfache Lösung' des Verschweigens und Anpassens wird nicht (mehr) als passende Lösung empfunden. Die Hierarchie und Autorität der Medizin werden als unangenehm und teilweise unpassend empfunden. Eltern wünschen sich eher einen Austausch auf Augenhöhe, was die Selbsthilfe – eben im Gegensatz zur Medizin – bieten kann. Als positiv werden die Versuche empfunden, unaufgeregt über die Intergeschlechtlichkeit zu sprechen. Dies vermittelt den Eltern ein Maß an Normalität, was sie in der akuten Krise wünschen." (S. 149)

Der Kontakt zu Inter*beratungsstellen ist für Eltern hilfreich, wie dieses Beispiel verdeutlicht:

> „Als Tilda etwa zwei Monate alt ist, folgt ein Termin bei einem spezialisierten Endokrinologen, der die Eltern über Intergeschlechtlichkeit aufklärt und berät. Dieses Gespräch ist für Frau Ewers eine positive Erinnerung, da der Arzt das Wissen zum Thema Intergeschlechtlichkeit mit einer gewissen ‚Leichtigkeit' (...) vermittelt habe. Nachdem die Mutter zuvor schlechte Erfahrungen mit einer Bekannten gemacht hatte, der sie von der Intergeschlechtlichkeit erzählte, behalten die Eltern die Information erst einmal für sich. Lediglich enge Verwandte werden aufgeklärt. Im Internet sucht die Mutter nach Möglichkeiten zur Beratung und findet dort den Verein Intersexuelle Menschen e.V. Nach kurzem Zögern nimmt sie Kontakt auf und geht auch zu einem angebotenen Treffen. Dies habe ihr ‚nochmal ein Stück Normalität gegeben' (...) Nach und nach erzählt sie nun auch im Freundeskreis von der Intergeschlechtlichkeit ihres Kindes und macht damit positive Erfahrungen. Um die Gesamtsituation zu verbessern, ist Frau Ewers politisch aktiv, gründet eine Selbsthilfegruppe in der eigenen Stadt und berät selbst andere Eltern." (Krämer 2021, S. 113)

Für inter* Menschen, bei denen in der frühen Kindheit medizinische Eingriffe vorgenommen wurden, besteht in den Jahren des körperlichen Wachstums die Notwendigkeit medizinischer Folge-Eingriffe. Oftmals wissen die jungen Menschen nicht, weshalb sie immer wieder diesen Eingriffen unterzogen werden. Inter* Menschen berichten ferner von Zurschaustellung, übergriffigen Vermessungen und Fotografien ihrer Körper durch ihnen fremde Mediziner*innen, auch im Beisein größerer Gruppen (Gregor 2017, Krämer 2021). Diese Verobjektivierung stelle eine enorme psychische Belastung dar. Eine Person mit Pseudonym Zwaantje

> „beschreibt die fehlende Information über die Gründe für die Vorgänge bei gleichzeitiger unhinterfragter Voraussetzung der Verfügbarkeit ihres Körpers einerseits und ihrer Kooperationsbereitschaft für die verschiedensten diagnostischen Schritte andererseits. Auch bei der fotografischen Dokumentation ihres Körpers wird ihr die Kontrolle entzogen. Zwaantje erlebt diese Aufnahmen ebenso wie Rasloa und Lisa als Verletzung ihrer Integrität und Vernachlässigung ihrer Persönlichkeitsrechte: Im wortwörtlichen Fokus steht der inter*geschlechtliche Körper, nicht der inter*geschlechtliche Mensch." (Gregor 2017, S. 337)

Die Tabuisierung von Intergeschlechtlichkeit und, dass Mediziner*innen aktiv Intergeschlechtlichkeit als singuläres Phänomen einordnen, führte über lange Zeit zur Vereinzelung intergeschlechtlicher Menschen.

> *„Ich erinnere mich noch daran, ich muss so acht oder neun Jahre […] gewesen sein, dass ich den behandelnden Arzt damals gefragt habe, obs nicht andere Menschen gibt, die so sind wie ich. Da wurde mir damals gesagt: Nee, das wäre so selten, [es] würde niemand anderen geben und ich bräuchte auch nicht danach zu suchen."* (Gregor 2022, S. 175)
> *„Isolation, wie sagten andere Betroffene, diese dicken Mauern. Oder dieses Schneckenhaus, aus dem man – oder die man um sich rumgebaut hat."* (Gregor 2022, S. 176)

Inter* Menschen erleben auch körperliche Übergriffe und Demütigungen durch Gleichaltrige („Othering" → Kapitel 6.3 Mikroaggressionen), beispielsweise beim Schulsport in der Umkleidekabine (Gregor 2017). Auch die sexuelle und reproduktive Gesundheit von inter* Personen ist durch heterosexuelle zweigeschlechtliche Vorstellungen (→ Kapitel 2.3 Das binäre System) von gelingender penil-vaginal penetrierender Sexualität gefährdet. Eine Person berichtet im Interview von einem Behandlungsplanungsgespräch mit einem Chirurgen, als sie 13 Jahre alt war und bereits mehrere Operationen im Kindesalter bewältigt hatte:

„die erste Gonadektomie und die Genitaloperation mit 6 Monaten, die zweite mit fünf Jahren. Die Genitaloperation zieht bis zum geschilderten Gespräch jährliche Nachsorgeuntersuchungen nach sich, die in den Osterferien durchgeführt werden. (...) Der Arzt sagte mir halt damals, dass ohne diese letzte Operation ich nie Geschlechtsverkehr haben könnte. Ich hab gesagt, ich möchte das aber nicht. (...) Also der Arzt redete halt auf mich ein, dass ich diese Operation machen lassen müsste, ich wollte ja schließlich eine richtige Frau sein. Da hab ich gesagt: Okay, ja, ich will ne richtige Frau sein, und aber ich möchte diese Operation nicht. Das ging dann, ach, bestimmt ne Viertelstunde, zwanzig Minuten hin und her, und dann sagte der Arzt zu mir, ohne diese Operation wärs halt nicht möglich, mit nem Mann zu schlafen, und ich müsste mir aber sowieso bewusst sein, dass ich nie einen Partner finden würde.' Die Befragte verweigert letztlich die Operation und entzieht sich den normativen Vorstellungen des behandelnden Arztes." (Gregor 2022, S. 170)

Stattdessen kann es gelingen, Sexualität kreativ und Ressourcen-orientiert zu interpretieren, wie eine inter* Person berichtet, die anonym bleiben möchte:

„Was du brauchst, ist eine offene, ehrliche Beziehung mit einer Partnerin, der du genau erklären kannst, was du hast, bevor oder wenn eine ernsthafte Beziehung beginnt ... Du kannst sogar lernen, die Andersartigkeit zu genießen, wenn ihr eure Fähigkeiten zusammen erforscht. Nun, es wird immer ein paar Frauen geben, die dich dann verlassen werden und denen es zu peinlich ist, darüber zu sprechen. Das ist deren Problem, nicht deines. Ich habe meiner künftigen Frau sehr früh in unserer Beziehung (nach etwa vier Wochen) davon erzählt und obwohl sie etwas befangen war, machte es für unsere Beziehung keinen Unterschied und wir sind seit über 30 Jahren verheiratet." (Hester 2004, S. 62, z.N. TRIQ 2016)

Joris Gregor (2022) konstatiert für die medizinische Versorgung in Deutschland ein strukturelles Problem:

„[F]ehlende zentralisierte Ausbildung zum medizinischen Umgang mit Intergeschlechtlichkeit hat zur Folge, dass es keine flächendeckende fachliche Versorgung für intergeschlechtliche Menschen und die Nachversorgung der chirurgisch und medikamentös verursachten körperlichen Schäden gibt." (S. 177)

Gregor (2022) spricht von einer Gefährdung intergeschlechtlicher Menschen durch „tätige Unwissenheit" seitens Mediziner*innen, „in dem Bewusstsein, keine ausgewiesene Expertise (fachärztliche Ausbildung oder ähnliches.) auf diesem Gebiet zu haben (S. 177). Inter* Menschen würden sich entsprechend gemeinsam zu „Expert*innen in eigener Sache" (Klöppel 2010, S. 602) machen und Mediziner*innen aufsuchen, „um eine selbstorganisierte und eigenverantwortliche Behandlung ihrer versehrten Körper durchzuführen" (Gregor 2022, S. 178).

Aus der anfänglich reinen Selbsthilfe heraus haben sich Organisationen entwickelt. International gründeten sich Ende der 1980er-Jahre Interessenvertretungen von inter* Personen. Im deutschsprachigen Raum gründete sich beispielsweise 1996 die Arbeitsgemeinschaft gegen Gewalt in der Pädiatrie und Gynäkologie (AGGPG) und wies auf Menschenrechtsverletzungen in der Medizin hin. Aus der 1996 gegründeten Selbsthilfegruppe XY Frauen wurde 2004 der Verein Intersexuelle Menschen e.V. (heute: Intergeschlechtliche Menschen e.V.) gegründet, der sowohl Peer-Beratung anbietet als auch politische Interessenvertretung, z. B. durch Erstellung von UN-Schattenberichten. Seit 2008 gibt es in Deutschland außerdem eine Sektion der internationalen Menschenrechtsorganisation Organisation Intersex International (OII). Die Organisation setzt sich bundes- und europaweit sowohl für ein Ende von Maßnahmen ein, die ohne informierte Einwilligung an intergeschlechtlichen Menschen vorgenommen werden als auch für die Entschädigung derer, die Menschenrechtsverletzungen durch die Medizin erlitten haben. In der Schweiz ist die Menschenrechtsorganisation Zwischengeschlecht aktiv, in Östereich der Verein Intergeschlechtlicher Menschen Österreich (VIMÖ).[48]

5.2.4 Trans* und nichtbinäre Lebensrealitäten

Über die gesamte Lebensspanne hinweg, können trans*, inter*, nichtbinäre Menschen in allen Lebensbereichen Erfahrungen begegnen, die sie daran hindern oder sie fördern, gut leben zu können. Wir stellen beispielhaft Momente aus ihren Leben zur Verfügung, um Alltagserfahrungen im gesellschaftlichen Kontext vorstellbarer zu machen.
Menschen, die sich ihrem eingetragenen Geschlecht nicht zugehörig fühlen, wissen dies oft schon sehr früh. Die an sie herangetragenen geschlechtlichen Erwartungen und Verhaltensnormen sind für sie unverständlich und nicht passend. Wenn Kinder und Jugendliche auf Erwachsene treffen, die ihnen zuhören und ihnen ermöglichen, sich auszudrücken wie sie sind, haben junge gender-nonkonforme Kinder weniger Hürden zu bewältigen. Oftmals erleben Sorgeberechtigte und pädagogische Fachkräfte dies als herausfordernd.

„Im Kindergarten war noch alles chico, dann in der Grundschule haben die Lehrkräfte diese Gruppenaufteilung in Mädchen und Jungen angefangen. Beim Sport mussten die Mädchen links in die Halle und die Jungen rechts. Ich hab mich in die Mitte gestellt und wurde vom Lehrer ausgelacht ... das hat mich traurig gemacht. Ich fühlte mich irgendwie anders, gehörte nicht dazu, war nicht vorgesehen ... Ich war nachmittags meistens allein mit unserem Hund im Wald unterwegs und habe viel gelesen. Später habe ich versucht, irgendwie nachzumachen, was

48 Zur Geschichte des internationalen und deutschen Inter*aktivismus und der Inter*studien siehe Mader, Gregor, Saalfeld, Hornstein et al. (2021), Reißner, Meier-Brix, Haller, Pertl et al. (2022) und Gregor (2023)

Mädchen machten und versucht ‚ein gutes Mädchen zu sein'. Es hat sich aber immer falsch angefühlt."

„Von meinen Eltern weiß ich, dass ich super früh schon gesagt habe, dass ich ein Mädchen bin und kein Junge. Sie waren entspannt, haben mich einfach machen lassen, ich durfte spielen, wie ich wollte und Kleidung tragen, die mir gefiel. An meinen Geburtsnamen erinnere ich fast gar nicht mehr, weil ich eigentlich immer schon Luna war. Ich bin echt froh und dankbar dafür."

„Also Schule ... ist schrecklich ... Home Schooling in der Pandemie war irgendwie gut ... da konnte ich wenigstens in Ruhe aufs Klo gehen. Früher und jetzt auch versuche ich einfach so lange, wie es geht, auszuhalten ... das geht irgendwie, weil ich trinke erst wieder nachmittags was. Vor allem im Sommer krass, aber das Jungsklo geht einfach nicht für mich und zu den Mädchen darf ich nicht. Schräg, weil sie könnten ja auch ein Klo machen für alle, das geht ja in der Bahn und im Flugzeug auch."

Auch in der Pubertät können sich herausfordernde Situationen ergeben. Die Familie wird häufig als zentraler und ursächlicher Ort von Unverständnis, Diskriminierung, Bestrafung, Transnegativität erlebt. So berichten 70 % der befragten trans* und genderfluiden Jugendlichen in einer Online-Studie mindestens einmal eine negative Erfahrung in ihrer engeren Herkunftsfamilie gemacht zu haben. Am häufigsten wird benannt, dass die Geschlechtsidentität nicht ernst genommen wurde, gefolgt von dem Erlebnis, dass diese absichtlich ignoriert wurde (Krell & Oldemeier 2018). Die psychischen Belastungen von Jugendlichen sind hoch. So geben 52 % von amerikanischen trans* und nicht-binären 13 bis 24-Jährigen in einer Untersuchung von 2020 an, Suizid als ernsthafte Möglichkeit für sich in Betracht gezogen zu haben. Es gibt dort ebenfalls Belege, dass der Zugang zu geschlechtsangleichender Hormontherapie das Risiko schwerer Depressionen und Suizidgedanken von Jugendlichen mit Transitionsanliegen um 40 % senkt (Green, DeChants, Price & Davis 2021).

„Es ist falsch, wenn Erwachsene meinen ‚ich wolle mich nicht für ein Geschlecht entscheiden' und dass sie mich nicht ernst nehmen. Ich bin halt nichtbinär, da gibt es nichts ‚zu entscheiden'. Ich fühle mich, wie ich mich fühle und will das nicht erklären sollen – was kann ich für die binäre deutsche Sprache!? Eigentlich geht es mir ganz gut, meine friends sind auch cool mit mir. Wieso ist das für Erwachsene so ein großes Ding?"

„Jahre später habe ich verstanden, dass meine Eltern die ganze Zeit geahnt hatten, dass ich trans bin. Sie wollten mich nicht ansprechen, sondern abwarten. Ich war so wütend, als ich das erfahren habe, weil ich so allein mit mir und meinen Nöten war und nicht wusste, wie ich es ansprechen kann. Hätten sie früher offen mit mir gesprochen, hätten sie mir früher helfen können. Für mich wären Hormonhemmer hilfreich gewesen, jetzt müssen wir versuchen, die körperliche*

Pubertät zurückzudrehen. Und das geht ja nicht ganz. Ich hoffe, dass andere Eltern früher mit ihren Kindern sprechen."

*„Ich habe mich so unwohl mit meinem Körper gefühlt, Sport und draußen bewegen wie früher, ging auch nicht mehr. Meine Mutter und ich haben nicht so viel Geld, mein Taschengeld hat für einen Binder nicht gereicht. Ich habe dann versucht, wenigstens so gut wie möglich in der Schule zu sein, in der Kunst- und Musik-AG mitgemacht, war später Streitschlichter*in und Schulsprecher*in. Der erste Burn-out kam dann später im Studium."*

Im weiteren Lebensverlauf können Hürden auftreten bei der Wohnungssuche, im Ausbildungs- und Erwerbsleben, beim Gründen einer eigenen Familie – in allen Bereichen des Lebens, bis zu dessen Ende.

„Machen Sie das mal, Wohnungssuche, neue Arbeitsstelle und dann steht so oft der alte Name auf den Dokumenten: SCHUFA-Auskunft, Vermieterbescheinigung, Bankunterlagen, Personalausweis sowieso ... Und meine Zeugnisse der vorherigen Arbeitgebenden ... Der vorletzte Betrieb ist inzwischen insolvent, wie soll ich da mein Zeugnis auf meinen richtigen Namen ändern lassen?! Das zu erklären, wird nochmal herausfordernd, wenn ich mich bei einer neuen Firma bewerbe."

*„Es ist schon seltsam ... Auf dem Weg zur Arbeit und nach Hause komme ich täglich morgens und nachmittags bei uns in der Stadt am Hauptbahnhof vorbei. Ich werde regelmäßig von der Polizei kontrolliert, muss meinen Ausweis zeigen. Der Grund erschließt sich mir nicht. Es ist sehr stressig für mich, weil auf meinem Ausweis ein weiblicher Name steht, da gucken die Beamt*innen auf meinen Bart und meine Baggy Hose, manche diskutieren mit mir. Wenn ich eine andere Straßenbahn-Verbindung nehme, bin ich fast anderthalb Stunden pro Strecke unterwegs. Vielleicht mache ich das bald trotzdem. Wie wäre die Situation wohl, wenn ich weiß wäre?"*

„Ich bin jetzt 71 Jahre alt, Rentnerin und wohne in einer Kleinstadt. Meine Kinder und meine Exfrau haben den Kontakt zu mir abgebrochen. Viele Freundschaften habe ich nicht, das war mit meinem Beruf nicht zu vereinbaren und einige Freunde sind leider schon verstorben. Ich habe große Sorge, dass ich in nächster Zeit in meiner Wohnung nicht mehr klarkomme, mal doch ins Krankenhaus komme und irgendwann ins Pflegeheim. Ich meine, als Kind der 50er Jahre... ich habe es erst nach meinem 50. Geburtstag sagen können... meine Familie hat mein Coming-Out nicht gut verkraftet. Ich weiß nicht, wie Pflegekräfte heute mit einer trans Frau umgehen... Ich habe da einfach Angst. Und ob mich meine Kinder würdevoll beerdigen werden... Naja, ich krieg es ja zum Glück nicht mehr mit."*

Selbsterforschungsangebot: Lebenssituationen

- Was lösen die Lebensbeispiele spontan an Gedanken, Gefühlen, Körperempfindungen oder Impulsen in mir aus?
- Kenne ich ähnliche Lebenssituationen? Wie erlebe ich solche Situationen? Erlebe ich solche Situationen ganz anders? Woran könnte das liegen?
- Welche Diskriminierungsmechanismen erkenne ich in den Beispielen wieder? Welche möglichen Überschneidungen von Diskriminierungsformen fallen mir auf? (→ Kapitel 6.9 Intersektionalität – komplex ist nicht kompliziert)
- Einladung zum Perspektivwechsel: Welche weiteren Alltagssituationen erlebe ich als gewöhnlich, die für eine trans*, inter*, nichtbinäre Person herausfordernd oder belastend sein könnten? Aus welchen Gründen könnte das so sein?

5.3 Lesbische Perspektiven

Die Lebensrealitäten von gleichgeschlechtlich begehrenden Frauen sind so unterschiedlich und vielschichtig wie das Leben selbst. Dieses Kapitel will herausfordernde Themenbereiche innerhalb einer Lebensspanne für diese Zielgruppe aufzeigen. Es wird nicht die gesamte Vielfalt lesbischen Lebens und lesbischer Frauen weltweit präsentiert, sondern Themen angesprochen, die sich durch ein Leben in Deutschland beziehungsweise dem globalen Norden ergeben. Hinsichtlich der Lebensrealitäten lesbischer Frauen gibt es generationale Unterschiede, die sich maßgeblich im Lebensstil und dem Selbstverständnis niederschlagen (DeAngelis 2002). Die sogenannte Generation der Millennials, die Geburtenkohorte 1980 bis 1996, kann als eine Generation markiert werden, die bis in ihre Dreißiger spürbar den gesellschaftlichen Wandel der zunehmenden gesellschaftlichen Akzeptanz gegenüber GSM miterlebte. Vor den 1980er Jahren geborene Personen haben meist andere Lebenswege beschritten: so lebten Frauen früherer Generationen häufiger in heterosexuellen Beziehungen, haben geheiratet, bekamen Kinder und haben sich erst später im Leben in eine Frau verliebt oder sich geoutet (Nichols 2021). Daher gab es lange Phasen, in denen die eigene sexuelle Orientierung versteckt oder nicht gelebt wurde. In diesen Generationen sind Coming-Out-Erfahrungen meist schmerzhaft und mit Konflikten in der Herkunftsfamilie oder der eigenen Familie verlaufen. Aufgrund der homo- und transnegativen Atmosphäre in der Gesellschaft gab es weniger Repräsentationsmöglichkeiten und gesellschaftliche Nischen beziehungsweise gesellschaftlich akzeptierte Lebensmodelle für gleichgeschlechtlich begehrende Frauen. Jene, die in diesen Generationen durchweg offen lesbisch lebten, berichten häufiger von Folgen durch Exklusionsmechanismen, bei

sichtbarer Entscheidung gegen das Lebensmodell der heterosexuellen Ehe und gegen Reproduktion. Aufgrund dieser Umstände bildeten sich unter den Frauen dieser Generationen häufig alternative unterstützende soziale Netzwerke aus, die sich im Zuge der aufkommenden feministischen Bewegung in den 1970ern zu Kollektiven zusammenschlossen, die auch gemeinsame politische und aktivistische Ziele verband. Denn nicht nur, dass alleinstehende Frauen staatlich und gesellschaftlich weniger bis keine finanziellen und sozialen Absicherungsmöglichkeiten hatten, mangelte es auch an psychosozialen Unterstützungsmöglichkeiten. In diesen Generationen wurde bei einem Outing häufig mit offener Anfeindung reagiert und/oder es kam zum Bruch mit der eigenen (Herkunfts-)Familie.
Die Generationen ab den 1980ern profitierten von der langsamen Öffnung der Gesellschaft gegenüber queeren Lebensrealitäten und alle nachfolgenden Generationen konnten auf dieser wachsenden Sichtbarkeit aufbauen. Alle Generationen beschäftigen zentrale Themen wie Outing in der Herkunftsfamilie, Diskriminierungserfahrungen, Exklusion und Mobbing in der Schule und in Kontexten Gleichaltriger sowie die Auseinandersetzung mit der eigenen Geschlechtlichkeit, der eigenen Sexualität und deren Praxis. Jedoch ändert sich die Auseinandersetzungskultur: polyamore Beziehungsmodelle, Kink* oder BDSM[49] sind heute häufig Teil des Auseinandersetzungsprozesses mit der eigenen Sexualität oder Beziehungsgestaltung. Gleichgeschlechtlich begehrende Frauen sind sichtbarer in den Medien und haben mehr Repräsentationsmöglichkeiten. Beispielsweise gibt es verschiedene Labels, die sich auf den Bereich Geschlechtsausdruck bei Lesben beziehen, wie „lipstick lesbians" (traditionell feminin), „chapstick lesbians" (eher verortet zwischen feminin und maskulin), „soft butch" (eher männlich verortet) oder „stud" (eher männlich verortet, aber reserviert für Schwarze Personen, Nichols 2021, S. 121). All diese Bezeichnungen zeigen schlussendlich die Vielfalt von gleichgeschlechtlich begehrenden Frauen auf. Zudem finden sich in diesen Jahrgängen vermehrt Personen, die sich als „genderfluid" oder „genderqueer" definieren. Viele haben sich mit dem Thema Geschlechtsidentität bereits auf einer theoretischen und politischen Ebene auseinandergesetzt, so dass die eigene Selbstverortung oft auch vor dem Hintergrund des gesellschaftspolitischen Kontextes gedacht wird.

5.3.1 Unsichtbarkeit in den lesbischen Communities – intersektionale Perspektiven und trans* Frauen

Das Thema des Outings und die Auseinandersetzung mit den lesbischen Communities, im Sinne einer Gemeinschaft, in der Halt und Support gefunden werden kann, in der aber auch Abgrenzungen und Ausschlüsse stattfinden, sind häufig zentrale Themen in einer lesbischen Lebensrealität. Ein stimmiges Selbstgefühl kann durch die Fluktuation zwischen Annahme und Abgrenzung

49 „BDSM: Abkürzung für Bondage, Dominanz und Submission, Sadismus und Masochismus. Auch: Kink, Adjektiv: kinky." (Debus & Laumann 2022, S. 3)

zu einer identitätsstiftenden Gruppe erfolgen. Zugehörigkeit herzustellen, aber auch Abgrenzungswünsche zu leben sind gerade für GSM zentral, da die heterosexuelle Umgebung wenig Identifikationsmöglichkeiten bietet. Communities und Peers sind daher im Laufe des Lebens wichtig, um eine eigene Haltung zu Sexualität und Identität entwickeln zu können. Dabei variieren über die Lebensspanne verschiedene Themen, die Aushandlungsbedarfe im Austausch mit anderen LSBTIQA* Personen benötigen: von Wünschen nach einer Beziehung oder Freund*innenschaften aufzubauen, die ähnliche Lebenswelten teilen, bis hin zur Gründung von Familien, Netzwerken für bestimmte Lebensbereiche, nach sozialem Engagement oder politischer Vernetzung und auch Perspektiven für das Älterwerden zu entwickeln. Wenn es um die identitätsstiftende Funktion von Communities geht, spielt die Sensibilität für intersektionale Positionen eine besondere Rolle, da sie meist auch innerhalb der lesbischen Communities unsichtbar bleiben oder nicht offen adressiert werden (Gabrial 2017).

„Meine Eltern kamen vor 25 Jahren aus Ägypten nach Deutschland. Ich habe nie offen gesagt, dass ich Frauen liebe. Obwohl meine Eltern sehr liberal und unterstützend uns Kindern gegenüber waren, konnte ich nie einschätzen, wie sie reagieren werden. Das war einfach unausgesprochen. Die arabische Kultur spielt da einfach mit rein. Meine Freundin, die mein Outing unterstützte, sagte damals, dass ich besser zu einer Beratungsstelle gehen sollte, die für PoC ausgelegt ist. In dem Beratungsgespräch habe ich meine Lage erklärt und plötzlich fragte mich die beratende Person, ob ein Outing überhaupt notwendig sei, weil das „Konzept Outing" ja vielleicht überholt sei. Ich war damals fassungslos, dass mir sowas in einer Beratungsstelle gesagt wird. Mein ganzes Leben drehte sich um dieses Outing und es war klar, dass ich da vor meinen Eltern auch den Schritt gehen möchte und dann relativiert mir das jemand als sei das überholt. Manchmal habe ich den Eindruck, Lebenswelten zwischen manchen Generationen in der Community gehen weit auseinander. Ich kenne Personen, die wollen sich dem Druck eines Outings nicht aussetzen oder können das nicht ohne in Gefahr zu geraten, aber für mich war dieses Konzept wichtig und auch diesen Schritt zu meistern."

In dieser Erzählung wird die komplexe Gemengelage deutlich, die sich in der Lebensrealität von gleichgeschlechtlich begehrenden PoC Frauen zeigen kann. *Weiße* offen lesbisch lebende cis Frauen, bilden häufig die Norm. Die Lebensrealität und die Alltagskämpfe von Queers of Colour und Schwarzen gleichgeschlechtlich begehrenden Frauen werden hingegen unsichtbar gemacht (Cyrus 2017). Gleichzeitig gibt es auch innerhalb der Lebensrealitäten von lesbisch begehrenden PoCs und Schwarzen Menschen große Unterschiede in Bezug auf Herkunft, Alter, Klasse, Bildungsgrad und Religion… Enoch Leung (2021) illustriert in einer autoethnografischen Arbeit die intersektionalen Hürden und Herausforderungen eines auf vielen Ebenen stattfindenden Identitätsfindungsprozess.

Zudem haben gleichgeschlechtliche Paare mit unterschiedlicher kultureller Sozialisierung vermehrt Hürden oder Aushandlungsprozesse zu meistern, die für manche *weiße* Liebes- und Lebensrealitäten weniger Relevanz haben (Rostoyky, Riggle, Savage, Roberts et al. 2008). Wenn Paare und Beziehungsnetzwerke verschiedene kulturelle Sozialisationen mitbringen, kommt zusätzlich der Kampf um die Akzeptanz der sexuellen Orientierung durch die Familie und die Akzeptanz einer Beziehungsperson, die nicht aus derselben Community kommt wie die Herkunftsfamilie hinzu. Hier kann Austausch mit anderen Paaren in ähnlichen Lebenslagen hilfreich sein. Die Herausforderungen können in diesen Beziehungskonstellationen vielgestaltig sein, es müssen rassistische Strukturen innerhalb der Beziehung aufgearbeitet werden, aber es muss auch zwischen unterschiedlichen familiären Wertesystemen übersetzt werden, was meist die Fähigkeit zu viel Ambivalenztoleranz und Kommunikationsgeschick bedeuten kann. Eine kultursensiblen Perspektive bedeutet auch Familiensysteme zu verstehen, in denen Wert und Traditionen streng heteronorm und patriarchal sind. In diesen Kontexten muss „Outing" auch als ein gradueller Prozess verstanden werden, der in manchen Kontexten eventuell nicht möglich ist, ohne Kontaktabbruch oder schlimmere Konsequenzen. Manche Personen erleben ein Outing vor allem als Druck, der von einer heteronormativen Umwelt erzeugt wird und dem sie nicht entsprechen wollen. Daher wählen sie zu schweigen beziehungsweise sich nicht in eine Position manövrieren zu lassen, in der sie der Umwelt eine Antwort „schulden" (Brodersen 2020).
Überlegungen zur Unsichtbarkeit von intersektionalen Perspektiven führen zur Position von trans* Frauen in lesbischen Communities. Trans* Frauen werden zunehmend sichtbarer in den lesbischen Communities. Sie werden jedoch von einigen Teilen der lesbischen Communities exkludiert. Vor allem eine bestimmte politische Fraktion des Feminismus, die Trans Exclusive Radical Feminists (TERF), propagieren offen den Ausschluss von trans* Frauen und verhalten sich ihnen gegenüber systematisch feindlich (Pearce, Erikainen & Vincent 2020, Hinge 2017). Wir Autor*innen verstehen trans* Frauen als Teil der lesbischen Communities und möchten daher über diese Exklusionsbestrebungen informieren. Der Begriff TERF wurde 2008 von zwei cisgeschlechtlichen Feministinnen geprägt, die in einem gemeinsamen Blog die Debattenkultur um trans* Feministinnen in den Communities analysierten (McKinnon 2018). Ihr Beitrag beschreibt eine bestimmte Rhetorik[50], die einige radikale Feministinnen in der Diskussion über trans* Feministinnen nutzen als ausgrenzend und gewaltvoll. Diese Gruppe bezeichneten die Bloggerinnen als „Trans Exclusive Radical Feminists" (TERF). Fortan wird der Begriff verwendet, um „radikale Feministinnen in diejenigen zu unterteilen, die trans* Frauen als Frauen akzeptieren, und diejenigen, die das nicht tun" (McKinnon 2018, S. 484). TERF ist daher keine Selbstbezeichnung dieser Gesinnungsgruppe. María Victoria Carrera-Fernandez

50 Die Rhetorik von TERFs geht auf Janice Raymonds „The Transsexual Empire: The Making of the She-Male" (1979) zurück, die erstmals die Ablehnung von trans* Personen im Namen des Feminismus verargumentierte.

und ReneéDePalma (2020) erarbeiteten fünf rhetorische Linien, die für die ausgrenzende Rhetorik der radikalen Feministinnen charakteristisch sind:

- Trans* Personen würden die Kategorie ‚Geschlecht' für alle abschaffen wollen und damit auch cisweiblichen Personen ihre Identitätsbezeichnung verweigern,
- Die staatlich sanktionierte Unterstützung der Trans*community stelle eine Verschwörung gegen (Cis-)Weiblichkeit dar, insbesondere gegen sich als cisgeschlechtlich identifizierende Lesben,
- Trans* Frauen seien Männer, die versuchen würden, die Identifikation als Frau zu vereinnahmen,
- Trans* Männer seien Frauen, die ihre cisgeschlechtlichen Pendants ‚verraten',
- Trans*inklusiver Feminismus sei kein ‚wirklicher Feminismus'." (DePalma & Carrera-Fernandez 2020, S. 750-755, Übersetzung die Autor*innen)

All diesen Überlegungen liegt die Annahme zugrunde, dass „wahre" Formen von Weiblichkeit, Femininität und Queerness existieren und diese auch durchgesetzt werden sollten. Zudem ist es eine systematische Verleugnung der Gewalt, die gegen die Trans*community und im Besonderen gegen trans* Frauen im öffentlichen und privaten Bereich ausgeübt wird (Grant, Mottet & Tannis 2011, Kann, Olsen, McManus, Harris et al. 2016). Weiterhin blenden transfeindliche Feministinnen aus, dass sich viele trans* Personen bereits in der Kindheit in ihrem Identitätsgeschlecht gefühlt und gelebt haben oder darin sozialisiert wurden (Gill-Peterson 2018). Dass auch trans* Frauen dem Patriarchat unterworfen und von ihm geformt werden, wird damit ebenfalls außer Acht gelassen.

5.3.2 Regenbogenfamilien

Deutlich mehr Raum nimmt in den lesbischen Communities das Thema der Eheschließung, auch im Kontext einer Familienplanung ein. Häufig erfolgt zuvor eine Auseinandersetzung mit dem Vorwurf, sich einem heterosexuellen Wertekanon zu unterwerfen oder Privilegien zu genießen, die andere GSM nicht haben.

„Viele fragen uns, warum wir heiraten und ob das nicht ein überholtes Konzept sei und ich werde jedes Mal wütend, weil ich mir denke: Heirat bedeutet rechtliche Sicherheit und das ist ein Privileg, auch wenn Heteros heute diese Tradition überdenken, aber für die bedeutet es etwas anderes als für LGBTQIA. Wir verstehen uns mit den Eltern meiner Partnerin nicht sonderlich. Wenn meine Partnerin ins Krankenhaus kommt, dann werden die nächsten Verwandten oder die Eheperson angerufen und das war mir wichtig – dass ich da informiert werde und ein Recht auf Auskunft habe und mich nicht gegen diese Familie durchsetzen muss. Zudem wollen wir Kinder. Ich kenne so viele lesbische Paare, die vor allem wegen des Kinderwunsches heiraten, damit Sorgerecht… geklärt ist, wenn einem von beiden etwas passiert."*

Eine andere Person berichtet zu dem Thema Familiengründung:

„Als ich 20 Jahre alt war, habe ich nie gedacht, dass ich mal Kinder haben könnte und eine Ehe als gleichgeschlechtlich begehrende Person führen darf. Damals habe ich innerlich solche Ideen einfach gecancelt, weil ich dachte, das bekomme ich eh nicht. Dass wir Kinder bekommen können, macht mich ziemlich glücklich, aber natürlich ist es nicht so leicht. Wir müssen viel mehr planen, weil es bei uns nicht einfach ‚passiert' – wir mussten uns über die Familienkonstellation einig werden, wer gebären möchte, auf welche Art wir das versuchen wollen und dann natürlich, wie wir als homosexuelles Elternpaar damit umgehen wollen, wenn unser Kind verbesondert oder ausgegrenzt wird. Auf dem Weg haben wir unterschiedliche Erfahrungen gemacht, aber meist war der Outcome, dass es viele Regenbogenfamilien gibt und es anders als bei Heteros, eben nicht immer den einen vermeintlichen Weg. Daher hält man auch mehr Unsicherheiten aus."

Familienkonstellationen, „in denen mindestens ein Elternteil im geschlechtlichen und/oder sexuellen Selbstverständnis nicht den heteronormativen Erwartungen folgt" (Hartmann 2014, S. 218-219) werden auch als Regenbogenfamilien bezeichnet. In Deutschland leben ca. 10.000 Regenbogenfamilien, davon 4.000 gleichgeschlechtliche Ehepaare und 6.000 gleichgeschlechtliche Lebensgemeinschaften mit minderjährigen Kindern (Bergold & Buschner 2018). Somit wachsen in 12.000 Haushalten Kinder mit gleichgeschlechtlichen Eltern oder in Mehreltern-Konstellationen auf. Trotz der Einführung der „Ehe für alle" 2017 und der damit verbundenen Verbesserung der Situation für Regenbogenfamilien, sind diese Familien häufiger von struktureller, rechtlicher und alltäglicher Diskriminierung betroffen. Jahrzehnte lang wurde gleichgeschlechtlichen Paaren das Sorgerecht oder das Recht zu adoptieren aufgrund homogenativer Einstellungen und der Pathologisierung von gleichgeschlechtlichem Begehren entzogen.
Heute liegen Studien vor, die belegen, dass es Kindern in Regenbogenfamilien „gut geht", wie das Ärzteblatt 2009 titelte. Kinder, die in gleichgeschlechtlichen Elternkonstellationen aufwachsen, weisen nicht mehr psychosexuelle Entwicklungsdefizite auf als in heterosexuellen Paarkonstellationen (Rupp 2009, Bos, van Gelderen, Garrett, 2014, Bos, Knox, van Rijn-van Gelderen & Gartrell 2016). Viele der Studien und Forschungsvorhaben zur Konstellation, Dynamik und Lebensweise von Regenbogenfamilien implizieren jedoch eine heteronormative Verzerrung (Bias) in ihren Fragestellungen. Diese zeigt sich etwa in Fragestellungen, inwieweit gleichgeschlechtliche Eltern in der Lage sind, heterosexuelle Familienkonstellationen zu „kompensieren". Weniger Studien erfassen das von alltäglicher Diskriminierung geprägte Leben einer Regenbogenfamilie und wie die Eltern in Kommunikation und Erziehung ihrer Kinder damit umgehen. Obwohl Regenbogenfamilien eher eine Minderheitengruppe darstellen, bewirken und provozieren queere Elternpaare gleichzeitig eine Auseinandersetzung mit einem vergeschlechtlicht gedachten Generativitätsprinzip und dem Primat des sich heterosexuell fortpflanzenden Paares als

einzig „wahre" Eltern – bestehend aus Mann und Frau und somit repräsentativ für das heteronormative Ordnungsprinzip „normale" Kinder großziehen zu können und somit die Struktur der Generativität vorzugeben (D'Ercole & Drescher 2004). Eine machtvolle Position, die nach wie vor juristisch und medizinisch abgesichert wird, wie sich anhand von Sorge- und Adoptivrecht, sowie Empfehlungen in medizinischen Richtlinien der Reproduktionsmedizin zeigt. Daher gibt es weniger Hilfsangebote, die die spezifischen Bedarfe von Regenbogenfamilien erfassen. Das beginnt schon bei der Wahl der Zeugung des Kindes, ob mit anonymer Samenspende, mit Kontakt zu der zeugenden Person oder Co-Parenting Modellen. Auch die Aushandlung der Rollen zwischen den Eltern in Mehr-Bezugspersonen-Modellen haben wenig Vorbilder. Wenige professionelle Helfer*innen sind auf bestimmte Konflikte in solchen Aushandlungsprozessen vorbereitet, bezüglich rechtlicher Fragen oder Unklarheiten, die sich im Laufe der Elternschaft ergeben. Ähnlich wie bei Lesben im Alter gibt es einzelne Initiativen aus den Communities heraus. Es fehlen jedoch community-bezogene psychosoziale Angebote und Hilfestrukturen, vor allem im ländlichen Raum, um Vernetzungsmöglichkeiten zu schaffen.

5.3.3 Lesbisches Leben und Alter

Dieses Thema erhält hier eine gesonderte Ausführung, weil Deutschland beziehungsweise Nordeuropa seit einem Jahrzehnt eine demografische Wende erlebt. Im Jahr 2018 hatte Deutschland 83 Millionen Einwohner, davon waren 50,7 % weiblich und 49,3 % männlich. Der Anteil der Frauen nimmt in den älteren Altersgruppen zu: In der Gruppe der 50- bis 59-Jährigen waren die Anteile der Frauen und Männer 2018 nahezu gleich groß. In der Altersgruppe der 60- bis 69-Jährigen lag der Frauenanteil mit 51,6 % leicht über dem der Männer. Bei den 70- bis 79-Jährigen lag der Anteil schon bei 54,4 % und bei den 80- bis 84-Jährigen bei 58,6 %. In der Gruppe der Personen, die 85 Jahre oder älter waren, hatten die Frauen schließlich einen Anteil von 67,6 % - auf diese Altersgruppe entfielen 2018 allerdings nur 2,7 % der Gesamtbevölkerung (Statista 2019).
Ältere Frauen sind am meisten von Armut betroffen. Sie sind auf staatliche Hilfsstrukturen angewiesen, wenn es keine familiären oder andere soziale Netzwerke gibt, wie beispielsweise zielgruppenspezifische Wohnprojekte, Besuchsdienste und soziale Angebote (Sdun 2009, Hash & Rogers 2013). Es wird in Zukunft eine große Bevölkerungsgruppe geben, die in prekäre Situationen gerät und für die zusätzliche und spezifische Angebote ausgearbeitet werden müssen, damit ein würdevolles Leben im Alter möglich ist. Lesbische Frauen nehmen in dieser Zielgruppe eine prekäre Position ein (Stummer 2017, Krell 2014), die auf gemeindebasierte Angebote angewiesen ist und auf eine LSBTIQA* sensibilisierte Pflege. Ältere LSBTIQA* haben vermehrt Unsicherheit oder soziale Ängstlichkeit in Bezug auf ihre sexuelle Orientierung, weil sie im Laufe des Lebens ihre sexuelle Orientierung als Stigma erlebten. Die Angst aufgrund der sexuellen Orientierung in einer intimen Beziehung, wie es der Pflegekontakt ist, Diskriminierung ausgeliefert zu sein, baut Barrieren in der Suche

nach Hilfe auf. Daher ist eine affirmative Haltung im Pflegekontakt wichtig, eine „bedingungslos akzeptierende Grundhaltung" (Wiesendanger 2002, S. 104), wie auch fachspezifisches Wissen der Pflegekräfte um Spezifika der Lebensumstände. Beispielsweise, dass viele lesbische Frauen nicht verheiratet sind und als Partner*in im Zuge von Vorsorgemaßnahmen im Falle von Krankheit und Pflege keine Rechte haben. Die Themenkreise Altern und Tod, ebenso wie Altern und Sexualität, sind gesellschaftlich stigmatisiert. Sexualität als Thema ist in den Curricula der Pflegeausbildung weder vorhanden noch werden lesbische Frauen explizit als Zielgruppe angesprochen (Misoch 2016). Auch innerhalb der Communities müsste es für dieses Themengebiet mehr Raum geben, um vermehrt Strukturen aufzubauen.

5.4 Schwule Perspektiven

Wie bereits beschrieben sind in den letzten Jahren immer mehr Rechte, die zuvor nur cis-heterosexuellen Menschen zustanden, auch schwulen und lesbischen Paaren „zugestanden" worden (→ Kapitel 4.1.7 Homonormativität). Trotz positiver Entwicklungen in unserem Teil der Welt ist die Situation für schwule Männer noch nicht gut. „Schwul" ist eines der am stärksten genutzten Schimpfwörter auf deutschen Schulhöfen (Deutsche Welle 2016). Es wird dabei auch als Synonym für „schlecht" gebraucht. Auch herrscht noch nicht in allen Familien eine gänzlich akzeptierende oder bestärkende Haltung gegenüber Homosexualität. Daher ist es auch heute noch sinnvoll, über eine spezifische Gesundheitsfürsorge zu sprechen, die besondere Interventionen und spezifisches Know-how für die Arbeit mit cisgeschlechtlichen schwulen Männern erfordert. Die folgenden Praxisbeispiele werden aus der Perspektive eines cis-endoschwulen Süd-Europäers mit akademischen Qualifikationen und deutscher psychotherapeutischer Approbation geschildert und reflektiert. Die Person positioniert sich als *weiß*, wird jedoch häufig als *nicht-weiß* gelesen. In den Reflexionen soll der therapeutische Arbeitsprozess mit den Patienten deutlich werden vor dem eigenen queeren Hintergrund. Die Innenperspektiven sind berichtet von Personen, die sich als cismännlich und endogeschlechtlich sowie homosexuell/schwul identifizieren. Im ersten Praxisbeispiel erinnert sich ein italienischer Patient an eine schmerzhafte Episode aus seiner Kindheit in den 1990er Jahren. Darin wird ein sehr verunglimpfendes und homofeindliches Wort benutzt, dessen Erwähnung noch heute bei vielen schwulen Männern tiefe Wunden aufreißt.

Praxisbeispiel: Heteronormativität und die Angst, entdeckt zu werden

„Wir reisten in den Ferien nach Sizilien, um den Sommer mit unseren Großeltern zu verbringen. Eigentlich lebten wir in Mailand, aber im August fuhren wir immer alle ans Meer, um Verwandte zu besuchen. Ich war damals sieben oder vielleicht acht Jahre alt. Ich erinnere mich, dass sich die Erwachsenen am Tisch unterhielten und mein Vater sagte, dass die Städte im Norden unmoralisch seien und die Frauen dort würden rauchen, trinken und mit jedem ins Bett gehen. Die Stadt sei voller Diskotheken für kranke ‚Ricchioni' [51] *([re'k:jone],Schwuchteln') und er fügte dann noch hinzu – ‚besser ein toter Sohn als ein Ricchione'."*

Reflexion

In der Erinnerung vieler schwuler Patienten sind es die Worte und die verbale Gewalt, die sie im familiären, schulischen Umfeld und unter Gleichaltrigen oft erfahren haben, die starke negative Gefühle hervorrufen. In der Sitzung erinnert sich der Patient an die tief sitzenden Worte seines Vaters und es folgt einem Moment der Stille ein heftiger emotionaler Ausbruch voller Schmerz und Wut über die größte Ungerechtigkeit, die ein Kind erleiden kann – nicht von seinem Vater geliebt zu werden und sich auch nicht geliebt zu fühlen. Der Patient verlässt die Sitzung erleichtert mit den Worten, er sei von einer Last befreit worden. Es bleibt der Eindruck, dass die Sitzung ihm geholfen hat, emotional auf diese schrecklichen Worte zu reagieren, ohne sich wie damals verstecken zu müssen.

Da ich als schwuler cis Mann ähnlichen Schmerz kenne, stelle ich ihm mein Verständnis und meine eigene Betroffenheit zur Verfügung. So habe er, nach eigenen Angaben, das erste Mal Validierung erfahren und ein Gefühl von Kohärenz erlebt. Wenn ich mit den Biografien schwuler Patienten, ihrer Kindheit und ihrem Coming-Out arbeite, erlebe ich oft, dass die Patienten das Bedürfnis haben, das erlittene Unrecht zu verarbeiten.Wie so oft sind es die stärksten Bindungen, die am meisten schmerzen. Oft waren es die Eltern, die mit ihren Worten

51 Der Begriff Ricchione („großes Ohr") ist vermutlich mit dem spanischen „Maricon" verwandt. Er könnte auch vom venezianischen „recion" abgeleitet sein, der Bezeichnung für den Schwarzen Sklaven, der zur Zeit der Dogen verpflichtet war, sich den Gefangenen in den venezianischen Gefängnissen sexuell hinzugeben. Seine Ankunft in den Zellen wurde durch den Klang einer schweren Glocke angekündigt, die als Ohrring angebracht war, was zu einer Verformung des Ohrs führte. Daher „recion" – Ohrring. Das Wort wird auch als Synonym für „andersartig", „Schwuchtel", „offenes Loch" verwendet (Treccani o.D.).

große Verletzungen hinterließen. In der biografischen Arbeit mit einem schwulen Mann ist es wichtig, ihm die Macht zurückzugeben, seine eigene Geschichte, mit eigenen Worten und frei von Angst neu zu schreiben. Für viele Klienten ist es wichtig, sich mit diesen verunglimpfenden Begriffen zu befassen, die bei ihnen in der Vergangenheit Gefühle von Scham und Angst verursacht haben. Das Ziel ist es, die homofeindliche Sprache zu durchbrechen, indem diese Wörter enttabuisiert und ihnen so ihre zerstörerische Kraft genommen wird. Dieser Prozess stärkt die Resilienz der Patienten.

Heteronormativität wirkt sich nicht nur auf die binäre Unterscheidung der Geschlechterrollen bei cis-endo-heterosexuellen Personen aus, sondern hat auch einen starken Einfluss auf das Leben von LSBTIQA*, wenn auch auf sehr unterschiedliche Weise (→ Kapitel 2.2 Individuelle Sozialisation und inneres System). So folgt die Perspektive eines cis-endo-schwulen Mannes, der in den 1990er Jahren in einer mittelgroßen Stadt in Westeuropa geboren und aufgewachsen ist und aus einer Familie ohne Migrationsgeschichte stammt.

Praxisbeispiel: internalisierte Heteronormativität und männliche Homosexualität

„Als ich in den 1980ern ein Kind war, sehnte ich mich nach einem Puppenhaus, das ich im Fernsehen gesehen hatte. Mein größtes Interesse galt eigentlich den Miniaturmöbeln, den Fenstern, der Einrichtung und den kleinen Zimmern auf verschiedenen Etagen. Obwohl ich fünf oder sechs Jahre alt war, hatte ich meinen Eltern gegenüber nie den Wunsch nach einem solchen Geschenk geäußert, denn ich schämte mich sehr und es war mir peinlich ein solches Objekt zu wollen. Meine jüngere Schwester hatte etwas Ähnliches, und dann zeigte der Fernseher zwei hübsche blonde Mädchen in bunten Kleidern, die fröhlich im Haus spielten und so taten, als würden sie Tee aus kleinen Gegenständen in der Küche trinken. Ich verstand durch die Verknüpfung ‚Mädchen-Puppenhaus', dass das Spielen mit diesem Haus nichts für Jungen war und ich befürchtete, dass ich meine Eltern, insbesondere meinen Vater, verärgern würde, wenn ich einen solchen Wunsch äußerte. Wenn du mit diesem Haus spielst, sagte ich mir, werden sie denken, dass du auch ein Mädchen bist oder besser gesagt, ein ‚Weichei'. Ich sagte mir immer: ‚Wenn du weinst, bist du ein Weichei, wenn du mit Puppen spielst, bist du ein Weichei, wenn du nicht Ball spielst, bist du ein Weichei. Wenn du nicht alles tust, was andere Jungen tun, läufst du Gefahr, ein Weichei zu sein und ein Außenseiter zu sein'. Ich hatte Angst, dass das Geheimnis, das ich in mir trug, entdeckt werden würde. Ein Geheimnis, dem ich keinen

genauen Namen geben konnte. Ich nahm es vage als einen Teil von mir wahr, der aus imaginären Erfahrungen, Fantasien, Wünschen, Gefühlen, Zweifeln, Ängsten, Lust und vielem mehr bestand. Als Kind wusste ich nicht, was Sexualität ist, aber ich spürte, dass etwas nicht stimmte und ich anders war. Dieses Geheimnis war ein Teil von mir, den ich nicht benennen konnte, aber von dem ich wusste, dass ich ihn um jeden Preis verstecken musste. Ein gefährliches Tabu, weil es meine Sexualität berührte, etwas, was mit meiner Männlichkeit zu tun hatte und der Tatsache, Anziehung für andere Männer zu empfinden und zu erleben. Das sichere Wissen darüber, also mein Coming-Out kam erst viele Jahre später." (→ Kapitel 6.8 Ohne Stigma, kein Coming-Out)

Reflexion Praxisbeispiel
Mit diesem Patienten ging es darum, gemeinsam zu verstehen, dass die damaligen Schuldgefühle das Ergebnis einer Dissonanz zwischen dem eigenen Empfinden und den verinnerlichten gesellschaftlichen Normen waren. Dieses ständige Gefühl, nicht passend zu sein, nicht wie die anderen zu sein, wurde möglicherweise durch die binäre Organisation der Gesellschaft verursacht, in der die homosexuelle Identität keinen Platz finden konnte. Verstärkt wurde dies negativ durch bestimmte kulturelle Aspekte, besonders die katholische Religionslehre. Obwohl noch so klein, hatte der Patient erkannt, dass es ganz klare Normen und Erwartungen an ihn gab. Er hatte schon früh gelernt, dass Jungen und Mädchen unterschiedliche Dinge tun und dass erwartet wurde, dass sie sich ineinander verlieben und Kinder bekommen, wie seine Eltern. Ein Verstoß gegen diese Regeln hätte ihm Probleme eingebracht, und natürlich sind „Probleme" das Letzte, was ein Kind will. So hatte der Patient schon in jungen Jahren gelernt, seine Bedürfnisse und Wünsche zu regulieren, oft indem er sie unterdrückte und lernte sie zu ignorieren und zu verleugnen. Ein hoher Preis, um sich so weit wie möglich an eine Welt anzupassen, die ihn als Jungen wollte, der mit Jungen spielt und „Jungensachen" macht.

Diese mentalen Prozesse sind mir aus eigener Biografie gut bekannt und begegnen mir bei den meisten meiner schwulen Patienten. Als Kinder haben wir unter großem emotionalen und mentalen Stress gelernt, den Zeitpunkt hinauszuzögern, an dem „die Bombe" platzen würde. Denn das Coming-Out kann in einem starren und konservativen Familiensystem sehr gefährlich sein und emotional eine große Belastung darstellen. Das Aufwachsen in einer heterosexuellen und heteronormativen Welt führt bei vielen schwulen Männern dazu, dass sie es vermeiden, bestimmte Teile ihrer eigenen Identität vor sich selbst oder vor Anderen zu präsentieren. Eine ständige Verleugnung einer unausgesprochenen Wahrheit.

Die Anpassung und Identifizierung an die männlichen Stereotype ist für viele eine Möglichkeit, eine gewisse Sicherheit zu gewinnen: So kann ich vor mir selbst und in den Augen der anderen „heterosexuell passen" und dadurch Selbst- und Fremdstigmatisierung reduzieren. (→ Kapitel 5.2.1 Passing, → Kapitel 6.4 Heterosexismus und internalisierte Homonegativität, → 6.6 Stigmatisierung und Selbststigmatisierung)

Dies führt in der weiteren Entwicklung zu einer Internalisierung von Homonegativität. Obiger Patient beschreibt weiter:

Praxisbeispiel: internalisierte Homonegativität und inneres Coming-Out

„Mit Beginn der Pubertät wurde die Unterdrückung meiner sexuellen Triebe durch Verleugnung der heimlichen Wünsche praktisch unmöglich. Ich entwickelte homoerotische und aufregende Fantasien, deren Bedeutung ich allerdings selbst noch nicht vollständig begreifen konnte. Je mehr ich diese Fantasien zuließ, desto klarer wurde mir, dass ich auf Männer stehe. Zu den Bildern von augenzwinkernden Männern in Shorts und nackter Brust gesellten sich immer ausdrucksstärkere Bilder von Penissen und Pobacken bis zu Pettingfantasien, wie Küssen und Vorspiel. Es war ein ständiger Wechsel zwischen der erregenden Kraft meiner sexuellen Fantasien und schweren Schuldgefühlen. Wenn ich nach der Masturbation zum Orgasmus kam, überfiel mich oft (auch noch Stunden später) ein quälendes Gefühl des Unwohlseins und ein starkes Bedürfnis danach ‚normal' zu sein und mich wieder ‚normal' zu fühlen. Ich war immer sehr beunruhigt, wenn ich merkte, dass ich Bilder von nackten Frauen nicht so aufregend fand wie meine heterosexuellen Freunde und ich erinnere mich noch gut an die Angst, entdeckt zu werden, weil ich keine Erektion bei nackten Frauen bekommen konnte. Ich gab mich auffallend männlich, fast schon ‚machomäßig', um nicht verdächtig zu sein. Vorzugeben, heterosexuell zu sein, bedeutet, starre und klare Positionen in Bezug auf Sex mit Frauen und das Mannsein an sich einzunehmen. Ich musste mich von allem distanzieren, was als schwul, homosexuell und anders galt, um nicht zu riskieren, entdeckt zu werden. Und ich konnte mich niemandem mitteilen. Schwule Menschen waren mir nur bekannt als Klischees, zum Beispiel aus dem Fernsehen als Entertainer oder als Überträger einer tödlichen Seuche. Im öffentlichen Bild durfte ein schwuler Mann verspottet und ausgelacht werden, er hatte keinen Wert."

Reflexion Praxisbeispiel
Aus diesen Erfahrungen des Patienten werden die Bilder und Repräsentationen von schwulen Menschen aus den 1980er Jahren deutlich. Schwule Männer waren in der Öffentlichkeit, in den Medien hauptsächlich durch die AIDS-Pandemie präsent und wurden damals als Überträger des HI-Virus zunehmend als Gefahr für die Gesellschaft identifiziert und sanktioniert. Der innere Prozess der Homonegativität wurde durch diese gesellschaftlichen Ereignisse verstärkt. Für den Umgang mit Marginalisierung waren in der schwulen Szene gängige Coping-Strategien Hypersexualität und Substanzkonsum (Downs 2012). Diese Coping-Strategien wurden im Blick der Mehrheitsgesellschaft zu Eigenheiten schwulen Lebens, die untrennbar verbunden waren mit der schwulen Identität („Schwule sind einfach so") und als einziger möglicher „Lifestyle" für schwule Männer angenommen. Gleichzeitig wurde dieser „Lifestyle" moralisiert und somit auch schwules Leben. Dies führte bei vielen zu einem inneren Prozess der Ablehnung schwul zu sein. Schwul sein wurde somit zu etwas Unaussprechlichem und wenn über etwas nicht gesprochen wird, existiert es nicht. Sich selbst das zu verweigern, was begehrt wird, bedeutet dies auch bei anderen nicht anzuerkennen und abzuwerten. So wird die homonegative, stigmatisierende Sichtweise des Umfelds verinnerlicht: Schwul zu sein bedeutete krank zu sein, anders zu sein, nicht genug wert zu sein und höchstwahrscheinlich allein an einer schrecklichen Krankheit zu sterben, die nicht nur das Leben, sondern auch die Würde raubte. So wendet sich schließlich die gesellschaftlich erlebte Abwertung gegen das Selbst. Das Sprechen über Schuld- und Schamgefühle ist wichtig für die Bearbeitung von internalisierter Negativität und dem inneren Coming-Out, um die Selbstakzeptanz zu fördern. Durch viele Gespräche ist deutlich geworden, dass Schamgefühle oft mit Schuldgefühlen verwechselt werden. Der Unterschied, den ich mit meinen Patient*innen im Laufe der Zeit herausgearbeitet habe, liegt darin, dass Schuldgefühle auf das Gefühl, etwas Falsches getan zu haben, hinweisen. Schamgefühl ist eher mit dem Empfinden *falsch zu sein* assoziiert. (→ Kapitel 4.1.5 Konfliktfelder, lesbische Unsichtbarkeit und schwule Sichtbarkeit, → Kapitel 4.1.7 Homonormativität)

Nach einem inneren Coming-Out entschließen sich die meisten Menschen dazu, sich nahestehenden Personen anzuvertrauen und somit ein äußeres Coming-Out zu vollziehen. Dafür finden zunächst Gespräche mit Personen statt, von denen eine wohlwollende Reaktion erwartet wird. Die meisten Menschen outen sich ihren Eltern gegenüber. So wie in der folgenden Erzählung eines schwulen Patienten aus den frühen 2000er Jahren. Der Patient hatte begonnen zu studieren und machte seine ersten intimen und sexuellen Erfahrungen mit anderen Männern.

Praxisbeispiel: äußeres Coming-Out und der Bruch mit der Heteronormativität

„Ich war 21 Jahre alt und kam in den Weihnachtsferien von einem Auslandsaufenthalt zurück nach Hause zu meinen Eltern. Ich war zum ersten Mal verliebt, er hieß Josef, ich war sehr aufgeregt. Josef hatte mir von seinem Coming-Out vor seinen Eltern erzählt, was sehr undramatisch für ihn verlaufen war. So ermutigt wollte ich meinen Eltern von meiner Beziehung erzählen und nicht nur von meiner Homosexualität. Sex war bei uns zu Hause ein Tabu und ich wollte meinen Eltern einfach sagen, dass ich mich in einen Mann verliebt hatte und dass ich glücklich war. Ich hoffte, dass das funktionierte, aber ich machte mir etwas vor. Ich erinnere mich noch an das Gesicht meines Vaters, der mich verächtlich ansah und sagte, dass ich beruflich niemals erfolgreich werden würde. Er hätte viel in mein Studium investiert, und ich warf damit alles weg. Meine Mutter brach in verzweifelte Tränen aus und erzählte mir, dass sie von meiner Heirat mit einer Frau in einer schönen Kirche träumte. Sie erzählte mir weinend von ihrem größten Wunsch, ihren Lebensabend mit ihren Enkeln zu verbringen. Sie sagte, dass ich ihr Leben ruinieren würde, dass ich eine Sünde begehen würde."

Reflexion Praxisbeispiel

In diesem Fall erfolgte das äußere Coming-Out als freiwilliger Akt. Der Patient versuchte durch die Erzählung einer romantischen Beziehung den Eltern seine Homosexualität „verdaulich" zu präsentieren. So wollte er beim Offenbaren seiner sexuellen Orientierung dem Entstehen eindeutiger sexueller Bilder vorbeugen. Möglicherweise half die romantische Beziehung dem Patienten, sein inneres Coming-Out zu beenden. So entstand der starke Wunsch, sich mitzuteilen und als schwuler Mann von anderen akzeptiert zu werden. Obwohl ein äußeres Coming-Out eine kathartische und auch heilsame Wirkung haben kann, ist es häufig mit negativen und traumatisierenden Erfahrungen von Ablehnung, Kontaktabbruch oder Ausgrenzung verbunden. Der Patient hatte keine so homofeindliche Reaktion seiner Eltern erwartet. Trotz deren weltoffener Ansichten und einem hohen Bildungsniveau überwog das binäre Denken und die religiöse Prägung in der Reaktion ihrem Sohn gegenüber. Aus heutiger Sicht bewertet der Patient sein äußeres Coming-Out gegenüber den Eltern als wichtig, um seine homosexuelle Identität authentisch leben zu können und niemandem etwas vormachen zu müssen. (→ Kapitel 6.8 Ohne Stigma, kein Coming-Out)

Diese schmerzhaften Beispiele sollen sensibilisieren für mögliche Verläufe von Coming-Out-Prozessen, dennoch ist nicht davon auszugehen, dass jeder schwule cis Mann homonegative Erfahrungen beim Coming-Out gemacht hat.

Genauso wenig haben alle Homofeindlichkeit internalisiert. So wirken viele Faktoren auf die innere, psychische und sexuelle Entwicklung, wie Erfahrungen in der Kernfamilie, Gläubigkeit, kulturelle Werte und soziales Umfeld (Gleichaltrige, Erzieher*innen, Lehrkräfte, Angehörige...). Im therapeutischen oder beratenden Prozess soll ein Raum angeboten werden, offen über den eigenen Coming-Out-Prozess sprechen zu können. Für die biografische Arbeit ist wichtig, wie das Coming-Out erlebt wurde. Die Entscheidung darüber, dies zu vertiefen, sollte aber bei den Patient*innen bleiben.

6. Diskriminierung: Wechselwirkungen und Folgen

LSBTIQA* sind eine marginalisierte Gruppe und betroffen von Vorurteilen, Stigmatisierung und Diskriminierung und allen körperlichen und psychischen Auswirkungen, die diese Prozesse bewirken können. Formen von Diskriminierung zeigen sich vielseitig, wie vorausgehende Kapitel gezeigt haben. Nun belegen ausgewählte Studien dies mit Zahlen.
In den anschließenden Kapiteln werden die Wechselwirkungen zwischen Indivduum und Umwelt und deren Folgen durch Modelle, Theorien und Begriffe sichtbarer und konkret.

6.1 Diskriminierungserfahrungen in verschiedenen Lebensbereichen

In einer EU-weiten Studie der EU Agency for Fundamental Rights (FRA 2020) zu Diskriminierungserfahrungen von LSBTIQA* Personen wurden insgesamt 140.000 Personen aus über 30 Ländern der EU befragt. Insgesamt fühlten sich laut der FRA-Studie (2020) im Jahr 2019 in Deutschland 44 % der Befragten in mindestens einem Lebensbereich diskriminiert (Vergleich EU 42 %) (S. 26). Für Europa gaben 61 % an, dass sie nicht öffentlich die Hand ihrer Partnerperson halten, würden aus Angst vor Diskriminierung. In Deutschland gaben dies 45 % an (EU Agency for Fundamental Rights 2020, S. 26). Das heißt, obwohl gesamtgesellschaftlich der Eindruck entstehen könnte, dass Sichtbarkeit von LSBTIQA* akzeptiert wird, ist die alltägliche Lebenspraxis sichtbar queerer Menschen noch nicht an dem Punkt angelangt, sich öffentlich angstfrei und offen in Bezug auf die sexuelle Orientierung oder Geschlechtsidentität zeigen zu können. Diskriminierungsformen können indirekte und direkte Diskriminierung umfassen, wie offensichtliche verbale Angriffe und Mobbing, aber auch Exklusion oder systematische Bevorzugung anderer Zielgruppen. Die Vulnerabilität von LSBTIQA* Personen in Bezug auf Diskriminierung, sowie Gewalt und Aggression zieht sich über die gesamte Lebensspanne (Katz-Wise & Hyde 2012) und reicht von Mobbing, Gewalt und Exklusionserfahrungen in der Kindheit, beispielsweise in der Herkunftsfamilie und dem Kindergarten bis in das Jugendalter und kann sich in (Hochschul-)Ausbildung und am Arbeitsplatz (Lund & Ross 2017, Frohn 2014) fortsetzen. Viktimisierungserfahrungen[52] von LSBTIQA* bleiben daher selten Einzelfälle, sondern treten episodisch oder nahezu kontinuierlich und wiederholt oder zyklisch im Zeitverlauf auf. Daher lässt sich für den Einzelfall unterscheiden, ob die Person singuläre oder kumulative Diskriminierung erfährt und welche unterschiedlichen Arten von Gewalt sie

52 Der Begriff der Viktimisierung stammt aus der Kriminologie und wird meist in Zusammenhang gesetzt mit dem Begriff des Viktimisierungrisikos, das bedeutet, „Das Risiko Opfer einer Straftat zu werden" (Egg 2005, S. 261). Dabei unterscheidet sich das Viktimisierungsriskio einer Zielgruppe in Bezug auf die verübten Straftaten. Frauen haben beispielsweise ein erhöhtes Risiko Opfer sexueller Gewalt zu werden (Dölling, Hermann, Laue 2022) oder LSBTIQA*Personen sind häufiger betroffen von sogenannten Hassverbrechen (Perry 2019).

gegen sich erfährt. Gewalt und Aggression gegen LSBTIQA* können die Formen von körperlicher, sexueller und emotionaler Misshandlung (Corliss, Cochran, & Mays 2002) annehmen und von verschiedenen Arten von Täter*innen ausgeübt werden, darunter Partner*innen, Familie, Intimpartner*innen, Gleichaltrige, Arbeitskolleg*innen und Fremde (Brown & Herman 2015, Galupo & Resnick 2016). In Deutschland gaben in der FRA-Studie 36 % an, im Jahr vor der Umfrage belästigt worden zu sein und 13 % wurden in den fünf Jahren vor der Umfrage angegriffen. Einer von fünf trans*- und intergeschlechtlichen Menschen wurde in den fünf Jahren vor der Umfrage körperlich oder sexuell angegriffen, das bedeutet doppelt so viele wie andere LSBTIQA*-Gruppen (EU Agency for Fundamental Rights 2020, S. 39-50). Neben akuten Erfahrungen von Viktimisierung können LSBTIQA* Menschen auch chronische und systematische Gewalt erfahren, was die negativen Auswirkungen sowohl von akutem als auch chronischem Trauma und Stress potenziell verstärkt. Personen können auch Mehrfachdiskriminierungen erleben, was häufig zu Überschneidungen verschiedener Diskriminierungsformen führt, die auch innerhalb einer bereits marginalisierten Gruppe zusätzliche Vulnerabilität und Hürden beim Zugang zu Ressourcen bedeuten und häufig von davon nicht betroffenen Menschen nicht wahrgenommen werden können (→ Kapitel 6.9 Intersektionalität – komplex ist nicht kompliziert.).
Zentrale Lebensbereiche, wie Kitas, Ausbildungsplätze, die Schule oder der Arbeitsplatz – Orte, die Menschen alltäglich besuchen (müssen) und an denen sie einen Großteil ihres Lebens verbringen, zeigen sich besonders häufig als Orte von Diskriminierungserfahrungen.

6.1.1 Schule und Ausbildung

Das Deutsche Jugendinstitut (DJI) führte in der Studie „Coming-Out – und dann… ?!“ (Krell & Oldemeier 2015), eine Online-Befragung von über 5.000 Jugendlichen und 40 qualitative Interviews zur Situation von Jugendlichen in Bezug auf Schule, Ausbildung und Familie durch. Dabei zeigte sich, dass acht von zehn Jugendliche in einem der Bereiche Diskriminierung erfahren. 80 % der Jugendlichen gaben im Rahmen der DJI-Studie an, dass sie aufgrund ihrer sexuellen Orientierung oder geschlechtlichen Zugehörigkeit bereits an irgendeinem Ort diskriminiert wurden. 51 % machten Diskriminierungserfahrungen in der Öffentlichkeit, etwa im öffentlichen Nahverkehr, auf der Straße oder im Supermarkt. Mehr als ein Drittel der Befragten berichtete explizit von sexuellen Belästigungen und Beleidigungen in der Öffentlichkeit. In der engeren Familie gab fast jede zweite jugendliche Person (45 %) an, aufgrund ihrer sexuellen Orientierung oder geschlechtlichen Identität Diskriminierung erfahren zu haben (Krell & Oldemeier 2015, S. 20) Am häufigsten benennen die Jugendlichen die Erfahrung, dass ihre sexuelle Orientierung oder geschlechtliche Identität nicht ernst genommen, ignoriert oder nicht mitgedacht wurde. Im Freundeskreis machten 41% der LSBTIQA* Jugendlichen negative Erfahrungen. Für jede zweite Person wurde die sexuelle Orientierung oder geschlechtliche Identität zu stark betont (48 %), knapp ein Drittel fühlte sich nicht ernst genommen (33 %) oder erlebte, dass ihre sexuelle Orientierung oder geschlechtliche Identität nicht mitgedacht wird (31 %). In Schule und Ausbildungskontexten gaben vier von zehn Jugendlichen (44 %) an, dass sie in der Vergangenheit Diskriminierung aufgrund der sexuellen Orientierung oder geschlechtlichen Identität erlebt haben. Neben expliziten Schmähungen erlebten Jugendliche an Bildungs- und Arbeitsorten vor allem ein unangemessenes Interesse an ihrem LSBTIQA* Sein sowie Erfahrungen sozialer Ausgrenzung (Krell & Oldemeier 2015, S. 22). In der weiter oben zitierten FRA-Studie antworteten 27 % der LSBTIQA* Schüler*innen in Deutschland (15-17 Jahre), dass sie ihr LSBTIQA* Sein in der Schule verstecken (Vergleich EU 30 %) (FRA 2020, S. 18-19).

In den Entwicklungsübergängen sind viele LSBTIQA* Jugendliche zahlreichen Risiken, die ihre psychische Gesundheit beeinträchtigen können, ausgesetzt (Adelson, Stroeh & Ng 2016, Hall 2018, McDonald 2018, Wilson & Cariola 2019). Kann, Olsen, McManus, Harris et al. (2016) berichten für die USA, dass die Ergebnisse des Youth Risk Behavior Survey zeigen, dass 60 % der LSBTIQA* Jugendlichen im vergangenen Jahr mindestens zwei Wochen lang fast jeden Tag traurig oder hoffnungslos waren, verglichen mit 26 % der heterosexuellen Jugendlichen. Darüber hinaus war es bei LSBTIQA* Jugendlichen im Vergleich zu gleichaltrigen heterosexuellen Jugendlichen etwa dreimal wahrscheinlicher, dass sie an Suizid dachten (15 % gegenüber 43 %), einen Suizid planten (12 % gegenüber 38 %), und etwa fünfmal wahrscheinlicher, dass sie einen Suzid unternahmen (6 % gegenüber 29 %) (S. 5-6). LSBTIQA* Jugendliche weisen höhere Depressionswerte, beziehungsweise Diagnosen von Störungen aus dem depressiven Formenkreis, auf als gegengeschlechtlich orientierte Menschen (Lucassen, Starsiak, Samra, Frampton et al. 2017). Strukturierte diagnostische Interviews mit LGBTIQA* Jugendlichen und jungen Erwachsenen im Alter von 16 bis 20 Jahren ergaben, dass ein Drittel der 246 Befragten die Kriterien für eine psychiatrische Störung erfüllten (Mustanski, Garofalo & Emerson, 2010). Im Speziellen erfüllten 17 % der Befragten die Kriterien für eine Störung des Sozialverhaltens, 15 % für eine Depression, 9 % für eine posttraumatische Belastungsstörung (PTBS). Ungefähr ein Drittel dieser Stichprobe hatte mindestens einen Suizidversuch gemacht (Mustanski, Garofalo & Emerson 2010). Für das Auftreten von Symptomen einer PTBS fand sich ein Zusammenhang mit Opfererfahrungen von LSBTIQA* Jugendlichen im Rahmen von physischen Übergriffen (D'Augelli 2006).

Diese Zahlen zeigen, dass weiterhin eine Sensibilisierung und vor allem Fachwissen für pädagogisches Personal (Erzieher*innen, Lehrkräfte, Fachkräfte der Kinder- und Jugendhilfe...), notwendig ist, um alltägliche Lebensbereiche für junge Menschen aus dem LSBTIQA* Spektrum zu machen.

6.1.2 Arbeitsleben

So fühlten sich in der FRA-Studie (2020) 23 % in Deutschland am Arbeitsplatz diskriminiert (Vergleich EU 21 %). Zudem zeigte die Befragung, dass fast die

Hälfte von inter* und trans* Personen in Deutschland bei der Suche nach einem Arbeitsplatz oder an ihrem Arbeitsplatz im vergangenen Jahr Diskriminierungen erlebten. So gaben 47 % der inter* Befragten und 45 % der trans* Befragten an, bei der Arbeitsplatzsuche oder im Kontext eines Beschäftigungsverhältnisses diskriminiert worden zu sein (FRA 2020, S. 31-33). Damit liegt Deutschland über dem EU-Durchschnitt mit 39 % bei inter* Befragten und 40 % bei trans* Befragten (FRA 2020, S. 31-33). Darüber hinaus zeigt sich ein höheres Diskriminierungsrisiko von trans* Frauen in den Angaben für Deutschland: 46 % der trans* Frauen, verglichen mit 37 % der trans* Männer und 38 Prozent der inter* Befragten gaben an, bei der Arbeitsplatzsuche in den letzten zwölf Monaten Diskriminierung erfahren zu haben (FRA 2020, S. 31-33).
Frohn, Meinhold & Schmidt (2017) veröffentlichten die Studie „Out im Office?! Sexuelle Identität und Geschlechtsidentität, (Anti-)Diskriminierung und Diversity am Arbeitsplatz". In dieser Studie wurden insgesamt 2.884 Personen in Deutschland zu ihrer Arbeitssituation befragt. In der Stichprobe definierten sich 290 Personen als trans*, davon 114 trans* Frauen, 67 trans* Männer und 83 nichtbinäre Personen (Frohn, Meinhold & Schmidt 2017, S. 17). Bei trans* Beschäftigten stimmten 42,5 % eher beziehungsweise voll und ganz der Aussage zu „Ich kenne Situationen am Arbeitsplatz, in denen ich Angst erlebt habe, als trans* erkannt zu werden" und 46,1 % berichten, es häufig als notwendig zu empfinden, ihre Geschlechtsidentität zu verschweigen (Frohn, Meinhold & Schmidt 2017, S. 62-63). Für lesbische und schwule Personen zeichnete sich ein leicht besseres Bild. Insgesamt definierten sich in der Stichprobe 926 Personen als lesbisch und 1.569 Personen als schwul (Frohn, Meinhold & Schmidt 2017, S. 17). 26,2 % der schwulen und lesbischen Personen stimmten der Aussage eher beziehungsweise voll und ganz zu „Ich kenne Situationen am Arbeitsplatz, in denen ich Angst erlebt habe, als schwul/lesbisch erkannt zu werden (Frohn, Meinhold & Schmidt 2017, S. 62-63). 25,3 % gaben zudem an, dass sie es häufig als notwendig empfunden hätten, am Arbeitsplatz ihre sexuelle Identität zu verschweigen (Frohn, Meinhold & Schmidt 2017, S. 62-63). Weiterhin zeigt sich ein größerer Forschungsbedarf in Bezug auf die nationale und internationale Situation von inter*, trans* und nichtbinären Menschen auf dem Arbeitsmarkt (Fütty, Höhne & Calley 2020, S. 28).

6.1.3 Gesundheitsversorgung

Ein weiterer Lebensbereich ist die Gesundheitsversorgung. In einer Online-Umfrage zu Diskriminierungserfahrungen im Berliner Gesundheitsbereich durch die Schwulenberatung (2019), wurden von 207 Personen Diskriminierungserfahrungen erhoben. Dabei gab ein Drittel der befragten Personen an, Diskriminierung erlebt zu haben (S. 36). Im Folgenden werden jene Gesundheitsbereiche benannt, die über 75 % aller Teilnehmer*innen in Anspruch genommen haben und über die von mindestens einem Fünftel (20 %) berichtet wurde, dass sie dort häufig Diskriminierung erfahren haben (S. 36). 167 Personen gaben an, im Bereich Allgemeinmedizin diskriminiert worden zu sein. 172 machten diese Angabe über Psychotherapie (S. 37). Gesundheitsbereiche, die von über 25 % aller Teilnehmer*innen in Anspruch genommen wurden und bei denen mindestens 20 % aller teilnehmenden Personen häufig, beziehungsweise sehr häufig von Diskriminierung berichtet haben, sind: Allgemeinmedizin, Proktologie, Orthopädie, Dermatologie, Präventionsversorgung von sexuell übertragbaren Infektionen (STI) und/oder HIV, (Unfall-)Chirurgie, Physiotherapie, (Psycho-)Therapie, Gynäkologie, Andrologie, Endokrinologie, Krankenhäuser beziehungsweise Rehakliniken, Institutionen wie Gesundheitsämter, Krankenkassen oder der medizinische Dienst der Krankenkassen, sowie trans*-, inter*-spezifische Gesundheitsversorgung (Schwulenberatung 2009, S. 37). Die erfahrene Diskriminierung im Gesundheitswesen zeigte sich durch subtile Formen der Diskriminierung, wie „nicht ernst genommen und/oder belächelt" zu werden (55,8 %), oder dass die Lebenssituation der zu behandelnden Person nicht berücksichtigt wurde (47,1 %). Etwa ein Drittel gab an, dass es kaum Wissen zu ihrer Geschlechtsidentität und/oder sexuellen Orientierung gab (33,7 %) und sie aufgrund ihrer Identität(en) nicht kompetent behandelt wurden (31,7 %). Mehr als jede vierte Person gab an, psychische Gewalt erfahren zu haben (27,4 %). 16,8 % der Befragten (entspricht etwa einem Sechstel) wurden Leistungen verweigert (S. 48-49). Einige Personen gaben an, Erfahrungen von Zwangsbehandlung, physischer und sexualisierter Gewalt gemacht zu haben (insgesamt 8,2 %, S. 38). Es muss hervorgehoben werden, dass jede Zielgruppe, je nach sexueller Orientierung, Geschlechtsidentität oder Vorerkrankungen, unterschiedliche Bereiche im Gesundheitssystem, das heißt fachärztliche Behandlung aufsuchen. Bei einer chronischen Erkrankung sind bestimmte Kontrolluntersuchungen und spezifische Behandlung obligatorisch. Beispielsweise ist ein schwuler Mann mit Leukämie oder eine trans* Frau mit HIV auf eine regelmäßige Behandlung bei Spezialist*innen angewiesen. Wenn eine Person Stigmatisierung und Diskriminierung durch das Behandlungsteam erlebt, dann steht zur Wahl, dies anzusprechen, was das Risiko in sich birgt, die Behandlungsbeziehung zu belasten oder aber die Diskriminierung hinzunehmen, um das Risiko eines Konflikts oder einer Andersbehandlung im Kontakt zu vermeiden. Die Optionen, die behandelnde Person zu wechseln sind meist eingeschränkt, da gerade die Sensibilisierung und Spezialisierung auf die Bedürfnisse dieser Zielgruppen in Behandlungsteams selten spezifisch geschult wird.

Eine lesbische cis Frau, die bei der Gynäkologin mit mehrfach ignoranten Fragen oder Kommentaren zu ihrer sexuellen Orientierung oder ihrem Lebensmodell hinsichtlich Familienplanung konfrontiert wird, kann abwägen, ob sie die behandelnde Person ebenfalls konfrontiert, verstummt oder wechselt, wenn möglich, oder diese Gesundheitsleistung nicht mehr in Anspruch nimmt (RKI 2020, S. 18). Behandler*innen nicht mehr aufzusuchen ist dann nicht nur eine Frage der zielgruppensensiblen Kommunikation, sondern auch eine Frage der Fachlichkeit. Die wenigsten Personen wollen ein Behandlungsteam, das sie selbst mit fachspezifischen Informationen versorgen müssen. Im Zuge dessen verdreht sich in manchen Bereichen innerhalb der

Patient*innen-Behandler*innen-Beziehung das Verhältnis von Expertise. Wenn dann Behandler*innen nicht in der Lage sind, diesen Rollenwechsel sinnvoll für sich zu moderieren und stattdessen, auch aus Unsicherheit, in Machtkämpfe verfallen, um den eigenen Expert*innenstatus zu sichern, ist die erste Begegnung häufig schon schwierig. Damit wäre auch schon eine Coping-Strategie benannt, die viele Betroffene anwenden: Sie gehen erst gar nicht zu Untersuchungen. Dies bestätigte auch die Umfrage. Die Beweggründe der Teilnehmenden das Gesundheitssystem nicht aufzusuchen beziehungsweise Gesundheitsleistungen in Anspruch zu nehmen sind insbesondere: „Angst vor Diskriminierung und Stigmatisierung" (48,1 %) oder „Pathologisierung" (30,8 %), „ökonomische Barrieren" (29,3 %), „mangelnde Informationen" (25,5 %) und „negative beziehungsweise diskriminierende Erfahrungen von Dritten" (15,4 %) (Schwulenberatung 2009, S. 36).

Deutlich wird anhand der Studie, dass Behandlungsteams häufig nicht in sensibler Kommunikation geschult sind und ein Bewusstsein dafür fehlt, dass die körperliche und psychische Behandlung von Menschen, diese in mehrfacher Hinsicht verletzbar machen. So müssen Behandlungssuchende meist unbekannten Menschen gegenüber viel Persönliches preisgeben, wie beispielsweise in der Psychotherapie. Es kommt hinzu, dass Versorgungssysteme teilweise entscheidenden Einfluss auf über das weitere Wohlbefinden und Leben von Menschen haben. Wie es zum Beispiel bei Kostenübernahmen von geschlechtsangleichenden Maßnahmen und Operationen der Fall ist (Krankenkassen/Medizinische Dienste der Krankenkassen). Dabei finden viele Untersuchungen verschiedener Fachbereiche unbekleidet statt, wie in der Proktologie, Gynäkologie, Andrologie. Gerade hier sind Menschen mit genderdiversen beziehungsweise nicht-heteronormativen Vorstellungen entsprechenden Körpern einem besonders hohen Risiko, verletzt und diskriminiert zu werden, ausgesetzt (Schwulenberatung 2009, S. 37). Nachdenklich macht, dass die hier zitierten Ergebnisse die Versorgungssituation der Stadt Berlin darstellen, die meist als progressives und liberales Musterbeispiel einer LSBTIQA* bezogenen Gesundheitsversorgung imaginiert wird. Jedoch zeigt sich selbst hier ein hoher Anteil von Betroffenen, die Diskriminierung im Gesundheitsbereich erfahren. Dies wirft die Frage auf, wie es in anderen deutschen Städten oder im ländlichen Bereich um die Versorgung dieser Zielgruppe bestellt ist.

Auch das Robert Koch-Institut (RKI) (Pöge, Dennert, Koppe, Güldenring et al. 2020) benannte im Bericht zur gesundheitlichen Lage von LSBTIQA* Personen Vorurteile und mangelndes Fachwissen zu LSBTIQA* spezifischen Gesundheitsthemen, die Auswirkungen auf die Inanspruchnahme und Qualität der Versorgung haben (S. 18). Eine weitere Barriere fand sich in der Interaktionsebene zwischen Leistungserbringern und Inanspruchnehmenden, beispielsweise zeigten Studien, dass gesundheitliche Beschwerden von medizinischem Personal nicht adäquat erkannt wurden, da Beschwerden teilweise auf die sexuelle Orientierung oder die geschlechtliche Identität der Betroffenen zurückgeführt wurden (Pöge, Strasser & Rommel 2019, Dennert & Wolf 2009, Rommel, Pögel, Krause, Ludwig et al. 2019).

Das Deutsche Institut für Wirtschaftsforschung veröffentlichte 2020 auf der Datengrundlage von Befragungsdaten des Sozioökonomischen Panels (SOEP) und der Universität Bielefeld einen Bericht über die psychische und körperliche Gesundheit von LSBTIQA* Menschen (Kasprowski, Fischer, Chen, de Vries et al. 2020). Bei den Daten handelt es sich um statistische Berechnungen, die auf der Grundlage von 28.168 Personen ab 18 Jahren aus dem Jahr 2019, darunter 23.657 mit heterosexuellen und 4.511 mit LSBTIQA* Selbstbeschreibungen gewonnen und statistisch gewichtet wurden, um allgemeine Aussagen über die Zielgruppe der LSBTIQA* machen zu können. Daher sind die Zahlen im Vergleich zur cisheterosexuellen Gruppe zu verstehen und Vergleiche innerhalb der Gruppe der LSBTIQA* sind vorsichtig zu interpretieren. Die statistische Analyse ergab, dass 26 % im Vergleich zur heterosexuellen Bevölkerung mit 10 % drei- bis viermal so häufig von Depressionen betroffen sind. Es wurde doppelt so oft von Schlafstörungen und dreimal so häufig von Burnout-Symptomen berichtet. Zudem zeigte sich eine höhere Vulnerabilität für potenziell stressbedingte körperliche Krankheiten wie Herzkrankheiten, Migräne, Asthma und chronische Rückenschmerzen als in anderen Bevölkerungsgruppen (Kasprowski, Fischer, Chen, de Vries et al. 2020, S. 83).
Hinsichtlich der psychischen Gesundheit von lesbischen Frauen zitiert der Bericht des Robert Koch-Instituts (2020) eine systematische Übersichtsarbeit europäischer Studien, die Hinweise auf eine erhöhte Prävalenz des riskanten Substanzmittelkonsums beziehungsweise von Substanzabhängigkeit bei lesbischen im Vergleich zu heterosexuellen Frauen nachweisen (Dennert 2005, Hughes, Wilsnack & Kantor 2016). Zudem würden verschiedene Untersuchungen zeigen, dass lesbische Frauen ein erhöhtes Suizidrisiko haben, wobei als wichtige Einflussfaktoren Gewalt- und Diskriminierungserfahrungen, insbesondere auch mit sexualisierter Gewalt und Gewalterfahrungen in jüngerem Alter (Balsam, Lehavott & Beadnell 2011, Plöderl & Fartacek 2009) benannt wurden. Die gesundheitliche Situation schwuler Männer ist bisher hauptsächlich mit Fokus auf sexuell übertragbare Erkrankungen betrachtet worden. Der Grund liegt bei höheren Prävalenzen zum Beispiel für Infektionen mit HIV bei schwulen Männern im Vergleich zu heterosexuellen Menschen oder lesbischen Frauen. Verschiedene internationale Metaanalysen und systematische Reviews zeigen, dass schwule und bisexuelle Männer beziehungsweise Männer, die Sex mit Männern haben, im Vergleich zu heterosexuellen Männern häufiger durch Angststörungen, Depressionen, Alkohol- und Drogenabhängigkeit sowie Suizidalität belastet sind (Sattler, Franke & Christiansen 2017, Hughes, Wilsnack & Kantor 2016).
Für trans* Personen ergab sich eine erhöhte Vulnerabilität für eine schlechtere psychische Gesundheit aufgrund von Diskriminierungserfahrungen im alltäglichen Leben und Barrieren auf dem Weg zur Geschlechtsangleichung und in der gesundheitlichen Versorgung im Allgemeinen (Nieder, Güldenring, Köhler & Briken 2017, Zucker, Lawrence & Kreukels 2016, Reisner, Poteat, Keatley, Cabral et al. 2016). Zudem wurden internationale Studien angeführt, die hohe Prävalenzen für depressive Erkrankungen von transgeschlechtlichen Menschen

nachwiesen. Ein Review internationaler Forschungsliteratur von 2014 stellte zudem erhöhte Raten von nicht-suizidalem, selbstverletzendem Verhalten bei transgeschlechtlichen Personen fest (Fredriksen-Goldsen, Simoni, Kim, Lehavot et al. 2014). Insbesondere bei transgeschlechtlichen Menschen, die sich abinär und nicht weiblich oder männlich identifizieren, wird ein hohes Risiko für nicht-suizidales selbstverletzendes Verhalten beschrieben (Jackman, Honig & Bockting 2016). Zudem gebe es Hinweise, dass junge transgeschlechtliche Menschen eine fast fünffach höhere 12-Monats-Prävalenz eines Suizidversuchs aufweisen als Personen, die in dem Geschlecht leben, das ihnen bei der Geburt zugewiesen wurde (weiblich/männlich) (Clark, Lucassen, Bullen, Denny et al. 2014).
Als weitere Forschungsprojekte zur Verbesserung von Trans*gesundheit in Deutschland sind zu nennen: die Studie „Sexuelle Gesundheit und HIV/STI in trans und abinären Communitys" der Deutschen Aidshilfe und dem Robert Koch-Institut (TASG 2023), weiterhin das Forschungsprojekt „GeLebT: Gesundheitsförderung in Lebenswelten von trans* Menschen", gefördert von der Bundeszentrale für gesundheitliche Aufklärung. Daneben erschien 2022 die Studie „Wie geht es euch?" von Timmermanns, Graf, Merz, Stöver et al. (2022), die mithilfe einer Online-Befragung von 8.678 Personen aktuelle Daten zur psychosozialen Gesundheit und Wohlbefinden von LSBTIQA* vorlegt.

6.2 Vorurteile und gruppenbezogene Menschenfeindlichkeit

Diskriminierung erfolgt häufig aufgrund gesellschaftlicher und persönlicher Vorurteile. Dabei können Vorurteile offen ausgesprochen werden oder sich auch in subtileren Formen, wie in Mikroaggressionen zeigen. Als Begründer der Vorurteilsforschung, gilt Gordon Allan Allport, der 1954 in seinem Buch „The nature of prejudices" Vorurteile als

> „eine ‚Antipathie' definierte, „die sich auf eine fehlerhafte und starre Verallgemeinerung gründet. Sie kann ausgedrückt oder auch nur gefühlt werden. Sie kann sich gegen eine Gruppe als Ganzes richten oder gegen ein Individuum, weil es Mitglied einer solchen Gruppe ist." (Allport, 1954/1971, S. 23)

Andreas Zick, Beate Küpper und Andreas Hövermann veröffentlichten 2011 eine systematische Studie zu dem Thema „gruppenbezogene Menschenfeindlichkeit" in Europa. Damit werden „abwertende Einstellungen und Vorurteile gegenüber solchen Gruppen bezeichnet, die als ‚anders', ‚fremd' oder ‚unnormal' definiert werden und denen ein untergeordneter sozialer Status zugewiesen wird." (Zick, Küpper & Hövermann 2011, S. 14)
Die Studie zeigt, dass Vorurteile zentraler Bestandteil von gruppenbezogener Menschenfeindlichkeit sind und diese durch Vorurteile vermittelt wird. Auf Grundlage der Studienergebnisse wurde in einer Anschlussarbeit eine weitere Aufschlüsselung der Definition von Vorurteilen anhand von fünf Merkmalen von Zick, Küppers und Heitmeyer vorgeschlagen (2012, S. 287-298):

- „ihre Gruppenbezogenheit

- ihre kognitive, affektive und verhaltensbezogene Dimension
- ihre offenen und verdeckten Ausdrucksformen
- eines gemeinsamen Ursprungs in einer Ideologie der Ungleichwertigkeit und
- der spezifische Charakter einzelner Vorurteile“

Der erste Punkt „die Gruppenbezogenheit von Vorurteilen“ markiert ein wichtiges Merkmal von Vorurteilen: Als gesellschaftliches Phänomen, das Diskriminierung, Ausgrenzung, Benachteiligung und offene Anfeindung erklären kann, richten sich Vorurteile auf ganze Gruppen, denen generalisiert ein Set von negativen Eigenschaften zugesprochen wird.
Der zweite Punkt geht auf die Vielgestaltigkeit von Vorurteilen ein: Sie sind mehr als Denkmuster oder Glaubenssätze. Vorurteile haben meist eine affektive Dimension, gehen mit emotionalen Reaktionen einher und beeinflussen dementsprechend das Verhalten. Menschen, die Vorurteile haben, erleben in der Regel Gefühle wie Mitleid, Ekel, Hass, Wut, Scham, Schuld bis hin zu Angst gegenüber bestimmten Personengruppen. Diese Emotionen sind Teil von Vorurteilen. Zick, Küppers und Heitmeyer (2011) verweisen darauf, dass diskriminierendes Verhalten insbesondere dann entsteht, wenn die Beziehung zwischen zwei Gruppen bereits gesellschaftlich bewertet wurde und schon deshalb eine emotionale Bezugnahme dazu existiert (S. 291). Diese Emotionen, beziehungsweise emotionalen Bezüge, sind oft unbewusst und implizit. Menschen können explizit Vorurteile gegenüber einer Gruppe ablehnen, gleichzeitig aber implizit emotionale Reaktionen gegenüber ihr haben. Beispielsweise kann eine Person bewusst nichts gegen Homosexuelle haben, aber die Ehe für alle ablehnen. Eine Person kann von sich behaupten, keine Ablehnung gegenüber schwulen Männern zu haben, aber bei einem beobachteten Übergriff in der Öffentlichkeit Hilfe unterlassen.
Der dritte Punkt bezieht sich auf die Unterscheidung offener und verdeckter Ausdrucksformen von Vorurteilen und erklärt, warum Menschen manchmal keine offensichtlichen Vorurteile, wohl aber ein diskriminierendes Verhalten zeigen. Dieser Aspekt von Vorurteilen ist vor allem für professionell Helfende ein wichtiger Hinweis, sich Vorurteile zu vergegenwärtigen und eigene Erfahrungen mit LSBTIQA* Personen zu reflektieren. Die häufigsten Verletzungen entstehen durch Verhalten und Aussagen, die von den Verursachenden nicht intendiert sind. Dabei zeigen sich fehlende Reflexionsmöglichkeiten oder zu wenig Kontakt mit der Zielgruppe, sodass daraus Dos and Don‘ts abgeleitet werden könnten. „Klassische“ Fehler sind, Menschen nicht mit dem selbstgewählten Namen oder Pronomen anzusprechen, Stigmatisierung aufgrund von sexuell übertragbaren Krankheiten, Menschen aufgrund ihrer Sexualität von Behandlungen oder Angeboten auszuschließen oder ein unangemessenes Interesse an ihrem Sexualleben oder Körper zu zeigen, auch dann, wenn das in der professionellen Beziehung kein Thema ist (→ Kapitel 5.2 Integrität und Mut trotz erlebter Diskriminierung und Gewalt – Erfahrungen inter*, trans*, nichtbinärer Menschen).

Im vierten Punkt greifen Zick, Küppers und Hövermann auf, dass Vorurteile im Grunde auf einer „Ideologie der Ungleichwertigkeit" (2011, S. 296) beruhen. Die Funktion von Vorurteilen ist es, die Minderwertigkeit der Gruppe zu begründen. Nichts zeigt den Versuch LSBTIQA* Personen Minderwertigkeit zuzuschreiben deutlicher als die vielfältigen Pathologisierungsversuche der Psychiatrie. Innerhalb der Psychiatrie wurde LSBTIQA* als pervers, grenzpsychotisch, emotional instabil, bindungsunfähig oder zu reiferer Liebe nicht fähig, beschrieben (→ Kapitel 4.1.1 Homosexualität und Homophilenbewegung). Dadurch wird die eigene Gruppe aufgewertet und die Herabsetzung der anderen Gruppe gesellschaftlich legitimiert. In diesem Fall wirkt Heterosexualität als normal, gesund, reif und stabil. Wie Zick, Küppers und Heitmeyer (2012) schreiben, führen Vorurteile dazu, „Ungleichheit zu etablieren" (S. 269), diese zu rechtfertigen und die markierten Gruppen als Sündenböcke zu stigmatisieren. Vorurteile müssen nicht Diskriminierung nach sich ziehen, aber Diskriminierung geschieht aufgrund von Vorurteilen.
Der fünfte Punkt „der spezifische Charakter einzelner Vorurteile" hebt hervor, dass Vorurteile zwar „einen gemeinsamen Kern besitzen (...), aber ihre Ausdrucksformen (...) nicht identisch sind" (Zick, Küpper & Heitmeyer 2012, S. 296). Vorurteile gegenüber GSM bedienen andere Metaphern und haben eine andere spezifische Geschichte als beispielsweise Vorurteile gegenüber religiösen Gemeinschaften wie Muslimen und Muslima* oder gegenüber Jüd*innen. Es ist wichtig im Blick zu behalten, wie unterschiedlich Ausdrucksformen von Vorurteilen sich je nach Zielgruppe darstellen und anlässlich welcher Eigenschaften sich Vorurteile gegenüber Gruppen bilden, da sich Diskriminierungsformen gegenüber Minderheiten im Laufe der Zeit wandeln. Beispielsweise publizierten Beate Küpper, Ulrich Klocke und Lena-Carlotta Hoffmann (2017) einen Bericht zu „Einstellungen gegenüber lesbischen, schwulen und bisexuellen Menschen in Deutschland" worin zwischen „alten Formen der Homophobie" und „neuen Formen der Homophobie" unterschieden wurde. Klassische Formen der Homophobie umfassten dabei Aussagen zur Ablehnung gleicher Rechte und die offene Abwertung von Homosexualität als krank, unnatürlich oder unmoralisch (Küpper, Klocke & Hoffmann 2017, S. 56). Die „moderne Homophobie" erfasste Aussagen zur Sichtbarkeit von Homosexuellen in der Öffentlichkeit oder deren Thematisierung in den Medien. Zudem unterteilte sie eine Form der Diskriminierung, die sie als „affektive Homophobie" (Küpper, Klocke & Hoffmann 2017, S. 67) bezeichneten, worin Aussagen erfasst wurden, in denen es darum ging, wie angenehm oder unangenehm die Nähe von homosexuellen Menschen in verschiedenen Kontexten empfunden wird, etwa am Arbeitsplatz, in der Schule oder als Partner*in. Vorurteile sind aber nicht nur auf einzelne Gruppen und individuelle Meinungen herunterzubrechen. Auch staatliche Institutionen oder Religionen können in Form von Regeln, Gesetzen... Vorurteile manifestieren. Beispielsweise wurde bis heute nicht im Artikel 3 Abs. 3 des Grundgesetzes aufgenommen, dass kein Mensch aufgrund der sexuellen Orientierung benachteiligt oder bevorzugt werden darf.

Eine häufig genutzte Strategie, um eine Minderheit in Verruf zu bringen, besteht darin, Risikodiskurse zu konstruieren, die im Kern die Angst erzeugen, dass die Minderheit „eine Mehrheit werden könnte". Arjun Appadurai nannte dieses Phänomen „Fear of small numbers" (2006) (übersetzt: Angst vor Minderheiten) und beschrieb die vielfältigen gesellschaftlichen Mechanismen, die angewandt werden, um über diese Strategien soziale Gewalt gegen Minderheiten zu rechtfertigen und gesellschaftsfähig zu machen. Dabei bedient die Mehrheit innerhalb einer Gesellschaft bestimmte Diskurslinien über die Minderheiten, in dem sie als „Aggressoren" geframt werden, um die eigene Vormachtstellung und damit verbundene Normen aufrechtzuerhalten und zu legitimieren. Beispiele sind Behauptungen wie „trans* sei eine Mode" und „junge trans* Personen seien beeinflussbar und deswegen trans*" (Werner 2021) – was die Fantasie nährt, dass junge Menschen unmündig seien und „trans* werden", wenn gesellschaftlich nicht eingegriffen würde. Interessanterweise wiederholen sich manche Motive, wie beispielsweise das Infizierungsmotiv, wenn Kinder nicht von gleichgeschlechtlicher Liebe erfahren sollen, weil sie dann auch homosexuell werden könnten. Dieses Motiv bedient eine Krankheitsmetapher: Homosexualität ist ansteckend und zu vermeiden – wie eine Krankheit. Solche Aussagen berühren die Affekte von Menschen und sind häufig nicht bewusst. So nutzen Argumentator*innen, die trans* als Mode beschreiben, meist ein Narrativ der Besorgnis, das den Paternalismus ihrer Haltung unhinterfragt lässt.

Vorurteile dienen schlussendlich der Legitimation und Aufrechterhaltung von sozialer Stratifikation und festigen die Hierarchie zwischen gesellschaftlichen Gruppen. Vorurteile sind Teil menschlicher Sozialisation und können unbewusst im Handeln und Fühlen wirksam sein.

6.3 Mikroaggressionen

In den letzten Jahren hat das Konzept der Mikroaggression Relevanz bekommen. Um die Wirkung von Mikroaggressionen besser zu verstehen, werden sie metaphorisch mit Mückenstichen verglichen. Mückenstiche wirken im Vergleich zu anderen Verletzungen fast vernachlässigbar. Allen bekannt ist, dass sie schmerzen und unangenehm sein können. Manchmal werden diese kleinen Verletzungen zunächst gar nicht bemerkt, aber so ein Stich kann eine Person eine Zeitlang stören und unangenehm beschäftigen. Wird dieses Bild auf Mikroaggressionen übertragen lässt sich ihre Wirkung wiefolgt beschreiben: sie wirken in der Geste zunächst „schwach" und im Vergleich zu etwa offen verbaler und körperlicher Gewalt gegen die Betroffenen, auch vermeintlich weniger verletzend. Beispiele wären eine Person in der Bahn wegen ihres nichtnormativen Passings (länger als notwendig) anzusehen. Oder auch die gängige Alltags-Diskriminierung gegenüber PoC „Wo kommst du denn eigentlich her?". Mikroaggressionen sind verletzend und irritierend, können aber vergleichsweise schneller emotional bewältigt werden („abheilen") als gewaltvollere Formen von Diskriminierung. Bei steter Wiederholung solcher und ähnlicher Situationen – täglich oder mehrmals wöchentlich und vor dem Hintergrund weiterer Diskriminierungserfahrungen – bewirken diese „Mückenstiche" bei der betroffenen Person emotionale Reaktionen. Wie oft eine Person am Tag schon „gestochen" wurde, wie sehr ihr Selbstbild und die Gefühlslage davon bereits geprägt ist, bleibt für andere Personen unsichtbar und nicht einschätzbar. Und je mehr Verletzungen hinzukommen, desto schwieriger wird es, sie auszuhalten oder ältere Mückenstiche „heilen" zu lassen. Die meisten von uns können offene Formen von Voreingenommenheit und Diskriminierung erkennen und definieren und werden solche Handlungen aktiv verurteilen. Mikroaggressionen können offen oder verdeckt sein, am schädlichsten sind sie, wenn sie unbewusst und wohlmeinend stattfinden, beispielsweise wenn eine*r PoC im Erstkontakt gesagt wird: „Sie können aber gut deutsch.". Eine Aussage die die andere Person „verandert" (→ Siehe „othering") Sie treten spontan und unvorhergesehen in allen persönlichen, sozialen und arbeitsbezogenen Kontakten und Begegnungen auf. Mikroaggressionen sind zahlreich, treten wiederholt auf und haben nachteilige Auswirkungen auf die Zielpersonen. In Anlehnung an Derald Wing Sue sind typische Formen von Mikroaggressionen, beziehungsweise Mikro-Invalidierungen (Sue, 2010, S. 35-39):

Menschen zweiter Klasse (Second Class Citizen)
Diese Mikroaggression enthält die unbewusste Botschaft, dass bestimmte Gruppen minderwertig sind, dass sie gesellschaftlich weniger wert und auch weniger wichtig sind. Aus dieser Einstellung resultiert, dass sie diskriminierende Behandlung verdienen. Diese Form der Mikroaggression kann zwar bewusst sein, wird aber meist von „wohlmeinenden" Menschen ausgesprochen, die niemals wissentlich offen diskriminieren würden (Bonilla-Silva 2015). Beispielsweise wenn über eine Person, die auf Lebensmittel der „Tafel" angewiesen ist, gesagt wird, dass diese ja keine besondere Auswahl an Nahrungsmitteln brauche.

Pathologisierung kultureller Werte/Kommunikationsstile
Dieser Form von Mikroaggressionen liegen zwei Komponenten zugrunde: die Überzeugung, dass die kulturellen Werte/Kommunikationsstile *weißer*, cis-endogeschlechtlich-männlicher und heterosexueller Gruppen „normal" sind und dass die Kommunikationsstile von BIPoCs, Frauen und LSBTIQA* gewissermaßen von dieser „Normalität" abweichen. Ein Beispiel dazu wäre, wenn einer Schwarzen Frau im Gespräch gesagt wird „Warum müssen Sie so laut/emotional/lebhaft sein?" Durch diese Aussage wird der Kommunikationsstil der betreffenden BIPoC stigmatisiert, weil eine angemessene Kommunikation demnach an der Lautstärke gemessen wird, womit eine Bewertung der Kommunikationsart deutlich wird, die jenseits vom Inhalt liegt (Sue 2010, S. 36).

Sexuelle Objektivierung
Sexuelle Objektivierung ist der Prozess, durch den cis oder trans* Frauen auf „Objekte" im Sinne eines Besitztums reduziert werden, das cis Männern sexuell zur Verfügung steht oder über das von ihnen verfügt werden darf. Dieser

Prozess hat eine entmenschlichende Qualität, da die Frauen ihrer Individualität (persönliche Eigenschaften, Intelligenz, Gefühle, Hoffnungen...) und unter anderem ihrer Würde und Selbstbestimmungsmöglichkeit beraubt werden.

Reduktion auf die sexuelle Orientierung
Nicht-heterosexuelle Personen werden in der Wahrnehmung und der persönlichen Ansprache auf Sexualität und damit einhergehende Stereotypen oder Vorurteile reduziert. Ein Beispiel wäre, lesbische Frauen danach zu fragen, „wer der Mann oder die Frau in der Beziehung sei?", oder schwulen Männern Promiskuität zu unterstellen.

Annahme der Abnormalität
Dieses Thema bezieht sich auf die Wahrnehmung, dass etwas an der Herkunft, dem Geschlecht oder der sexuellen Orientierung der Person abnormal, abweichend und krankheitswertig ist. LSBTIQA* erleben diese Mikroaggression häufig, insbesondere in Themenbereichen wie Sexualität und Beziehungen (Herek 1998, Satcher & Leggett 2007). Beispielsweise, wenn ein schwuler Mann bei einer ärztlichen Untersuchung gleich beim ersten Besuch gefragt wird, ob er HIV/AIDS habe oder wenn auf Schulhöfen der Begriff „schwul" verwendet wird, um das merkwürdige oder unangepasste Verhalten von Personen zu beschreiben. Die vermittelte Botschaft ist dann: „LSBTIQA* Personen sind promiskuitiv und zeigen sexuelles Risikoverhalten" oder „Menschen, die seltsam und anders wirken, sind schwul".

Othering (übersetzt: „Veranderung" oder „Verbesonderung")
„Verbesonderung" geschieht, wenn eine Person auf ein Merkmal reduziert wird, das sie als „Abweichung von der Norm" markiert und diese „Abweichung" dann als einzige Referenzkategorie der Charakterisierung für die Person genutzt wird: „Du wirkst so normal, bist Du wirklich schwul?" Diese Aussage beinhaltet eine Wertung von nicht-heterosexueller Orientierung als generell unnormal.

Sogenannte „Farbenblindheit" oder sogenannte „Blindheit gegenüber Geschlecht oder sexueller Orientierung"
Sogenannte „Farben- oder Geschlechtsblindheit" oder „Blindheit" in Bezug auf die sexuelle Orientierung ist die fehlende Bereitschaft, R*[53], Geschlecht oder sexuelle Orientierung zu erkennen, anzuerkennen oder zuzugeben. „Farbenblindheit" ist eine der am häufigsten geäußerten Mikroaggressionen gegenüber Schwarzen Menschen oder PoC. Aussagen wie „Ich behandle alle Menschen, die zu mir kommen, gleich" „Ich sehe keine Herkunft, sondern nur den Menschen", enthalten mehrere und komplexe versteckte Botschaften. Zum einen beinhalten sie die Botschaft, dass das Gegenüber das Thema R* nicht in die Diskussion oder Interaktion einbringen sollte. Weiterhin dient es als ein Abwehrmanöver, um

53 Aus dem Stylesheet von edition assemblage: Der Begriff „Rasse" durch die Schreibweise „R*" ersetzt. „R*" ist eine gesellschaftliche Idee, keine genetische/biologische Tatsache.

nicht als rassistisch zu erscheinen (Apfelbaum, Sommers & Norton 2008) und als Leugnung der rassistischen Erfahrungen von People of Color und Schwarzen Menschen (Bonilla-Silva 2013).

Verleugnung von persönlichem Rassismus/Sexismus/Heterosexismus/(...)
Diese weitere Form der Verleugnung ähnelt der „Blindheit“ gegenüber Marginalisierungsmerkmalen. Dabei geht es um die individuelle Leugnung von persönlichem Rassismus, persönlichem Sexismus oder persönlichem Heterosexismus – oder anderer Diskriminierungsformen (→ Kapitel 6.9 Intersektionalität – komplex ist nicht kompliziert). Aussagen wie „Ich bin nicht homophob, ich habe einen schwulen Freund“, oder „Als Arbeitgeber behandle ich alle Männer und Frauen gleich“ können die Botschaften enthalten: „Ich bin immun gegen Heterosexismus“, und „Ich diskriminiere niemals Frauen“. Solche Aussagen fungieren ebenfalls als Abwehrmanöver von eigenem rassistischem oder sexistischem Verhalten und invalidieren vorweg das Erleben einer betroffenen Person.

Mythos der Meritokratie
Der Mythos der Meritokratie behauptet, dass R*, Geschlecht und sexuelle Orientierung keine Rolle für den Erfolg im Leben spielen. Er geht davon aus, dass alle Personen(-gruppen) die gleichen Chancen haben, erfolgreich zu sein und dass alle auf gleicher Augenhöhe agieren. Daher werden Erfolg und Misserfolg auf individuelle Eigenschaften wie Intelligenz, harte Arbeit, Motivation und Familienwerte zurückgeführt. Wenn Menschen gut abschneiden, wird ihr Erfolg individuellen Anstrengungen zugeschrieben. Diejenigen, die keinen Erfolg haben, werden als unzulänglich angesehen (faul, geringer Intellekt...). Bei Schwarzen Personen und PoC wird kaum anerkannt, dass höhere Arbeitslosenquoten, geringere Bildungsabschlüsse und Armut das Ergebnis systemischer Kräfte (individueller, institutioneller und gesellschaftlicher Rassismus) sein können. Dem Betroffenen die Schuld zu geben, ist das Ergebnis des Mythos der Leistungsgesellschaft. Aussagen gegenüber marginalisierten Gruppen können sich dann in Kommentaren widerspiegeln, wie: „Jede Person hat in dieser Gesellschaft die gleichen Chancen“, „Die Besten kommen an die Spitze“, „Jeder kann Erfolg haben, wenn er hart genug arbeitet“. All diese Aussagen implizieren möglicherweise, dass Rassismus, Sexismus und Heterosexismus für den Erfolg einer Gruppe oder eines Einzelnen von geringer Bedeutung sind.

Übergriffige Fragen
Menschen, die nah an der Norm leben und marginalisierten Gruppen, wie LSBTIQA*, begegnen, sehen sich im ersten Kontakt häufig mit Themen und Fragen konfrontiert, die ihrer Lebenswelt fern sind. Aus Neugier, manchmal auch Voyeurismus, werden dann Fragen an LSBTIQA* gestellt, welche der Situation und der Nähe der Beziehung unangemessen sind. Beispielsweise werden trans* oder inter* Personen nach Operationen und damit einhergehend ihren Genitalien befragt. Oder wenn fremde Menschen angesichts einer Regenbogenfamilie

über den genauen Stammbaum des Kindes und Details des Zeugungsvorganges aufgeklärt werden wollen.

Versämtlichungen beziehungsweise Generalisierungen
Wenn Angehörigen einer Gruppe die Individualität abgesprochen wird und sie als homogen wahrgenommen werden. So versämtlicht beispielsweise die Aussage „Ich wollte schon immer einen schwulen Freund, mit dem ich shoppen gehen kann" alle schwulen Männer zu „Shopping-Queens" und verengt das Potenzial der Freundschaft auf das Schwul-Sein und die Eigenschaften, die Schwulen zugeschriebenen werden. Somit wird der Person die Individualität abgesprochen und kommuniziert, dass die Gestaltung der gemeinsamen Beziehung auf einem bestimmten Merkmal gründet.

Nicht-Ernst-Nehmen
Oft wird LSBTIQA* und anderen Menschen, die nicht mit geschlechtlichen, amourösen und sexuellen Normen konform gehen, abgesprochen, dass ihre Identität, ihr Begehren, ihre Lebensweisen, ihre Körper ernst zu nehmen und ihre Grenzen zu respektieren seien. Sie werden zum Beispiel als Phasen, Experimente, als unreif oder Mode-Erscheinungen abgetan (Debus & Laumann 2018). Derald Wing Sue (2010) weist darauf hin, dass es Übung und Zeit braucht, bis Menschen in ihrer Kommunikation und ihrem Verhalten Mikroaggressionen überhaupt erkennen können. Daran anschließend braucht es Wissen um die Auswirkungen auf davon betroffene Personen. Dies ist die notwendige Voraussetzung, um wirksam zu intervenieren – bei sich selbst und in konkreten Situationen.

6.4 Heterosexismus und internalisierte Homonegativität

Geschieht Diskriminierung wiederholt und über längere Zeiträume, wirkt sich das negativ auf das Selbstbild von Menschen aus. Durch gesellschaftlichen Heterosexismus bilden sich psychische Vulnerabilitäten aus, was als „internalisierte Homonegativität" bezeichnet wird und definiert ist als

> „(...) Internalisierung von soziokulturell vorgegebenen negativen Einstellungen und Bildern durch nicht-heterosexuell empfindende Menschen. Die negativen Einstellungen speisen sich sowohl aus Erfahrung und dem Wissen von Homofeindlichkeit, aber auch durch eigene Nicht-Entsprechung der Heteronom mit der damit einhergehenden expliziten und impliziten Bewertung" (Göth & Kohn 2014, S. 19).

Personen aus dem LSBTIQA* Spektrum werden nicht nur von der Umwelt mit ihrer Abweichung konfrontiert und müssen einen Umgang mit Angst vor Gewalt, Sanktionen und Missbilligung lernen, sondern verinnerlichen die ihnen zugeschriebenen Bilder und Reaktionen auf sich auch immer ein Stück weit. Diese internalisierte Negativität kann sich in Unsicherheit, Misstrauen und sozialen Ängsten ausdrücken, als auch in negativen Selbstbildern und Empfindungen wie

Ekel und Hass gegenüber sich selbst oder Communities. Letzlich beeinflusst sie nachhaltig die Lebensqualität und führt zur Verschleierung oder Widerständen gegenüber der sexuellen Orientierung oder der tatsächlichen Geschlechtsidentität. Russell und Bohan (2006) vertreten den Standpunkt, dass verinnerlichter Heterosexismus und von außen angetragener Heterosexismus im Wesentlichen dasselbe sind und nicht als unterschiedliche Phänomene interpretiert werden können, da es nicht möglich ist, in einem heterosexistischen Kontext zu leben, ohne diese Empfindungen zu verinnerlichen. Infolge dieser Überlegungen schlugen sie als alternativen Begriff „Homonegating-Processes" (Russel & Bohan 2006, S. 343) vor. Homonegativität ist als ein Prozess zu verstehen, der die Internalisierung von heterosexistischen Idealen beschreibt, der für alle Menschen unabhängig von ihrer sexuellen Orientierung oder Geschlechtsidentität gilt. Dies gilt in gleichem Maße für trans* Personen für die der Begriff der „verinnerlichten Transnegativität" ("internalized transnegativity", Inderbinen, Schäfer, Schneeberger, Gaab et al. 2021, S. 2) geprägt wurde.
Internalisierte Negativität kann betroffenen Personen nicht bewusst sein. Selbst Personen, die einen offenen Umgang mit ihrer sexuellen Orientierung oder Geschlechtsidentität anstreben oder leben, können gesellschaftliche Vorurteile und Stereotype ebenso unreflektiert verinnerlicht haben.
Populär war lange Zeit der Begriff der „Homophobie", den George Weinberg 1972 prägte (Herek 2004). „Homophobie" bezog sich auf „die Angst vor dem Zusammensein mit Homosexuellen – und im Falle von Homosexuellen selbst – auf den Selbsthass" (S. 4). Zentral bei dem Begriff war nicht die reflektierte negative Einstellung, sondern die emotional heftige Reaktion auf Personen aus dem LSBTIQA* Spektrum. Heute wird der Begriff der Homophobie jedoch kritisch gesehen und erscheint unangemessen. So wird einerseits die Perspektive des Aggressors eingenommen und andererseits ist eine Phobie als irrationale Angst vor etwas eigentlich Harmlosen definiert. In der Handlungspraxis zeigt sich Homophobie aber nicht als irrationale Angst, sondern – beabsichtigt oder unbeabsichtigt – als aggressives Verhalten gegenüber LSBTIQA*.

6.5 Entwicklungspsychologische Herausforderungen

Für die Identitätsbildung und das Selbstbild von LSBTIQA* Personen und GSM sind Diskriminierungs- oder Ausschlusserfahrungen vom frühen Kindesalter an prägend. LSBTIQA* Kindern wird früh vermittelt, dass sie „anders" sind, nicht nur in der Gesellschaft, sondern bereits in der Kernfamilie. Wie Udo Rauchfleisch (2002) schreibt, stimmt das „psychische Erleben und Verhalten von sich lesbisch, schwul oder bisexuell entwickelnden Kindern nicht mit dem überein, was typischerweise von einem Jungen oder einem Mädchen erwartet wird" (S. 67). Beispielweise Mädchen, die sich lieber prügeln und mit Autos spielen oder Jungen, die sich nicht für Wettkämpfe interessieren und gerne Kleider tragen würden. Dies führt zu Irritationen, Auseinandersetzungen, Enttäuschungen und Ratlosigkeit, bis hin zu Aggressionen und Bestrafungen. Dasselbe gilt in erhöhtem Maße für trans* und/oder nichtbinäre Kinder. Die

Mehrheit der LSBTIQA* Kinder wächst mit cis-heterosexuellen Eltern auf, die aus Unerfahrenheit häufig hilflos reagieren, wenn ihr Kind keine heteronorme Entwicklung zeigt. Diese inadäquaten Reaktionen auf das Kind, lösen dann ein Gefühl des „Getrennt-Seins" von der Familie aus. Diane Ehrensaft (2011) schrieb dazu:

> „in contrast with the shared status within ethnic, racial, or religious minority families, it is rare (but not unheard of) for gender nonconforming, transgender, or gay children and youth to share their gender or sexual identity minority status with their parents and/or siblings. In their position of otherness, it is not rare for these same children to meet up with prejudice or aspersion from their own family (...). " (S. 529)

> „In Familien, die einer ethnischen, r* oder religiösen Minderheiten angehören, wird der Minderheitenstatus innerhalb der Familienmitglieder geteilt. Im Falle von gendernonkonformen, trans* oder homosexuellen Kindern und Jugendlichen ist es jedoch selten (auch wenn Ausnahmen existieren), dass ihre Eltern und/oder Geschwister denselben Minderheitenstatus in Bezug auf Geschlecht oder sexuelle Orientierung teilen. In dieser „Position des Andersseins" erfahren diese Kinder nicht selten Vorurteile oder Verleumdungen innerhalb des eigenen Familiensystems (...)." (Übersetzung durch die Autor*innen)

Wenigen Eltern gelingt es, heterosexistische Vorstellungen und Erwartungen hinsichtlich ihrer eigenen Geschlechtlichkeit, aber auch an die Identität ihres Kindes kritisch zu reflektieren und zu flexibilisieren, sodass im Umgang mit dem Kind nicht dauerhaft Irritationen, Verletzungen, Zurückweisung oder Tabus aufkommen. Noch bevor Kinder kognitiv verstehen können, was „Geschlecht" oder „Geschlechtsidentität" bedeutet, beziehungsweise was es für sie bedeutet, können sie bereits atmosphärisch in sozialen Kontexten und Interaktion spüren, wenn ihr Verhalten bei dem sozialen Umfeld Unbehagen, Wut, Angst oder Widerstand auslöst. Elisabeth Imhorst (2018, S. 23) konstatiert:

> „(...) ‚Du bist ein Mädchen' kommt vor ‚Ich bin ein Mädchen' kommt vor ‚Ich bin kein Mädchen-Mädchen'. Erst nach der Erkenntnis des Kindes, dass es als Junge oder als Mädchen identifiziert ist, beginnt seine eigene, lange, mäandernde Auseinandersetzung mit Fragen wie: Was ist das eigentlich: ein Junge/ein Mädchen? Will ich ein Junge/ein Mädchen sein? Fühlt sich das richtig an? Und falls nicht: Was für ein Junge oder Mädchen will ich denn sein?!"

Wie Kinder ihre Geschlechtlichkeit erleben und besetzen, ist abhängig vom Umgang ihrer Bezugspersonen gegenüber kindlicher Sexualität. Die Reaktionen von Erwachsenen auf kindliche Sexualität oder sexuelle Erregung eines Kindes können schambesetzt, unwirsch und unsicher sein. Oft bleiben Reaktionen auf sexuelle Erregung oder masturbatorische Handlungen von Kindern auch komplett aus (Target 2019). Aufgrund dieses Reaktionsreportoires machen Kinder die Erfahrung, dass Handlungen und Themen um körperliche Erregung und Begehren, die Kinder selbst ja nicht als „sexuell" einordnen, interpersonell eine diffuse Anspannung, Unsicherheit oder Ärgerlichkeit im Umfeld auslösen. Wenn ein dreijähriges Kind ein Elternteil vor anderen Personen fragt, „Was ist ein Penis?", wird die Reaktion eher schambesetzt sein und ein Versuch folgen, das Thema schnell zu wechseln. Das Kind bemerkt dann atmosphärisch diese Verhaltensweise, die etwas Angespanntes in sich trägt. Bei dem Kind kommt an, dass der Begriff „Penis" etwas Besonderes ist. Das wird weiter eher die Neugierde des Kindes wecken und mehr Fragen erzeugen, um die Besonderheit zu verstehen oder Schweigen hervorrufen, weil das Kind bemerkt hat, dass die Frage nicht in Ordnung war. Eine ähnliche Szene könnte sich beim Besuch von Freund*innen der Eltern abspielen, wenn das Kind häufiger seine Genitalien anfasst, was Kinder manchmal tun. Dann würde die Mehrheit der Erwachsenen darauf mit Anspannung und/oder mit Überforderung reagieren und diese Handlung vor anderen Personen eher beschämt oder rigide unterbinden. Wenige Elternteile sehen eine Notwendigkeit darin, die Handlung wohlwollend aufzunehmen und dennoch einen gesellschaftlich adäquaten Umgang mit dem Bedürfnis/Verhalten zu vermitteln, ohne das Kind zu beschämen oder zu vermitteln, dass das Bedürfnis an sich unterdrückt werden muss. Solche Szenen führen dazu, dass bestimmte Körperregionen, wie auch sexuelle Erregung oder Spannung, im Spiegel der Interaktion benannt und ausgedrückt werden können, in dem Sinne, dass es auch eine positiv responsive Umwelt gibt, die dem Kind helfen kann, diese Gefühle im Selbsterleben sinnhaft zu integrieren (Target 2019). Das zeigt, dass gegenüber kindlicher Sexualität bereits kulturelles Unbehagen besteht. Dieses Unbehagen steigert sich bei Eltern, angesichts einer homo-, bi-, trans* oder nichtbinären psychosexuellen Entwicklung. Viele Eltern reagieren mit Überforderung, Abwehr oder Ignorieren. Dadurch entstehen Gefühle der Verwirrung, Fremdheit und des Ausgeschlossen-Seins bei den Kindern bereits im Aufwachsen in der Kernfamilie. Auch hier kann eine unreflektierte heteronorme Lebensweise der Eltern, die einen entsprechenden Entwicklungsauftrag an die Kinder stellt, eine Hürde auf dem Weg der Selbstakzeptanz für die Kinder darstellen. Zur Entwicklung eines stabilen Selbstwerts und realistischen Selbstbildes braucht es unter anderem positive Interaktionserfahrungen mit der sozialen Umwelt, vor allem mit den Bezugspersonen, in Form von Körperkontakt, Hilfe bei der Emotionsregulation, vor allem das Gefühl in Wut und Angst gehalten und ausgehalten zu werden. Auch Spiegelung in Form von Anerkennung, Bestätigung und Begleitung und die Möglichkeit von Identifikationsmomenten mit den Bezugspersonen sind wichtig. Wenn diese Entwicklungslinien durch Mangelerfahrung, Zurückweisung, Bestrafung oder Beschämung in der interpersonellen Beziehung gestört werden, dann können bestimmte Selbstanteile nicht erlebt werden und ausreifen, weil diese aus Angst oder Scham abgewehrt, selbst abgelehnt oder gehasst werden. Dies kann die Persönlichkeitsentwicklung eines Menschen und dessen Entfaltung einschränken. Folge ist meist ein mangelnder Selbstwert und Probleme in der Emotionsregulation, aber auch ein fehlendes grundlegendes Sicherheitsgefühl und darauf basierendes Vertrauen in soziale Beziehungen und die Welt. Dies kann sich dann in Ängsten, Unsicherheiten, einer negativen Erwartungshaltung und Wahrnehmung von anderen Menschen und deren Reaktionen auf das Selbst ausdrücken. Dies wird auch in die Interaktionsgestaltung getragen und zeigt dann negative Auswirkungen, die Ablehnungserfahrungen reproduzieren können. So kommt es zur Internalisierung von Negativität, wie weiter oben beschrieben (→ Kapitel 6.4 Heterosexismus und internalisierte Homonegativität). Fehlen dann korrigierende Beziehungserfahrungen, verstetigen sich diese intrapersonellen Vulnerabilitäten und es kommen selbstwertmindernde Scham- und Schuldgefühle hinzu. Udo Rauchfleisch schreibt zur möglichen adoleszenten Entwicklung bei LSBTIQA* Kindern:

> „Um die psychische Homöostase aufrechterhalten zu können, wird das Kind gezwungen, die eigene Homo- beziehungsweise Bisexualität abzuwehren, zu verdrängen, abzuspalten. Die Folgen dieser Abspaltungsprozesse zeigen sich in der Jugend und dem Erwachsenenalter in verschiedenen Formen psychischer und psychosomatischer Störungen wie Depressionen, Zwangs-, Schlaf- und Angststörungen, Angstträumen, psychosomatischen Beschwerden und Suchtproblemen und Suizidalität" (2002, S. 68).

Die wiederholte oder chronische Erfahrung von offener und subtiler Ablehnung, Entwertung, Diskriminierung, Marginalisierung und Gewalt im Laufe des Lebens führt zu einem kontinuierlich hohen Maß an psychologischem Stress bei LSBTIQA* Personen. Aufgrund dieser herausfordernden „Startbedingungen ins Leben" existieren verschiedene wissenschaftliche Theorien, die Identitätsentwicklung von LSBTIQA* Personen unter dem Aspekt der Verinnerlichung des zugeschriebenen „Makels" oder der „Abweichung von der Norm" betrachten. So wird der chronische Stress, dem LSBTIQA* ausgesetzt sind als Minderheitenstress (→ Kapitel 6.7 Minderheitenstress und Wege der Selbstermächtigung) bezeichnet. Dieser geht nachweislich mit höheren Raten von Gesundheitsproblemen, einschließlich Depressionen und Suizid bei LSBTIQA* Personen einher (Michaels, Parent & Torrey 2016, Meyer 2003, Plöderl, Wagenmakers, Tremblay, Ramsay et al. 2013).

Selbst Familiennetzwerke, denen ein adäquater Umgang und eine akzeptierende Haltung gelingt, werden früher oder später mit Institutionen, wie Kindergarten und Schule konfrontiert, in denen strukturelle Diskriminierung aufgrund von Geschlecht und Begehrensweisen unter Umständen wenig reflektiert oder sogar verteidigt wird. Diskriminierungserfahrungen sind intime Erfahrungen, die sich unterschiedlich in das Leben von Menschen einschreiben und verarbeitet werden. Eine Person, die bereits im Kindergarten aufgrund von gender-nonkonformen Verhalten auffällt und bei der sich diese negativen Erfahrungen mit Mitschüler*innen und Pädagog*innen in der Schule fortsetzen, wenn sie dort körperliche Gewalt und Mobbing erlebt, wird wahrscheinlich mit größerer Vorsicht und Misstrauen in andere institutionelle Kontexte, wie in das Arbeitsleben, gehen. Eine Person, die im Kindergarten negative Erfahrungen macht und dann in der Schule Unterstützung und Akzeptanz erfährt und sich ein soziales Netzwerk aufbauen kann, wird dadurch wahrscheinlich weniger belastet in den nächsten Lebensabschnitt gehen. Eine Person kann aber auch in einem geschützten Umfeld und frei von Diskriminierung aufwachsen und eines Tages auf der Straße einen körperlichen Übergriff durch Fremde erfahren und dadurch traumatisiert werden. Je nachdem welche Ressourcen der Person zur Verfügung stehen – wie ein tragendes soziales Netzwerk, körperliche Gesundheit, finanzielle Sicherheit, Wohnraum, Akzeptanz in Bereichen, wie Arbeit und Freizeit, Kontakt zu anderen Menschen mit ähnlichen Lebensrealitäten, aber auch die Fähigkeit sich Hilfe zu suchen, einen stabilen Selbstwert, das Gefühl von Würde und Akzeptanz der Persönlichkeit – können Personen unterschiedliche Fähigkeiten erlernen, mit Diskriminierung oder herausfordernden Situationen im Laufe ihres Lebens umzugehen (→ Kapitel 6.7 Minderheitenstress und Wege der Selbstermächtigung).

Erlebte Diskriminierungsmechanismen und die Angst vor Wiederholung, können eine negative Einstellung zur eigenen Sexualität, dem sexuellen Begehren und der Identität bewirken mit negativen Auswirkungen auf die psychische Gesundheit (McLaren 2016). Dieser Prozess der Selbststigmatisierung hat Folgen für das Selbstbild, geht mit emotionalen Auswirkungen einher, Homo- wie Transnegativität, führt zu chronischem Stress und schränkt die Lebensqualität ein (Corrigan, Bink, Schmidt, Jones et al. 2015).

6.6 Stigmatisierung und Selbststigmatisierung

In Erving Goffmans Theorie der sozialen Stigmatisierung ist ein Stigma „eine Eigenschaft, ein Verhalten oder ein Ruf, der/das in besonderer Weise sozial diskreditierend ist" (2012, S. 9). Das Stigma bewirkt, dass eine Person mit unerwünschten Begriffen benannt und einem entsprechenden Stereotyp zugeordnet wird, der mit moralischer Abwertung und Ausgrenzung, Statusverlust und Diskriminerung einhergeht (Röhm, Hastall & Ritterfeld 2019). Stigmatisierung ist ein wesentlicher Teil von Marginalisierungsprozessen. Die negative Zuschreibung eines Merkmals hemmt oder schränkt Identitätsbildungsprozesse ein, die sich als Selbststigmatisierung manifestieren. Dabei übernehmen Betroffene die gesellschaftlich vermittelte Diskreditierung in die eigene Identität, was zu einer „Selbstabwertung führt und dementsprechend zu reduziertem Selbstwert und Selbstrespekt" (Röhm, Hastall & Ritterfeld 2019, S. 617). Dies kann von kleinen Selbstentwertungen, wie „ach, typisch...ich als Frau kann mit der Bohrmaschine nicht umgehen" bis hin zu generaliserten Abwertungen, wie „die anderen haben sicher recht mit ihren Anfeindungen: wer homosexuell ist, mit dem stimmt einfach etwas nicht – ich verdiene es nicht geliebt zu werden" reichen. Die Stigma-Theorie benennt als Grundlage ein gesellschaftliches Kategoriensystem, in das Menschen eingeordnet werden und sich auch selbst einordnen. Menschen tendieren dazu, Komplexität zu reduzieren. Kategoriensysteme sind daher auch kognitive Schemata, um ein Gefühl der Orientierung und Sicherheit zu erlangen. Die Zugehörigkeit zu Kategorien wie Geschlecht, sozialer Klasse oder Herkunft prägt die Lebensrealität und die eigene Wahrnehmung. Häufig werden diese Zuordnungen als gegeben angenommen und bleiben unhinterfragt. Erving Goffman (2012) beschreibt, wie Vorurteile und Diskriminierung auch durch die betroffene Gruppe selbst aufrechterhalten werden. Beim Versuch sich in die dominierende Gesellschaft zu integrieren, wird Stereotypen Folge geleistet, das Stigma verschwiegen und bestimmte Verhaltensweisen bedient oder Eigenschaften betont. Dies bedingt wiederum Selbststigmatisierung. Unter bestimmten Umständen bewahrheiten Betroffene ihr Stigma nicht nur selbst, sondern sie geben sich selbst die Schuld am Vorurteil (zum Beispiel, wenn erfolgreiche Eingewanderte andere Immigrant*innen beschuldigen, an altmodischen Traditionen festzuhalten) oder äußern gar rassistische Vorurteile gegenüber anderen abgewerteten Gruppen. Sie versuchen auf diese Weise, den Stress aufzulösen, der aus der ständigen Konfrontation mit Stereotypen resultiert, und sie kämpfen auf diese Weise darum, ein Teil der Mehrheitsgesellschaft zu sein und Akzeptanz zu erlangen. Im Zuge dieser Prozesse führen Alexander Röhm, Matthias Hastall und Ute Ritterfeld auch die „Stigmatisierung durch Verbindung" (2019, S. 617) an. Diese Form der Stigmatisierung beschreibt „die Übertragung stigmatisierender Einstellungen auf die Angehörigen gesellschaftlich stigmatisierter Personen" (S. 617), wie beispielsweise deren Familienangehörige oder auch professionell Helfende (Pryor, Reeder & Monroe 2012). So erfahren Helfer*innen und Familienmitglieder von HIV-Infizierten soziale Stigmatisierung basierend auf der moralischen Stigmatisierung der Betroffenen und der Angst vor Infizierung in der unaufgeklärten Bevölkerung.

Mit der Zuordnung zu Kategorien werden bestimmte Eigenschaften assoziiert, mit denen Privilegien und Deprivilegien einhergehen. In der heteronormativen Sozialisation (→ Kapitel 2 Weshalb mit zweigeschlechtlichem Denken beschäftigen?) finden sich viele Beispiele dafür. Von Glaubenssätzen wie „Männer müssen stark sein", „Frauen sind das schwache Geschlecht" über Vorlieben wie „Mädchen spielen gerne mit Puppen", und Annahmen „Männer sind muskulös und lieben Handwerk". Die Kategorien selbst und die ihnen zugeschriebenen Attribute sind jedoch gesellschaftlich konstruiert, schablonenhaft und oft in sich paradox. Beispielsweise kann eine Frau, auch wenn Keuschheit und sexuelle Attraktivität gesellschaftlich erwartete Attribute sind, nicht gleichzeitig „Mutter Teresa" und wie die Sängerin „Madonna" sein. Wenn solche widersprüchlichen Eigenschaften in einer Merkmalszuschreibung enthalten sind, führen diese zu subjektiv empfundenen Widersprüchen im Selbstbild der Person. Das Selbstverständnis eines Menschen wird daher häufig geprägt durch ein „aufoktroyiertes gesellschaftliches Imago" (Zima 2010, S. 229). Negative Zuschreibungen, in Form von Vorurteilen und Stereotypen sind Teil von Stigmatisierungsprozessen (→ Kapitel 6.2 Vorurteile und gruppenbezogene Menschenfeindlichkeit). Annahmen wie „lesbische Frauen hassen Männer", „schwule Männer sind oberflächlich" sind pauschalisierend und bilden die Grundlage für Diskriminierung.

Stigmatisierungsprozesse bewirken gesellschaftliche Nachteile, Isolation und Exklusion für die Betroffenen. Für die Bezeichnung jedweder in der Gesellschaft vorhandener, negativer Betrachtungsweisen nicht-heterosexuellen/r Verhaltens, Identität, Beziehungen oder Communities wurde der Begriff „sexuelles Stigma" (Herek 2004) geprägt. Erving Goffman (2012) schreibt:

> „Seine innersten Gefühle über sein eigenes Wesen mögen ihm besagen, daß er eine „normale Person" ist, ein menschliches Wesen wie jeder andere, daher eine Person, die eine faire Chance verdient. (...) Doch kann er gewöhnlich ganz richtig wahrnehmen, daß die anderen, was immer sie versichern, ihn nicht wirklich akzeptieren und nicht bereit sind, ihm auf gleicher Ebene zu begegnen." (S. 16)

Das Stigma als diskeditierende Fremdzuschreibung wird der stigmatisierten Person in der sozialen Interaktion immer wieder gespiegelt, zugewiesen und durch bestimmte Interaktionsweisen aufgezwungen. Dies schränkt die Interaktionsmöglichkeiten ein und führt zur Internalisierung dieser Fremdzuschreibung, die zwar ursprünglich keine Selbstbeschreibung war, doch im Zuge dieser permanent wiederholten Zuschreibung zu einer wird. Beispielsweise, wenn eine Person sich als lesbisch outet und dann von der Umwelt immer wieder als „Kampf-Emanze" bezeichnet wird. Mit dieser Kategorisierung einhergehend wird ihr Aggression zugeschrieben und die Person wird sich – selbst, wenn sie sich selbst weder als aggressiv noch als emanzipatorisch erlebt – im Kampf gegen diese Zuschreibung zunehmend falsch verstanden fühlen und unsicher im Auftreten und ihrem spontanen Ausdruck werden. Vielleicht nimmt sie sich zunehmend bei Themen zurück, versucht besonders wenig aggressiv zu wirken oder wird ängstlich und meidet bestimmte Gruppen von Menschen. Vielleicht führt diese Zuschreibung auch dazu, sich nicht mehr als lesbisch zu outen oder die Person reagiert gereizt auf diese Zuschreibung und gerät so öfters in Konflikte. Egal, wie die Person mit der Zuschreibung des Stigmas umgeht, sie moderiert eine Zuschreibung von außen, die nicht ihrem Selbstbild entspricht und verändert ihr Auftreten und ihre Beziehungsgestaltung dementsprechend, um dieses Stigma nicht zu bestätigen und um die sozialen Konsequenzen, die mit dem Stigma verknüpft sind, zu vermeiden. Ein wesentliches Merkmal bei diesen Vorgängen ist Scham: „Scham wird eine zentrale Möglichkeit, sie entsteht daraus, dass das Individuum eines seiner eigenen Attribute begreift als etwas Schändliches und als etwas, worauf es gern verzichten würde." (Goffman 2012, S. 16)

Viele Betroffene haben einen Umgang mit Stigmatisierung gefunden. Als Stigma-Management werden Bewältigungsstrategien bezeichnet, „mit deren Hilfe stigmatisierte Personen versuchen, Beeinträchtigungen ihres Selbstwerts abzuwehren" (Rehaag 2010, S. 5). Regine Rehaag (2010) benennt für eine andere Zielgruppe differenzierte Stigma-Management-Strategien, die sich auch auf den LSBTIQA* Personenkreis übertragen lassen. So wird beispielsweise die „Vermeidung von Konfrontation" durch sozialen Rückzug genannt

oder eine Haltung betroffener Personen „sich nicht aus der Fassung bringen zu lassen“ (Rehaag 2010, S. 6). Auch ein bewusst „offensiver Umgang“ (S. 6) wird als Strategie genannt, beispielweise den Makel als Stärke zu präsentieren oder offen mit dem Stigma zu kokettieren. Weiterhin wird sich als „normale Person“ (S. 6) zu präsentieren beschrieben, die den Makel vor sich selbst und anderen relativiert oder verhamlost, oder diesen auf andere verschiebt („Andere haben dafür andere Makel“) oder generalisiert („Alle haben doch irgendwas“). Auch ein forciert selbstbewusstes Auftreten kann Teil der Strategie sein, als „normale Person“ erscheinen zu wollen. Eine weitere Stigma-Management-Strategie wäre das „Verdecken oder Verbergen“ (Rehaag 2010, S. 6) von stigmatisierten Identitätsanteilen. Dies verhindert sowohl die selbstrespektvolle Anerkennung des eigenen Seins als auch das Benennen des eigenen Empfindens gegenüber anderen. Auf der individuellen Ebene gewährleistet Verschweigen zwar die Anerkennung durch die Mehrheitsgesellschaft, bedingt jedoch die Verleugnung des eigenen Empfindens. Gesamtgesellschaftlich bedingt dieses Schweigen immer wieder Stigmatisierung. Der Druck, über wichtige Anteile des eigenen Seins schweigen zu müssen, um einer Beschämung, Beschuldigung, Negativ-Etikettierung und Ausgrenzung zu entgehen, hat sich in vielen Studien als krankmachender Faktor erwiesen (Übersicht in Wolf 2004). Eine weitere Umgangsform ist die Anwendung der „Strategien der Normalen“ (Rehaag 2010, S. 6). Das heißt, andere stigmatisierte Personengruppen werden ausgeschlossen, ausgegrenzt, ignoriert, ausgelacht, beleidigt und geärgert. Kompensatorisch wirksam ist die Strategie sehr viel Energie in gesellschaftlich anerkannte Ausdrucksweisen wie Bildungskarriere, Familiengründung... zu investieren. Zu den ressourcenorientierten Umgangsweisen von Stigma-Management gehört der Prozess der „Biografisierung“ (Rehaag 2010, S. 6). Das Stigma wird im Kontext der eigenen Biografie mit sinnstiftender Bedeutung versehen. So kann der Makel als Teil des eigenen Selbst aktiv umgedeutet werden. Selbstwertstärkend wirken „sekundäre Gewinne“ (Rehaag 2010, S. 6): Betroffene entwickeln positive Narrative, beispielsweise am Stigma und der Stigmatisierung „gewachsen zu sein“ (S. 6) oder einen „inneren Wertekanon“ (S. 6) auszubilden. Alle diese Strategien erfordern einen hohen Energieaufwand. Manche davon sind mit erheblichen Konsequenzen für das eigene Selbstkonzept, die körperliche und mentale Gesundheit und die Gestaltung der eigenen Lebensbezüge verbunden.
Anhand des Minderheiten-Stress-Modells wird im nächsten Kapitel die bisher beschriebenen Ausgrenzungs- und Diskriminierungsprozesse und deren Auswirkungen auf die Identitätsbildung (Selbststigmatisierung, Internalisierte Negativität) und psychischen wie physischen Gesundheit der Betroffenen in einem Modell zusammengefasst.

6.7 Minderheitenstress und Wege der Selbstermächtigung

In Kapitel 4, 5 und 6 wurden bereits individuelle Erfahrungen und empirische Belege zu Minderheitenstress beschrieben. Im Minderheiten-Stress-Modell von Ilan H. Meyer (1995, 2003) werden Ausgrenzungs- und Diskriminierungsprozesse und deren Auswirkungen auf die Identitätsbildung (Selbststigmatisierung, internalisierte Negativität) und psychische wie physische Gesundheit betroffener Personen in einem Modell zusammengefasst. Ilan H. Meyer fokussierte seine Überlegungen auf die gesellschaftliche Situation von Schwulen und Lesben. Das Modell kann jedoch auch auf andere gesellschaftlich ausgegrenzte Gruppen angewandt werden, insbesondere auf diejenigen, die durch gesellschaftliche Normierungsprozesse unter Druck gesetzt werden, über ihre soziale Zugehörigkeit, ihre (geschlechtliche) Identität, ihr sexuelles Begehren zu schweigen. Michael L. Hendricks und Ryan L. Testa (2012) arbeiteten das Modell für Minderheitenstress bei trans* Personen aus. In diesem Buch haben die Autor*innen beide Modelle kombiniert und für GSM adaptiert:

Abb. 6: Minoritäten-Stress-Modell
adaptiert für GSM nach Meyer (2003, 1995) und Hendricks & Testa (2012)

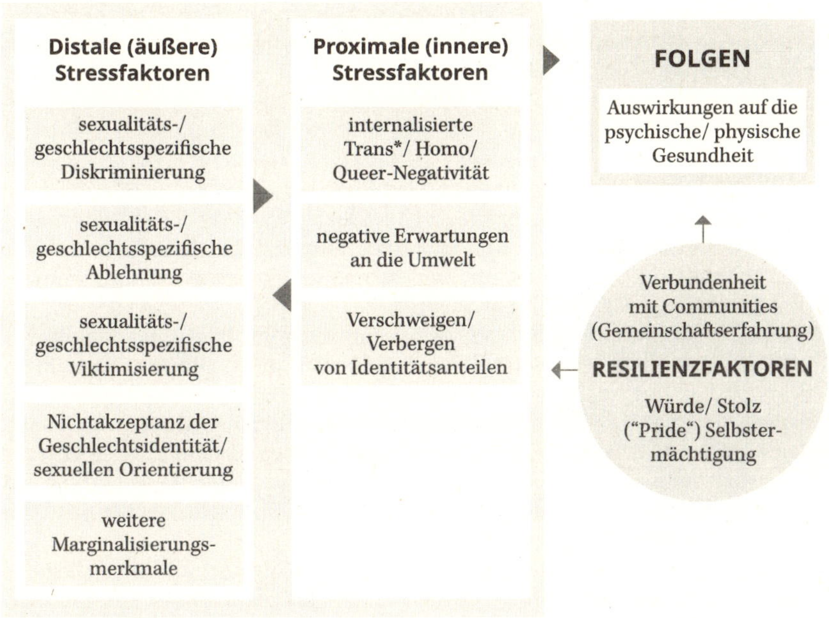

Inhaltliche Überarbeitung: Stern, Auge, Eder & Manduano
Grafische Überarbeitung: Silke Kampfmeier

Das Minderheiten-Stress-Modell beschreibt differenziert die meist konflikthafte Wechselwirkung zwischen Individuum und sozialer Umwelt und deren gesundheitlichen Auswirkungen. Distale oder auch äußere Stressfaktoren sind Erfahrungen von sexualitäts- und/oder geschlechtsspezifischer Nicht-Akzeptanz, Diskriminierung, Ablehnung, Ausgrenzung und Gewalt. Dies können persönlich erlebte Erfahrungen sein, aber auch das Beiwohnen eines Vorfalls oder indirekte Erfahrungen, wie zum Beispiel Zeitungsartikel über Diskriminierung von LSBTIQA*, Social Media-Erfahrungsberichte oder Community-Informationen über Gewaltvorfälle. Proximale oder auch innere Stressfaktoren sind Bemühungen, stigmatisierte Identitätsanteile zurückzuhalten oder zu verbergen, um distalen Stressfaktoren vorzubeugen. Proximale Stressfaktoren äußern sich als negative Erwartungshaltung an die soziale Umwelt, beispielsweise die Sorge vor Zurückweisung und Vorurteilen oder die Furcht vor zukünftigen Stigmatisierungs- und Diskriminierungserfahrungen (→ Kapitel 6.1 bis 6.4 und Kapitel 6.6 Stigmatisierung und Selbststigmatisierung). Außerdem können sich Trans-/Homo-/Queer-Negativität, so wie Diskriminierungs- und Viktimisierungserfahrungen negativ in das Selbstbild der LSBTIQA* Person einschreiben (→ Kapitel 6.4 Heterosexismus und internalisierte Homonegativität). Infolge dieser Vorgänge kann chronischer Stress in einer Person entstehen, mit weiteren Auswirkungen auf die psychische und physische Gesundheit, unter anderem in Form innerer Anspannung, Ängstlichkeit, Unsicherheit oder Gereiztheit.

Den Stressfaktoren stehen im Minderheiten-Stress-Modell Schutzfaktoren gegenüber, die sich positiv auf die Resilienz[54] einer Person auswirken. Schutzfaktoren bei Minderheitenstress sind geteilte Lebenserfahrungen, Gemeinschaftserfahrungen und Rückhalt in den Communities, vor allem ein stabiles soziales Netzwerk und eine Einbettung in andere Lebensbezüge wie Vereine, Arbeitsplatz... In diesen Gemeinschaften kann auch der Schutzfaktor Würde und Stolz (englisch Pride) in Verbindung mit der eigenen Lebensweise bestärkt werden. Es wird Freude an der Vielfalt ausgelebt.

Ein weiterer elementarer Schutzfaktor ist Empowerment, häufig mit dem Begriff „Selbstermächtigung" übersetzt. Hierbei geht es darum, Ohnmachtsgefühlen von Individuen zu begegnen, indem Handlungsspielräume erweitert werden. Beispielsweise kann der Einsatz für die Interessen einer marginalisierten Gruppe eine bestärkende Erfahrung sein. Auch Wissen über gesellschaftliche Ungleichheitsverhältnisse und deren Mechanismen kann das Individuum stärken, da so einzeln erlebte Situationen erkannt und analysiert werden können, um gegebenenfalls Maßnahmen dagegen zu ergreifen.

Dies gilt auch für Situationen in Communities, in denen internalisierte negative Konzepte der eigenen Zugehörigkeit das Handeln so prägen, dass eine Person sich aus Selbsthass isoliert, sich selbst schädigt („Introjektion") oder andere, die ihr nah sind und die gleiche Zugehörigkeit haben, entwertet oder angreift („Identifikation mit dem Aggressor"). Prozesse des Ausagierens unreflektierter internalisierter Entwertungen spielen eine wichtige Rolle in

54 Resilienz beschreiben wir Autor*innen als erlernbare Fähigkeit, in gegebenen gesellschaftlichen Umständen ein möglichst gutes Leben zu führen und die eigene psychische Gesundheit trotz Widrigkeiten des Lebens aufrechtzuerhalten oder wiederzuerlangen.

eskalierten Community-Konflikten und bei Gewaltdynamiken in Partner*innenschaften marginalisierter Personen (American Psychological Association 2017, Costanzo 1992, Günther, Teren & Wolf 2021, Hughes & Hammack 2019, Mucha, Dvoskin & MacYoung 2016, Nichols & Fedor 2017, Tress, Henry, Junkert-Tress, Hildenbrand et al. 1996, Schulman 2016). Hier kann es sich als hilfreich erweisen, wertschätzend die Prozessreflexion zu unterstützen und als „accountable community" möglichst gute Konfliktlösungen für alle Beteiligten zu finden. Gelingt dies nicht, kann es zu „doppelten Ausschlüssen" kommen, die betreffende Person ist weder Teil der Mehrheitsgesellschaft noch Teil einer LSBTIQA* Community.

Die physiologischen Auswirkungen von Minderheitenstress schaffen im Körper der betreffenden Person einen unangenehmen Alarmzustand, der zu raschem Handeln drängen kann, um eine Situation konstruktiv zu verändern. Stress kann Handlungen also kurzfristig energetisieren. Andauernde Alarmzustände des Körpers hingegen in Kombination mit dem Versuch, die eigene Handlungsbereitschaft immer wieder zu unterdrücken, können zu Überlastung führen. Andauernder Stress kann zu chronifizierter Anspannung im Körper führen, was weitere gesundheitliche Auswirkungen mit sich bringen kann:

> „Dies kann sich bspw. äußern in innerer Unruhe, Angstzuständen, Panik, depressiven Verstimmungen oder Schlafstörungen. Steht das vegetative Nervensystem unter Stress, erhöht sich die Spannung der Haltemuskulatur und des Bindegewebes. Hält der Körper darüber Impulse zurück oder Gefühle im Zaun, werden sie körperlich ‚eingefroren', es entsteht eine Art Muskelpanzer. Innerliches und äußerliches Verhärten kann die Folge sein, sich fortsetzen bis hin zur Knochen- und Gelenkebene und sich dann in Haltungsschäden und Bewegungseinschränkungen manifestieren." (Stern & Hahne 2019, S. 243)

Minderheitenstress kann dementsprechend auch auf individuell körperlicher Ebene begegnet werden, indem GSM queer-sensible Körperarbeit praktizieren, die sich über die Regulation des Nervensystems positiv auf den gesamten Körper auswirkt (Güldenring & Stern 2021).

Zur Überforderung von GSM kann auch ein perfektionistisches Bemühen, in anderen Bereichen den gesellschaftlichen Wert zu beweisen, beitragen. Insgesamt zeigen Personen, die Stigmatisierungserfahrungen haben, weniger gesundheitsschützendes Verhalten und verhalten sich in sexuellen Situationen auch weniger risikoangepasst (Pascoe & Smart Richman 2009, Robinson, Bockting, Rosser, Miner & Coleman 2002). Innerhalb der GSM Communities gibt es inzwischen viele LSBTIQA* Fachkräfte, die sich aus den Communities heraus thematisch spezialisiert haben auf (Peer-)Angebote zur (Minderheiten-) Stressbewältigung und Resilienzförderung, empowernde Körpertherapien oder Sexological Bodywork für LSBTIQA* Personen, BDSM für Queers, Beratung polyamorer Beziehungen…

Die gesellschaftliche Entwertung von GSM kann auch gekontert werden über das Schaffen von Räumen, in denen die eigene stigmatisierte Identität in Abgrenzung von Negativzuschreibungen positiv exploriert, kommuniziert, reflektiert und aus der Innensicht erfahren werden kann. Die Entwicklung einer positiv besetzten Identität erfolgt dann im Austausch mit Peers aus den Communities (das heißt mit anderen mit diesem stigmatisierten Merkmal) und über den Aufbau einer sozialen Unterstützungskultur. Im Hinblick auf Intersektionalität (→ Kapitel 6.9 Intersektionalität – komplex ist nicht kompliziert) ist hier wichtig zu betonen, dass es nicht den einen „Schutzraum" für GSM geben kann. Es ist notwendig, Empowerment-Räume für LSBTIQA* differenziert zu reflektieren hinsichtlich der Frage, für welche Zielgruppe(n) der Raum geeignet ist – und für welche (eher) nicht. Auch kann es sich lohnen, zu explorieren, wie Räume[55] geschaffen werden können, in denen sich möglichst viele Menschen ausreichend sicher fühlen können, ohne untereinander einen „Diskriminierungswettstreit" abzuhalten. Derzeit finden innerhalb von verschiedenen Communities aus dem LSBTIQA*-Spektrum Bestrebungen statt, sich im Hinblick auf gemeinsame Interessen stärker zu verbünden und füreinander einzusetzen.
Das inzwischen breite Angebotsspektrum von Empowerment-Formaten für LSBTIQA*-Personen ist unter anderem durch die sozialen Medien sichtbar geworden, spätestens seit der Corona-Pandemie entwickelte Online-Formate eröffnen für viele Menschen neue Teilhabemöglichkeiten. Es findet eine zunehmend fachliche Professionalisierung dieser Angebote statt.
Für viele GSM ist es selbstermächtigend, sich in der Peer-Beratung, politischen Interessenvertretung, in queerer Kunst und Kultur oder ähnlichem für die Belange der eigenen Gruppe (und anderer) zu engagieren, manche sprechen gar von „Aktivismus als therapeutische Maßnahme". Es gibt inzwischen viele (über) regionale Beratungsstellen für GSM.

6.8 Ohne Stigma, kein Coming-Out

Im Lebensverlauf von LSBTIQA* Personen sind Coming-Out-Prozesse prägend und eng mit Stigmatisierungsvorgängen und Minderheitenstress verbunden. Stigmatisierung macht ein Coming-Out überhaupt erst notwendig. Coming-Out-Prozesse spiegeln das Ringen um ein selbstbestimmtes Leben in einem aversiven (ablehnenden) Kontext wider, da GSM wiederholt vor der Herausforderung stehen, gesellschaftlich vorgegebene Muster der Entwertung der eigenen Präferenz oder Identität umzulernen und immer wieder Entscheidungen, um ein Offen- oder Verstecktleben zu treffen (Nichols 2006, Nichols 2014, Günther, Teren & Wolf 2021). In →Kapitel 5.4 (Schwule Perspektiven) finden sich Coming-Out-Erfahrungen im Rahmen von Psychotherapie.
Coming-Out-Modelle beschreiben Prozesse der Selbstidentifizierung mit einer marginalisierten bzw. stigmatisierten sexuellen Orientierung und

55 Katharina Debus und Iven Saadi (2023) listen differenziert Merkmale der Konzepte „safer spaces" und „braver spaces" auf, beschreiben jeweilige Potentiale und geben Anregungen für Pädagogik und Bildungsarbeit.

geschlechtlichen Identität in einer Phasenabfolge (Wolf 2004)[56]. Damit unterscheiden sie sich von pathologisierenden Modellen, die nach den Ursachen einer marginalisierten sexuellen Präferenz/Geschlechtsidentität fahnden, um mit den konstruierten Informationen diese dann zu entwerten und so weniger lebbar zu machen. Coming-Out-Modelle beschreiben die typischen Entwicklungsaufgaben einer marginalisierten sexuellen Orientierung/Geschlechtsidentität affirmativ und begleitend. So können auch Formen von Unterstützung daraus abgeleitet werden. Ein Coming-Out-Prozess beinhaltet:

- Vergleichsprozesse des eigenen Empfindens oder Begehrens mit dem Empfinden oder Begehren, welches bei anderen Personen vermutet wird,
- Zeiten der Wahrnehmung einer Dissonanz des Empfindens der eigenen geschlechtlichen Identität und/oder des eigenen sexuellen Begehrens zu dem, was gesellschaftlich vorgegeben ist,
- das innere Einordnen und Benennen des eigenen Empfindens („inneres Coming-Out"),
- das Benennen des eigenen Empfindens gegenüber anderen („äußeres Coming-Out"),
- die Auseinandersetzung mit internalisierter Entwertung des eigenen Empfindens, über eine Umwertung bis zur Akzeptanz und selbstbewussten Integration des eigenen Empfindens sowie
- Kompetenzerwerbsprozesse (Wie kann über Geschlechtsidentität oder sexuelle Orientierung, das eigene Empfinden und Erleben sowie Präferenzen gesprochen werden? Wie können sie gelebt werden?) und
- Vernetzung mit anderen, die die identitäre (Nicht-)Verortung und/oder Präferenz teilen.

Selbstverständlich stellt dieses Phasenmodell einen idealtypischen Verlauf dar. Um die Komplexität von Coming-Out-Prozessen marginalisierter Geschlechtsidentität oder sexuellen Orientierung zu erfassen, ist zu bedenken, dass Coming-Out-Prozesse in der Realität diskontinuierlich und vom Zeitpunkt des Beginns des ersten äußeren Coming-Outs an lebenslänglich verlaufen.
Die Abschätzung der Konsequenzen basiert auf dem bisherigen Erfahrungsschatz. Da nie eine exakte Vorhersage der Folgen möglich ist, erzeugt jedes Coming-Out Unsicherheit und verlangt der sich öffnenden Person Energie, Aufmerksamkeit und Verteidigungsbereitschaft ab. Gerade ein Aufwachsen in einem sehr vorurteilsbelasteten und repressiven Kontext verlängert die Zeit zwischen innerem und äußerem Coming-Out beträchtlich (→ Kapitel 6.1.1 Schule und Ausbildung).
Prinzipiell stehen Personen im Coming-Out-Prozess immer wieder neu vor der Überlegung, ob sie sich öffnen möchten und welche Konsequenzen daraus erwachsen oder ob sie sich nicht zeigen möchten und mit welchen

---

56 Diese Phasenmodelle wurden zunächst für die Entwicklung einer homosexuellen Orientierung beschrieben, dann auch für weitere sexuelle Orientierungen und für den Entwicklungsprozess von trans* Identitäten adaptiert (Günther, Teren & Wolf 2021).

Konsequenzen dies wiederum verbunden sein könnte. Beispielweise die Frage einer neuen Kollegin mit Blick auf den Ehering einer lesbischen verheirateten cis Frau nach dem Beruf des Ehemannes. Hier steht nun die Entscheidung an, ob die Aussage kommentarlos bleibt oder die Kollegin aufgeklärt wird. Ein anderes Beispiel könnte ein trans* Mann sein, der gerade Anschluss an einen neuen Freund*innenkreis knüpft, als die Gruppe eines Tages einen gemeinsamen Saunabesuch beschließt. Dann liegt es an dem trans* Mann gegebenenfalls der Gemeinschaft fernzubleiben oder sich zu outen.

Personen, die vielfältige marginalisierte sexuelle Präferenzen und Geschlechtsidentitäten aufweisen, durchlaufen besonders komplexe Coming-Out-Prozesse. Auch wenn so einer Person in Bezug auf ihre Identität und/oder Sexualität manche Elemente ihrer marginalisierten sexuellen Präferenz die Selbstannahme bereits gelungen ist, können im Verlauf der sexuellen Weiterentwicklung immer wieder Aspekte hinzukommen, die erneut Selbstentwertung und Ambivalenzen aktivieren und einen neuen Prozess der Selbstannahme erforderlich machen. So kann eine Person zum Beispiel zwar out als schwule Person sein, dann im Laufe der Exploration der gleichgeschlechtlichen Erfahrungen mit anderen Personen machen, beispielsweise im BDSM-Kontext, die für sie zunächst ambivalent besetzt sind. Diese können dann durch intensive Reflexionen des eigenen Erlebens und im Austausch mit anderen in das Selbstbild integriert werden.

Ein Coming-Out ist selten total. Das heißt, dass sich viele Personen unter Umständen dafür entscheiden, ein äußeres Coming-Out nur in bestimmten Kontexten zu unternehmen und andere auszusparen (Nichols 2006). Coming-Out-Prozesse interagieren zudem mit anderen Entwicklungsprozessen. Wenn eine Person bereits Erfahrungen mit Coming-Outs oder im Umgang mit Stigmatisierung aus anderen Coming-Out- und Stigma-Management-Erfahrungen in anderen Bereichen der Sexualität aufweist (wie ein Coming-Out hinsichtlich ihrer sexuellen Orientierung), kann dies ein Coming-Out in Bezug auf die sexuelle Präferenzstruktur erleichtern, auch weil sich die Communities zum Teil überschneiden, zum Beispiel die queere Community mit der BDSM-Community (Nichols & Fedor 2017).

Eine marginalisierte Identität wird gesellschaftlich beschwiegen und muss, wenn eine Person damit gesehen werden möchte, immer wieder ausgesprochen werden. Dies ist arbeitsaufwändig. Manchmal gibt es Zeiten, in denen ein Moratorium eingelegt wird, die marginalisierte Präferenz/Identität nicht weiterentwickelt und die Aufmerksamkeit von ihr abgezogen wird, manchmal finden Zeiten rascher Entwicklung statt, in denen die Person ihrer Präferenz/Identität sehr viel Aufmerksamkeit und Energie widmet und sie intensiver nach außen kommuniziert (Wagner 2016). Coming-Out-Prozesse sind von zahlreichen, sich intersektional überkreuzenden Faktoren mitbeeinflusst (→ Kapitel 6.9 Intersektionalität – komplex ist nicht kompliziert): Oftmals weben sich andere Entwicklungsaufgaben in die Entwicklung der Präferenz/Identität mit ein. Und vielfach entscheiden Ressourcen (Zeit, Fähigkeit, das eigene Erleben in Worte zu fassen und über sich selbst nachzudenken, Mut, Zugang zu Informationen, unterstützendes Umfeld...) über die Möglichkeiten, die Präferenz/

Identität zu entwickeln und leben zu können. Je nachdem, wie eine Person mit ihrer intersektionalen Verortung, mit ihren sonstigen Privilegien und Deprivilegierungserfahrungen umgeht, kann ihr Erfahrungsschatz ein Coming-Out befördern oder auch hindern (Levey & Pinsky 2015). So kann es beispielsweise ein schwuler trans* Mann leichter mit einem BDSM-Coming-Out haben, weil er sich die Kompetenz erarbeitet hat, über seine sexuelle Identität und über sexuelle Erfahrungen mit anderen zu reden und nicht befürchten muss, seine soziale Bezugsgruppe zu verlieren, wenn er sich hinsichtlich BDSM exploriert. Hingegen kann ein gut integrierter, gesellschaftlich in feste Bezüge eingebetteter cisgeschlechtlicher und heterosexueller Mann Erfahrungen mit Vulnerabilität aus Kindheit und Jugend bislang mit so viel Energieaufwand verdrängt haben, dass er im BDSM-Coming-Out einen Ausschluss aus allen sozialen Zusammenhängen, die ihn bislang gestützt haben, befürchtet, und so auch große Schwierigkeiten haben, sich hinsichtlich seiner BDSM-Präferenz zu öffnen.

6.9 Intersektionalität – komplex ist nicht kompliziert

„Eine in Frankreich geborene Schwarze trans Frau kommt nach ihrem Umzug nach Deutschland in eine psychosoziale Beratungsstelle für LSBTIQA*. Die Person sei nach Deutschland gegangen, um hier zu studieren. Sie sei in Frankreich Migrant*innenkind der ersten Generation gewesen. Ihre Eltern seien aus dem Senegal nach Frankreich migriert. Sie habe den Kontakt zu ihrer senegalesischen Familie abgebrochen, da sie Gewaltandrohungen und Diskriminierung erfahren habe, nachdem sie sich vor einzelnen Familienmitgliedern geoutet habe. Gleichzeitig habe sie schon Diskriminierungserfahrungen in Frankreich aufgrund der Migrationsgeschichte ihrer Familie und in der Schule Ausgrenzung aufgrund des Aussehens und ihrer trans* Identität erfahren. Hier in Deutschland sei sie nicht gut angekommen, die Sprachbarriere, aber auch Diskriminierungserfahrungen, da sie eine Schwarze trans* Frau sei, hätten sich hier noch schlimmer wiederholt und sie habe depressive Symptome entwickelt und Angstzustände. Sie habe sich fremder als zuvor gefühlt und habe sich keine Hilfe suchen können, weil sie das Hilfesystem in Deutschland nicht verstehe und an den Stellen, wo sie es versucht habe, sei kein Französisch oder Englisch gesprochen worden, so dass sie es aufgegeben habe. Sie habe dann in der Community Halt gesucht. Da habe sie zwar Anschluss gefunden, aber es sei vor allem um Party und Drogen gegangen. Zu Beginn habe es sie die Probleme vergessen lassen, aber jetzt habe sie eine Abhängigkeit entwickelt, so dass sie den Schritt in die Normalität nicht mehr finde und die Drogen gegen die Ängste und Depressionen brauche. Sie komme jetzt, weil sie vor einer Woche ihren Wohnraum verloren habe und nun in einem Frauenhaus sei, in dem sie mit vielen anderen psychisch belasteten Frauen zusammenlebe und es kaum Privatsphäre gebe. Es sei schwer gewesen diese Anlaufstelle zu finden, da nicht alle Frauenhäuser auch trans* Frauen aufnehmen würden.“*

An diesem Praxisbeispiel sollen die herausfordernden Umstände und die Vielschichtigkeit in den Lebensrealitäten von LSBTIQA* deutlich werden. Fachkräfte stehen vor der Frage, wie kann diese komplexe Situation verstanden werden und wo mit der Hilfe ansetzen? Von Intersektionalität ist die Rede, wenn eine Person mehrere marginalisierte Merkmale in sich vereint und somit von Mehrfachdiskriminierung betroffen ist. Diese sozialen Kategorien sind auf verschiedene Weisen gesellschaftlich positioniert und in Machtdynamiken eingebettet. Intersektionalität bedeutet „Überkreuzung" und zeigt,

> „(...), dass Diskriminierungskategorien wie Geschlecht, Behinderung, Sexualität, sexuelle Orientierung, R*/Ethnizität/Nation oder soziales Milieu nicht isoliert voneinander konzeptualisiert werden können, sondern in ihren Überkreuzungen (intersections) oder Interdependenzen analysiert werden müssen." (Marten & Walgenbach 2017, S. 158)

Das Konzept der Intersektionalität wurde 1989 von Kimberlé Williams Crenshaw geprägt. Sie analysierte in fünf Gerichtsfällen Diskriminierungspraktiken von Unternehmen und zeigte daran, dass die gleichzeitige Diskriminierung Schwarzer Frauen bezogen auf R* und Geschlecht in der Rechtsprechung wechselweise unberücksichtigt blieb[57] (Winker & Degele 2010, S. 12). So wurde deutlich, dass Geschlecht nicht als alleinige Analysekategorie der Schlüssel zum Verständnis von Diskriminierungs- und Exklusionsmechanismen ist, sondern auch andere Faktoren wie Nationalität, Klasse oder Alter und deren Wechselwirkung untereinander prekäre und marginale Lebenssituationen bedingen und herstellen. Ein intersektionaler Blick hilft Lebensrealitäten aufgrund der Zugehörigkeit zu bestimmten sozialen Gruppen oder Eigenschaften besser zu verstehen. Diese Zugehörigkeit bestimmt die Handlungsmöglichkeiten einer Person oder deren Einschränkungen. Zudem bedingt sie das Selbst- und Zugehörigkeitsverständnis einer Person und trägt zu ihrem Identitätserleben bei.
Roshan das Nair und Catherine Butler trugen dazu weitere elementare Kategorien zusammen, wie „Geschlecht, R*, ethnische Zugehörigkeit, Sexualität, Behinderung, Nationalität, Staatsangehörigkeit, Glaube, Klasse, geografische Lage, Alter, Landbesitz, Beschäftigung, Gesundheit, Kaste (...)" (2012, S. 3). Dabei ist Intersektionalität als dynamisches und offenes Konzept zu verstehen, dass sich nie ganz erschöpft, da die Kombination von sozialen Kategorien und Positionierungen schier endlos sein kann. Durch die konzeptuelle Offenheit von

57 Von Kimberlé Williams Crenshaw stammt das Bild einer Kreuzung für die Überschneidung rassistischer und sexistischer Diskriminierung: „Nehmen wir als Beispiel eine Straßenkreuzung, an der der Verkehr aus allen vier Richtungen kommt. Wie dieser Verkehr kann auch Diskriminierung in mehreren Richtungen verlaufen. Wenn es an einer Kreuzung zu einem Unfall kommt, kann dieser von Verkehr aus jeder Richtung verursacht worden sein – manchmal gar von Verkehr aus allen Richtungen gleichzeitig. Ähnliches gilt für eine Schwarze Frau, die an einer „Kreuzung" verletzt wird, die Ursache könnte sowohl sexistische als auch rassistische Diskriminierung sein" (Winker & Degele 2010, S. 12, Übersetzung durch die Autor*innen).

Intersektionalität haftet ihr jedoch auch eine definitorische Unschärfe an, da deren Beliebtheit und vielfältige Anwendung es zu einem „Buzzword" (Davis 2010) erwachsen ließ. So findet sich Intersektionalität in vielfältigen Kontexten, wie im Diversity Management, der Antidiskriminierungs- und Bildungsarbeit und in der universitären Forschung. Eine Unschärfe ergibt sich, wenn nicht jeweils die individuelle Lebensrealität sensibel auf Ungleichheits- und Unterdrückungsverhältnisse in den Blick genommen wird, um Leerstellen aufzudecken und zu hinterfragen. Intersektional zu denken ermöglicht herauszufinden, welche Ungleichheitsmerkmale sich auf einzelne Personen und deren Handlungsmöglichkeiten im Alltag auswirken, sie mit Rechten und (De-)Privilegien ausstatten und somit Zugänge zu Ressourcen verhindern oder ermöglichen. Zentral ist dabei, dass sich je nach Person und Kontext verschiedene Kombinationen von Diskriminierungsdynamiken ergeben können, die auch für die Betroffenen selbst undurchsichtig sein können. Wie das einführende Beispiel zeigt, kann eine Person so viele Merkmale in sich vereinen, dass nicht mehr klar nachvollziehbar ist, welches davon zu Ausschlüssen und Diskriminierung führt. Überlappende Problemfelder führen in der Versorgungslandschaft häufig zu spezifischen Einrichtungen für bestimmte Personengruppen, wie zum Beispiel substanzabhängige, wohnungslose cis Frauen oder cis Männer. Um mit einer bestimmten Klientel zu arbeiten, braucht es einen gewissen Erfahrungsschatz und Wissen um die spezifischen Problemlagen der Zielgruppen, damit Interventionen greifen und Personen diese auch annehmen können. So sollte hier zum Beispiel Wissen über verschiedene Substanzgruppen und deren Wirkung, wie auch über Umstände der Beschaffung vorhanden sein. In diesem Fall hätte die Sicherung des Lebensunterhaltes der Personen vor der Thematisierung der Substanzkonsumstörung oder deren Behandlung Priorität. Solche geschlechtsspezifisch ausgerichteten Einrichtungen sind häufig nicht auf die speziellen Bedarfe von (wohnungslosen, substanzabhängigen) trans* Frauen oder trans* Männern ausgerichtet. Themen könnten hier die binär getrennte Zimmerbelegung der meist Zwei- oder auch Mehrbettzimmer oder die Nutzung geschlechtergetrennter Gemeinschaftsräume sein. Ein sensibler Umgang der Fachkräfte damit wäre ebenso zu überlegen, wie den Diskriminierungsrisiken durch andere Nutzer*innen als auch Fachpersonen zu begegnen. Daneben sollte zum Beispiel bedacht werden, dass dieser Personengruppe der Zugang zum Gesundheitssystem verwehrt sein könnte, so dass geschlechtsangleichende Hormone ohne Rezept besorgt werden müssen.

Ein anderes Beispiel wäre etwa die Beratung eines schwulen Schwarzen trans* Mannes mit HIV, der unter depressiven Episoden leidet. Um als Fachkraft eine passende Versorgung zu gewährleisten, ist nicht nur Wissen um die negativen Auswirkungen von Rassismus notwendig, sondern auch um die Lebenssituation von schwulen Männern mit HIV und den spezifischen Gegebenheiten von trans* Männern. Dabei wirken diese Kategorien in der konkreten Lebenswelt nicht allein additiv, sondern bilden eine individuelle Situation ab, was für die Versorgung eine spezifisch zugeschnittene Behandlung bedeutet. So wäre es gegebenenfalls nicht nur wichtig zu erfahren, wie sich der schwule Schwarze trans* Mann von Rassismus betroffen fühlt und was er in Bezug auf rassistische Erfahrungen erlebt hat, sondern auch welche Bedeutung die Schwarze Community und Familie für ihn hat. Gab es in seinem Leben Diskriminierungserfahrungen aufgrund der Homosexualität? Ist er geoutet? Welche sexuellen Praktiken sind erfolgt, welche Körperöffnungen und -schleimhäute waren an einem Risikokontakt beteiligt? Wie gestaltet sich der Umgang mit der HIV-Infektion? Wird Unterstützung, im Sinne von medizinischer Behandlung, gegebenfalls im Anschluss an psychosoziale Beratung für den Umgang mit der HIV-Infektion benötigt?

Bestimmte Problemlagen können sich gegenseitig verschärfen und sich im ungünstigsten Fall gegenseitig bei einer Lösung der Situation blockieren. Wenn kaum Fachwissen oder Expertise über solche spezifischen Problemlagen besteht, kann es zu Hürden in Begleit- oder Behandlungsprozessen kommen, die auch die Interaktion zwischen den beteiligten Personen beeinträchtigt. Hinsichtlich der Frage nach der Intersektionalität im Einzelfall regte deswegen Elizabeth R. Cole (2009, S. 171-176) an, dass sich jede Fachperson fragen sollte:

- Wen schließt eine bestimmte Kategorie ein?
- Welche Rolle spielt Ungleichheit in der Kategorisierung?
- Was sind die Ähnlichkeiten innerhalb der Kategorie?

Intersektional zu denken ist hilfreich für Fachkräfte, weil dadurch Privilegien und Zugänge als auch Ausschlüsse und Barrieren in der Lebensrealität einer einzelnen Person in den Blick genommen werden können.

7. Verbündetenschaft

Im Prozess die eigenen Privilegien und Deprivilegien (→ Kapitel 3 Privilegien-Check zu Cisgeschlechtlichkeit und Alltagserleben als hetero Person) und die gesellschaftliche Positionierung zu reflektieren werden unterdrückende Strukuren und Ausschlussmechanismen sichtbar. Um bei den Gefühlen von Ungerechtigkeit nicht untätig bleiben zu müssen, entstand das Konzept von Allyship oder Verbündetenschaft. Es bezeichnet Personen, „(...) die ihre Privilegien nutzen, um sich aktiv für diskriminierte Menschen einzusetzen" (Obulor & Rosamag 2021, S. 218). „Verbündete sind Personen, die sich für Mitglieder marginalisierter Gruppen und Gemeinschaften einsetzen und aktiv werden, um Ungerechtigkeiten gegenüber diesen Menschen und Gemeinschaften anzugehen und zu verringern" (Fabiano, Perkins, Berkowitz, Linkenbach & Stark 2003, S. 106, Übersetzung: die Autor*innen).

Für eine bewusste kritische Reflexion ist die Begegnung mit anderen und die Auseinandersetzung im Diskurs notwendig. Damit wird ein transformativer Lernprozess (Mezirow 1997) möglich. Maßgeblich dafür ist, den persönlichen Referenzrahmen erweitern, verschieben, korrigieren... zu können. Dieser umfasst emotionale und kognitive Faktoren sowie Verhaltensweisen innerhalb der Dimensionen Denkgewohnheiten („habits of mind") und Sichtweisen/Ansichten („point of view") (Mezirow 1997, S. 5-6). Letztere scheinen leichter veränderbar. Hingegen sind Denkgewohnheiten oft tief eingeprägt. Sie setzen sich aus Überzeugungen, moralischen Annahmen, Einstellungen und Gefühlen zusammen, die auf unserem Sozialisationsprozess, der Bindung an Bezugspersonen und unseren Lebenserfahrungen beruhen (Mezirow 1997, S. 9). Um sie zu verändern, braucht es das aktive Bemühen, manchmal auch alte Loyalitäten zu verlassen und sich auf die Sichtweise derjenigen, die von Diskriminierung betroffen sind, einzulassen. Eine solche Veränderung des Referenzrahmens ermöglicht solidarisches Handeln. Edwards (2006) identifiziert drei Stufen einer Verbündetenidentität und stellt fest, dass sich die Motivationen, marginalisierte Personengruppen zu unterstützen, verändern können. Sie nehmen im Verlauf der Auseinandersetzung mit unterschiedlichen Unterstützungsmöglichkeiten an Komplexität zu:

Anfangs stünde häufig ein Eigeninteresse, die Person nimmt dabei oft eine beschützende Rolle ein. So erlebt beispielsweise ein *weißer* cis Mann die Benachteiligung einer ihm bekannten weiblichen *weißen* cis Person bei der Beförderung zugunsten einer männlichen *weißen* cis Person als Diskriminierung von Frauen. Derselbe cis Mann macht vielleicht einen abwertenden sexistischen Kommentar einer cis weiblichen Kollegin gegenüber, als er sie morgens einparken sieht. Zwar wird die Diskriminierung als solche ausgemacht, im Vordergrund steht aber die persönliche Beziehung, während die systemischen Strukturen dahinter nicht erkannt werden. Die eigenen Privilegien bleiben unerkannt und es besteht kein Interesse an einer grundlegenden Veränderung (Edwards 2006, S. 46-49).

In der zweiten Stufe „Altruismus" hat sich bereits ein Bewusstsein für die eigenen unverdienten Privilegien entwickelt, was mit schweren Schuldgefühlen einhergehen kann. Um diese abzuwehren, wird häufig eine rettende Rolle eingenommen, was die marginalisierte Gruppe als Opfer labelt und deren Selbstermächtigung verhindert. Kennzeichen dieser Stufe ist auch, dass Hinweise auf eigene diskriminierende Äußerungen, Verhaltensweisen oder auch Privilegien defensive Reaktionen oder Schwierigkeiten dies zu reflektieren mit sich bringen (Edwards 2006, S. 49-51). So kann sich beispielsweise eine lesbische *weiße* cis Frau in einer feministischen *weißen* cisgeschlechtlichen Frauengruppe für Frauenrechte engagieren. Wenn jedoch keine intersektionale Auseinandersetzung stattfindet, die andere Unterdrückungssysteme und -ismen einbezieht, werden rassistische, sexistische und ableistische gesellschaftlichen Strukturen reproduziert.
In der dritten Stufe der entwickelten Verbündetenidentität „soziale Gerechtigkeit" existiert eine solidarische Zusammenarbeit mit marginalisierten Personengruppen und ein Interesse, Strukturen und Räume zu schaffen, in denen weniger unterdrückende Strukturen reproduziert werden. Die eigenen Privilegien wie auch internalisierte cis-hetero-zentrische Vorannahmen aller werden fortlaufend reflektiert und es besteht eine feedback- und fehlerfreundliche Kultur des gemeinsamen Übens (Edwards 2006, S. 51-52). Dieses Modell ist nicht starr zu betrachten. Es soll vielmehr als Werkzeug dienen, sich zu reflektieren und die Unterstützung weniger privilegierter Menschen als eine Reise für eine vielfältigere und menschenfreundlichere Welt zu verstehen (Edwards 2006, S. 55).
Neben persönlichen Begegnungen und Reflexionsfähigkeit ist auch der Zugang zu Wissen wichtig für eine wirksame Verbündetenschaft. Paula Busch (2020b) weist darauf hin, dass der Zugang zu Wissen ein Privileg darstellt. So sind die Voraussetzungen zum Wissenserwerb unterschiedlich und der Zugang zu akademischen Ausbildungen nicht allen Personen möglich. Zudem kann weder der Kontakt mit linken Milieus noch die Kenntnis queerer Lebensrealitäten bei allen vorausgesetzt werden. Bei geringer Fehlertoleranz und mangelnder Differenzierung zwischen Irrtümern und absichtsvoller Diskriminierung drohen so vorschnell Ausschlüsse und die Zuschreibung unwissender Personen als beispielsweise transfeindlich. Dem könnte direkte Begegnung und Kommunikation über die jeweiligen Bedürfnisse entgegenwirken, wohl wissend, dass dies eine besondere Herausforderung für vulnerable Gruppen darstellt. Wenn Menschen mit queerem Erfahrungswissen Personen begegnen, die am Beginn ihrer Auseinandersetzung mit Heteronormativität stehen, sind Irritationen möglich und auch der Kontext der Begegnung ist entscheidend. Es sei außerdem zu bedenken, dass auch Menschen marginalisierter Gruppen andere durch Verhalten oder Worte verletzen können und es so zu Ausschlüssen auch innerhalb von Communities kommen kann (Busch 2020b, S. 172-176). Solche schmerzhaften Dynamiken können durch unreflektierte Zuschreibungen, Vorurteile und Projektionen entstehen und dazu führen, dass Personen als Täter*innen gedacht werden, die unwissend sind und gerne solidarisch gehandelt hätten. Dies geschieht auch innerhalb der LSBTIQA* Communities (Schulman 2021, Wolf & Meyer 2017, Meyer 2016, → Kapitel 4.1.4 Kämpfe

innerhalb der Communities). So kann es beispielsweise passieren, dass eine Person als *weißer*, schwuler, cis- und endogeschlechtlicher Mann mit hohem Bildungsstand auf einer beruflich einflussreichen Position gelesen wird. Damit verfügt er über viele Privilegien. Unsichtbar bleiben dann mögliche biografische Deprivilegien, so könnte dieser Mann das Kind einer alleinerziehenden, psychotisch erkrankten Mutter oder eines alkoholkranken Vaters sein. Er könnte auch Opfer häuslicher oder sexualisierter Gewalt gewesen sein. Oder Mobbingerfahrungen in Kindheit und Jugend aufgrund seiner Homosexualität erlebt haben, die er für sich behalten musste, weil es keine vertrauensvollen Erwachsenen für ihn gab. Oder er infizierte sich bei den ersten schwulen Kontakten mit HIV und machte danach diskriminierende und vielleicht sogar erneut traumatisierende Erfahrungen im Gesundheitssystem. Möglich wäre auch, dass diese Person eine nicht-öffentliche, unsichtbare, nicht-normative Geschlechtsidentität hat. Nun nimmt dieser als cis-endo-schwul gelesene Mann an einer queeren Veranstaltung teil. Es wäre möglich, dass ihm dort die Legitimation abgesprochen wird, etwas zu seinen Diskrimierungserfahrungen zu sagen. Und das Wort dagegen an eine sichtbar marginalisiertere Person, wie eine weibliche trans* Person, geht. Für den Mann entstünde damit Druck, die eigene Betroffenheit von Diskriminierungsformen transparent zu machen. Möglicherweise ist dies aus beruflichen Gründen nachteilig, oder er traut sich nicht, weil er den Kontext als nicht sicher genug empfindet und er möchte sich nicht der Gefahr aussetzen, dass seine Erfahrungen bewertet und bagatellisiert werden im Vergleich zu anderen Lebensrealitäten. Dieses Beispiel soll hier als Gedankenspiel dienen. Die Belastungen durch Ausgrenzungen und Konflikte innerhalb von Communities bleiben jedoch nicht ohne Folgen. Erstmalig untersucht wurde der Faktor von Minderheitenstress innerhalb von Communities als Risikofaktor für psychische Gesundheit in einer Studie unter schwulen und bisexuellen Männern von Pachankis, Clark, Burton, White Hughto et al. (2020). Gelingt Kommunikation und ein wohlwollendes Miteinander, dann ist das Konzept der Verbündetenschaft als gelebte Praxis zu verstehen, als ein fluides Konzept, das immer wieder einer neuen Verortung und Überprüfung bedarf und mit Achtsamkeit für sich selbst und andere einhergeht.

„Warum engagierst Du Dich eigentlich so?"

Innenperspektive

„Ich (cis-endo-hetero) nehme an einer Fortbildung teil. Nach der Vorstellungsrunde, ohne nach Pronomen zu fragen, meint die Leitungsperson, dass die Gruppe nur aus Frauen bestünde, sei von Vorteil, da Frauen viel besser mit- und zusammenarbeiten würden als Männer. Teilweise arbeiten wir später mit Beispielen, in denen sehr konventionelle Rollenbilder verwendet werden. Mich ärgert das. Es werden Vorannahmen über mich als cisweibliche Person getroffen, die nicht meiner Lebensrealität entsprechen. Wenn selbstverständlich von einem heteronormativen Erfahrungshintergrund ausgegangen wird, fühle ich mich manchmal wie eine Hochstaplerin. Zum Beispiel, wenn davon ausgegangen wird, dass alle wissen, wie es ist, eine pubertierende Person zuhause zu haben oder wie stereotype Paardynamiken (‚sie will reden, er will seine Ruhe') ablaufen und Witze darüber gemacht werden. Ich frage mich, wie es anderen Teilnehmenden damit geht. Gibt es noch andere außer mir, denen das auffällt oder die das sogar stört? Fühlen sich manche vielleicht nicht gesehen?"

Reflexion

Ich hätte in der Vorstellungsrunde mein Pronomen nennen können. Das ist ein geringer Aufwand für mich und ich erzeuge damit wahrscheinlich Irritationen, aber trans*, inter*, nichtbinären Personen signalisiere ich meine Offenheit und meine Bereitschaft zu Verbündetenschaft und Unterstützung. Und vielleicht wäre mein Signal auch auf fruchtbaren Boden bei der Leitung der Fortbildung oder anderen Teilnehmenden gefallen. Als deutlich lesbare cis Person liegt die Entscheidung bei mir, ob ich etwas anspreche oder nicht. Ich bin vom Unsichtbarmachen von GSM nicht direkt betroffen, sondern kann in der dominanten Masse untergehen. Das lässt mich erahnen, unter welchem äußeren Druck trans* Menschen häufig stehen und gleichzeitig um ihr inneres Gleichgewicht ringen. Beispielsweise trans* Frauen mit starkem Bartwuchs oder trans* Männer vor einer Brust-OP und besonders an heißen Sommertagen. Oder trans* Frauen, die ihre Weiblichkeit durch Make-up, Kleidung, Schuhe besonders betonen, um in der Zweigeschlechterordnung als weiblich gelesen und akzeptiert zu werden. In welchen Situationen mische ich mich also ein? „Warum engagieren Sie sich eigentlich so? Sie betrifft das ja gar nicht" wurde ich schon öfter gefragt. Es ist sinnvoll, mir gut zu überlegen, ob und in welcher Form ich auf die Binarität und die Unterdrückungsstrukturen aufmerksam mache. Lohnt sich der Aufwand in der konkreten Situation? Wie kann ich die Anwesenden gut erreichen? Wie reduziere ich das Risiko, selbst problematisiert zu werden oder in einer Grundsatzdiskussion zu landen? Fühlt sich die andere Person gemaßregelt oder in ihren unbewussten Vorurteilen angegriffen, wehrt sich das innere System und die Kommunikation kann sich in eine problematische Richtung entwickeln oder abbrechen. Ein Hinweis soll nachdenklich machen und nicht vor den Kopf stoßen. Wenn ich auf Unverständnis stoße oder Ärger auslöse, gerate ich in eine Position, in der ich mich erklären und rechtfertigen muss und dann rückt das eigentliche Thema in den Hintergrund. Dann werde ich problematisiert („Du weißt immer alles besser", „Heutzutage darf man gar nichts mehr sagen") oder es folgen Argumente, die die Unsichtbarkeit von GSM untermauern („Das sind ja so wenige Menschen, die das betrifft") oder es heißt, dass es schon genug Reformen gäbe („Schwule und Lesben können doch jetzt auch heiraten"). Argumente, die unter cis-endo-hetero Menschen Unterstützung finden. Möglich ist auch, dass sich mit männlicher Form angesprochene cisgeschlechtliche Frauen gar nicht diskriminiert oder unsichtbar fühlen, sondern das völlig in Ordnung finden. Werden solche Situationen dynamisch oder eskalieren, dann droht mir, mein Privileg der Zugehörigkeit, zu verlieren. Ich vertrete dann eine Minderheitenmeinung und mir droht der Ausschluss. Mir ist klar, dass ich dann immer noch viele Privilegien habe im Vergleich zu sichtbar (mehrfach-)diskriminierten Personen. Dennoch ist das eine einsame und schmerzhafte Erfahrung. Könnte das nicht ein analoges Gefühl zu manchen Erfahrungen marginalisierter Menschen sein? (→ Kapitel 5 Folgen von zweigeschlechtlichem Denken – individuelle Erfahrungen zum Abweichen von der Norm)

8. Praxishinweise: Wie kann ich als Fachkraft wirksam werden?

In der Praxis bedeuten die bisher diskutierten Erkenntnisse, dass die vielfältigen möglichen Kombinationen von menschlichen Identitäten, vergeschlechtlichten Körpermerkmalen und Ausdrucksweisen angenommen werden wie die Facetten eines Kaleidoskops: es kann einige wenige Farben geben, die Mischungen können bunt sein und schillernd – in jedem Fall ist jeder Mensch einzigartig. Auch die Auswirkungen anderer Aspekte menschlicher Lebensrealitäten betrachten wir als Fachkräfte im Hinblick auf individuelle Belastungen und Ressourcen. Wir versuchen, ihnen in unserer Arbeit angemessen zu begegnen (→ Kapitel 6.9 Intersektionalität – komplex ist nicht kompliziert). Entsprechend ist es günstig für die Beziehung wie auch arbeitserleichternd für uns, möglichst wenig Annahmen über unser Gegenüber zu treffen oder diese frühzeitig zu bemerken und als provisorische Hypothese zu betrachten.
Die Deutungshoheit über meine eigene geschlechtliche, sexuelle und romantische (Nicht-)Verortung liegt immer bei mir. Und dasselbe gilt auch für mein Gegenüber, mit dem ich in Kontakt bin.

8.1 Im Kontakt mit mir – Was habe ich von der Auseinandersetzung?

Es ist gut, dass Sie sich auf den Weg gemacht haben, an der eigenen Haltung zu arbeiten, sie zu hinterfragen und immer wieder neu zu denken. Die Basis dafür sind Sie selbst als (fachliche) Person. Die Auseinandersetzung mit der eigenen Geschlechtlichkeit, den sexuellen Präferenzen und Beziehungsformen ist ein interessanter Prozess, der Sie auch überraschen kann. Der Erfahrung nach sind diese Dinge fluide und verändern sich – nutzen Sie also gerne unsere Selbsterforschungsangebote aus den vorangegangenen Kapiteln und wiederholen Sie sie in zeitlichen Abständen.
Je mehr Fragen auftauchen, umso besser. Sie stehen für eine lebendige Auseinandersetzung. Nutzen Sie Ihr Privileg, Zugang zu Informationen zu haben. Für geschlechtliche und sexuelle Vielfalt gibt es auf Bundes- wie Landesebene zahlreiche Fachverbände[58]. Dort sind Informationen, Handreichungen und Broschüren, Verweise zu Fachliteratur, Fortbildungen, Stellungnahmen zu aktuellen Diskursen und Veranstaltungen zu finden. Für die Behandlung, Beratung, Diagnostik und angemessene Versorgung spezifischer Gesundheitsprobleme gibt es für ärztliches Personal und andere Gesundheitsberufe Leitlinien (→ Kapitel 4.2.2 Paradigmenwechsel in der Medizin?). Dort finden Sie

58 Beispiele sind: Lesben- und Schwulenverband in Deutschland (LSVD), Bundesverband Trans* (BVT*), Deutsche Gesellschaft für Transidentität und Intersexualität e.V. (dgti), Verband für lesbische, schwule, bisexuelle, ace, trans*, inter* und weitere queere Menschen in der Psychologie e.V. (VLSP), Bundesverband Intergeschlechtliche Menschen e.V., OII Germany... und viele mehr. Diese Aufzählung ist nicht vollständig. Wir empfehlen Lesenden mithilfe ihrer Lieblingssuchmaschine selbst weitere zu suchen.

neben Behandlungsempfehlungen unter anderem den aktuellen Stand der Forschung mit Quellenangaben. GSM-Diskurse sind immer in Bewegung. Dabei gehen vielen heutigen Errungenschaften Aushandlungsprozesse voraus. Sie können also nicht immer up-to-date sein. Denken Sie außerdem mit, dass auch LSBTIQA* Fachpersonen nicht dieselben Ansätze und Sprache verwenden und ebenfalls keine homogene Gruppe sind.
Es empfiehlt sich, ein Umfeld zu schaffen, in dem Sie berufliche und persönliche Fragen, Erfahrungen und Situationen gut besprechen können. Denn die Grenzen sind fließend und wenn Sie einmal angefangen haben, Ihre Einstellungen und Haltungen „zu queeren", also bestehende Macht- und Unterdrückungsverhältnisse infrage zu stellen, dann betreten Sie einen Entwicklungsraum, den Sie auch selbst gestalten können. Gestehen Sie sich zu, eine Fehler- und Lernkultur zu entwickeln. Nutzen Sie kollegiale Intervision und Supervision, vielleicht gibt es regionale Qualitätszirkel und Netzwerke[59]? Queere Lebensrealitäten kennenzulernen ist wertvoll und bereichernd. Je besser Sie Ihre eigene Perspektive und Positionierung kennen und kontinuierlich (intersektional) reflektieren, desto hilfreicher können Sie für andere Personen sein.
Vergessen Sie nicht, immer mal wieder Pausen einzulegen. Diese Auseinandersetzung ist anstrengend und häufig mit Verwirrung, Irritationen und Widerwillen verbunden. Vielleicht zeigen sich Betroffenheit, Scham, Traurigkeit oder Ärger. Maria Balfer (2021) benennt in diesem Zusammenhang das Unbehagen vieler cisgeschlechtlicher Menschen im Kontakt mit trans* und nichtbinären Personen. Die Existenz dieser Identitäten bringt das innere binäre System ins Wanken, sodass gängige Abwehrstrategien wie Naturalisierung oder Biologisierung Versuche darstellen, das eigene Weltbild wieder zu stabilisieren und die unangenehmen Gefühle an das Gegenüber zu delegieren (→ Kapitel 2.2 Individuelle Sozialisation und inneres System, Kapitel 1.2 Vergeschlechtlichte Körper(merkmale)). Es braucht Zeit, die Strukturen, die das zweigeschlechtliche System stützen und die Ihnen mehr und mehr auffallen werden, zu erkennen, um sie dann zu hinterfragen. Vielleicht fühlt sich das anfangs wie zwei getrennte Welten an. Oder es entsteht Sorge, Dinge falsch zu machen oder Ärger und Anstrengung bei ungewohnten Themen, wie inklusiv gegenderter Sprache oder Neopronomen (they, xier → Kapitel 1.3 Ausdrucksweisen geschlechtlicher Identitäten). Sie dürfen mit sich ringen und es ist okay, wenn Ihnen Begriffe und (Sub-)Kulturen erst einmal fremd und unverständlich erscheinen. Wichtig ist, dass Sie sich eine informierte Grundhaltung erarbeiten und aus dieser heraus fragen und handeln. Das bedeutet auch, dass Sie Ihr Gegenüber als Expert*in für sich selbst, aber nicht als Informationsquelle für Ihre Wissenslücken verstehen. Durch Selbsterfahrungsangebote, Fortbildungen und Supervision kann sich eine Offenheit und Flexibilität im Denken und Handeln entwickeln. Versuchen Sie, Ihre Gefühle in diesen Räumen zu reflektieren. Wenn Ihnen signalisiert wird, dass Sie Grenzen übertreten haben oder sich eine Person verletzt fühlt,

59 Hier ist wichtig darauf zu achten, dass sich die Besetzungen aus diversen Perspektiven zusammensetzen.

entschuldigen Sie sich und nehmen Sie diese Erfahrungen als Teil eines Lernprozesses wahr. Denken Sie über die Macht der Sprache nach und probieren Sie sich aus. Seien Sie geduldig mit sich. Hüten Sie sich vor Gewissheit. Denn so wie Geschlechter, Beziehungsformen und sexuelle Vorlieben fluide sind, sind es auch Eindrücke, Einstellungen und Haltungen und der Kontext ist ebenso entscheidend. Die Fragen „wie lese ich diese Person?" und weiter „was leite ich aus welchen Eindrücken für mich ab?" bilden die Grundlage für den Kontakt. Das gilt auch umgekehrt – wie können Sie als Person und die Ausstattung Ihres Beratungs- oder Behandlungsraumes von anderen gelesen werden? – Stichwort: Ehering. Wenn Ihnen die eigenen Privilegien und Deprivilegien klarer sind, dann können Sie diese für Ihr Gegenüber sichtbar machen, wenn sie nützlich und beziehungsstiftend sind. Die Person, die sich an Sie als Fachkraft wendet, hat häufig einen langen und meist auch schmerzhaften Weg hinter sich. Erkennen Sie den Mut und Überlebenswillen und entdecken Sie die Ressourcen und Strategien – auch die vermeintlich „dysfunktionalen" – darin. Je mehr Sie verstehen und Ihr Wissen sinnvoll nutzen, desto mehr tragen Sie dazu bei, Diskriminierung, Ausschlüsse und Einsamkeit zu verringern. Muten Sie sich und anderen zu, beengende und ungerechte Normen infrage zu stellen.
Wenn Sie sich überfordert fühlen, holen Sie sich fachliche Unterstützung. Stellen Sie sicher, dass die Person fachgerecht begleitet wird, wenn Sie sich einer Situation nicht gewachsen fühlen oder die Person keine Wahlfreiheit hat, Sie in Ihrer Funktion aufzusuchen. Denken Sie über Ihre berufliche und akademische Sozialisation nach, häufig werden Sie sich in multiprofessionellen Kontexten wiederfinden, sodass es sinnvoll ist, ein Verständnis zu entwickeln, wie andere Berufsgruppen sozialisiert sind und in welchen Verantwortlichkeiten und Zwängen sie sich bewegen. Bedenken Sie, Sie sind eine (Fach-)Person mehr in der Biografie Ihres Gegenübers und in Ihrer Verantwortung liegt es, was Sie aus dieser Situation machen.

8.2 Im Beratungs- oder Behandlungskontakt mit gender and sexual minorities (GSM)

Treten mein Gegenüber und ich im Beratungs- oder Behandlungskontext in Kontakt, kann ich davon ausgehen, dass GSM nach Anzeichen suchen, an denen sie erkennen können, dass ich für eine fachgerechte Begleitung sowohl (ausreichend) informiert bin als auch annehmend und unterstützend im Verhalten. Wie mache ich meine Informiertheit und Haltung sichtbar?
Wir gestalten das räumliche Setting entsprechend, denn das vermittelt einen ersten Eindruck: So kann ich in einem Wartebereich ein Foto oder Plakat mit queerem Motiv aufhängen, die Toilettenbeschriftung kann geschlechtsinklusiv erfolgen, Broschüren, Zeitungen, (Fach-)Bücher mit LSBTIQA* Inhalten können ausliegen. GSM nehmen erfahrungsgemäß sehr wohl positiv zur Kenntnis, wenn die Fragebögen, Einverständniserklärungen und andere Arbeitsmittel fachgerecht Vielfalt von Geschlechtern, sexuellen Orientierungen und Lebensrealitäten mitdenken, entsprechend konzipiert und formuliert werden. Dasselbe

trifft auf Internet- und Social Media-Auftritte und gegebenenfalls andere Kommunikations-Kanäle zu. Wenn in einer größeren Organisation Arbeitsmittel oder räumliche Gegebenheiten (noch) nicht angepasst wurden, kann ich diesen Umstand zumindest kommentieren und darüber meine Sensibilität zum Ausdruck bringen.
Bei der ersten Begrüßung kann ich mich bereits selbst geschlechtlich verorten, etwa mit dem zu mir passenden Personalpronomen vorstellen:

- „Guten Tag, ich heiße ‚Vorname, Nachname', ohne Pronomen, wie darf ich Sie ansprechen?"
- „Guten Tag, ich bin Frau/Herr ‚Nachname', wie darf ich Sie ansprechen?"

Dadurch trete ich in Vorleistung und lade mein Gegenüber selbstverständlich dazu ein, sich so vorzustellen, wie es für die Person stimmig ist. Für den Fall, dass mir eine Anredeform (noch) nicht geläufig ist, kann ich nachfragen, wie diese korrekt verwendet wird. Für den Fall, dass mir im Kontakt mit meinem Gegenüber versehentlich ein Misgendering (→ Kapitel 5.2.2 Folgen von Misgendering) unterläuft, kann ich mir im Vorhinein einen Satz zurechtlegen, mit dem ich mich unaufgeregt für das Versehen entschuldige. Ich kann mich korrigieren und Sorge dafür tragen, dass ich entsprechend Verantwortung übernehme und es beim nächsten Mal anders mache.
Den Einleitungsteil eines Erstgesprächs kann ich ebenfalls nutzen, um meine Haltung zu transportieren. Ich kann mich gemäß der Methode „location of self" (Watts-Jones 2010) im Hinblick auf Privilegien und Marginalisierungserfahrungen intersektional (→ Kapitel 6.9 Intersektionalität – komplex ist nicht kompliziert) positionieren. Das bedeutet, ich spreche initiativ von mir aus Facetten meiner sozialen Identität an, die meinem Gegenüber nutzen und die ich als Fachperson für mich ausreichend geklärt habe, um sie in den Kontakt zu bringen. Zusätzlich kann ich meinen Umgang mit eigenen Lernprozessen transparent machen, transportieren, mit welchen Zielgruppen ich arbeite. Ferner bitte ich mein Gegenüber um Feedback zu meiner Kontaktgestaltung. Je nach professionellem Selbstverständnis in einer Fachrichtung kann diese Positionierung sowie die Abgrenzung von Privatem und Persönlichem unterschiedlich ausfallen.
Für Fachpersonen, die sich selbst beruflich wie privat in LSBTIQA*-Umfeldern bewegen, gibt es ähnliche ethische Herausforderungen wie für Menschen, die in ländlichen Regionen leben und arbeiten: Die klare Unterscheidung zwischen privatem und beruflichem Kontakt ist oftmals nicht leicht möglich. Für diese „dual relationships" (Crowden 2008, Bogdanove 2019) sehen wir den Bedarf, über eigene berufliche Abstinenz-Regeln und Wahrscheinlichkeiten der privaten Begegnung mit Menschen, mit denen wir arbeiten, in Szene-Räumen zu reflektieren, und die eigene Umgangsweise zu klären. Es kann herausfordernd sein, ethisch gute Lösungen für die berufliche Klientel und die eigenen privaten Bedürfnisse an Szene-Orte, Parties, ehrenamtliches Engagement in einer Interessenvertretung, Mitgliedschaft im queeren Chor oder Sportverein... zu finden, wenn mensch sich in einer geteilten kleinen Szene bewegt. Wir

empfehlen, den Umgang zu Beginn einer Zusammenarbeit offen zu besprechen. Eigene Erfahrungen und spezifische Kenntnisse über LSBTIQA*-Räume können für die professionelle Begleitung hilfreich sein und in den Diensten von Psychotherapie und Beratung genutzt werden. Wichtig dabei ist uns, die eigene Biografie beziehungsweise Peer-Perspektive als GSM zu reflektieren und Sorge dafür zu tragen, dass eigene vergangene Verletzungen gut reflektiert und integriert sind (Günther 2017, Hamm & Stern 2019).

Wir legen eine affirmative Haltung zugrunde (→ S. 20), versuchen daher stets einfühlend zu verstehen. Viele psychosoziale Fachkräfte haben den Anspruch, „alle Menschen gleich zu behandeln". Das Wissen und die Reflexion aus den vorangegangenen Kapiteln hilft uns, Unterschiede zu erkennen und GSM spezifisch gleichzubehandeln (Göth & Kohn 2014, Nieder, Güldenring, Woellert, Mahler et al. 2020). Wir würdigen die Marginalisierungserfahrungen und Überlebens-/Schutzstrategien und Ressourcen unseres Gegenübers. Wir bieten im Zuge dessen entpathologisierende Framings (Günther, Teren & Wolf 2021) an. Beispielsweise kann sozialer Rückzug als sinnvolle Strategie betrachtet werden, wenn sich eine Person öffentlicher Abwertung ausgesetzt sieht.

Eine affirmative Haltung fordert auf unserer Seite auch Ambiguitäts- und Ambivalenztoleranz heraus. Es kann passieren, dass ich die geschlechtliche Selbstauskunft einer trans* Person als gegeben annehme, obgleich ich selbst eine andere Wahrnehmung habe. Mari Günther benennt es treffend:

> „(Ich kann, die Autor*innen) mit einem Menschen, der sich als Frau erlebt, darüber reden, welche Art von Frau sie ist oder sein wird, und wie viel Weiblichkeit dazu gehört, aber nicht darüber, ob sie denn ein Mann wäre" (Günther 2015, S. 117).

Jonas Hamm und K* Stern (2019) beschreiben ferner:

> „In der Praxis fängt es damit an, im Erstgespräch nach dem gewünschten Namen und Pronomen zu fragen und diese zu verwenden. Das kann auch bedeuten, eine Person mit „Anna" und „er" anzusprechen. Insbesondere wenn eine Person noch keinen passenden Namen für sich gefunden hat oder dieser noch nicht aussprechbar ist, kann es auch bedeuten, vorerst einen alten oder unpassenden Namen zu verwenden und freundlich zu signalisieren, für neue Namen offen zu sein – oder auch zu Beginn der nächsten Sitzung noch einmal nachzufragen. Es kann auch bedeuten, für eine Weile ohne Namen zu arbeiten oder gemeinsam verschiedene Namen über verschiedene Sitzungen auszuprobieren. Bedingungslose Akzeptanz bedeutet auch, eigene Zweifel gegebenenfalls hintanzustellen und den gewählten Weg einer Person zu unterstützen, auch wenn er unnötig schwer erscheint. Es bedeutet freilich nicht, dass wir nicht auf alternative Wege hinweisen und Informationen dazu anbieten können." (S. 23)

Mein eigener Stand der Auseinandersetzung in den Themenfeldern „geschlechtliche und sexuelle Vielfalt“ ist eingeschrieben in meinen allgemeinen Sprachgebrauch und kann sich im Laufe der Zeit verändern. Wir empfehlen, sich beispielsweise bezüglich gegenderter Sprache bewusst zu entscheiden: Wie möchte ich gendern (generisches Maskulinum, Binnen-I, geschlechtsinklusiv mit * oder noch ganz anders)? Warum ist mir das wichtig? Welche Auswirkungen hat das auf die Zusammenarbeit mit meiner Zielgruppe? Auch empfehlen wir, über die Wirkungen der eigenen Wortwahl innerhalb des Arbeitsfeldes zu reflektieren: Welche Begriffe nutze ich, welche Begriffe nutzen Menschen, mit denen ich arbeite? Welche Auswirkungen hat das auf mein Gegenüber und mich? Möchte ich meine Wortwahl verändern? Was ist dann besser? Beispielsweise ließe sich die Frage „Haben Sie einen Partner?“ wandeln in „Haben Sie eine Beziehung (oder mehrere), ist das relevant für Sie?“, wenn ich einerseits Offenheit für die Geschlechtlichkeit und sexuelle oder romantische Orientierung in der Beziehung signalisieren möchte, andererseits Offenheit für die Vielfalt von Beziehungsmodellen und ein Leben ohne Partner*innenschaften. Das konkrete Gesprächssetting gestaltet sich in Beziehung zu den Rahmenbedingungen in meinem jeweiligen Arbeitskontext. Ich kann als Fachkraft reflektieren über meine Einfluss-Chancen, Gestaltungsmöglichkeiten und Grenzen im jeweiligen Setting: sei es stationär, teilstationär, ambulant, freiwillig oder im Zwangskontext, handelt es sich um eine längerfristige Begleitung oder um einmalige Beratung, ist die Arbeit prozessorientiert oder ergebnisorientiert, findet sie in Präsenz statt oder online, mit und ohne Sprachmittlung – gibt es weitere Faktoren zu beachten?
Wenn wir im Gespräch Fragen stellen – insbesondere bei asymmetrischen Beziehungen beziehungsweise Situationen wie einer Anamnese und einem Gutachten, einer Indikationsstellung oder eine Zwangssituation – machen wir unserem Gegenüber transparent, warum wir fragen. Die befragte Person kann dann entscheiden, welche Information sie zur Verfügung stellen möchte, beziehungsweise kann den Kontext der Frage nachvollziehen. In unserer Arbeit folgen wir – wo möglich – thematisch dem Anliegen des Gegenübers beziehungsweise eruieren gemeinsam mit der Person, ob und inwieweit Themen geschlechtlicher und sexueller Vielfalt relevant sind für die Gesprächssituation beziehungsweise in diesem Kontext thematisiert werden sollen. Beispielsweise kann eine zurückliegende Coming-Out-Erfahrung für die Person eine schmerzhafte Bedeutung einer diskriminierenden Gesellschaft aufrufen oder eine Ressource darstellen, die sich in anderen Lebenssituationen als Kraftquelle nutzen lässt. Verhält sich unser Gegenüber im Gespräch mit uns misstrauisch oder zeigt uns gegenüber Unsicherheit, Abneigung…, so sprechen wir unseren Eindruck offen an und würdigen, dass wir als Fachkraft zunächst geprüft werden müssen. Unsere Gegenüber haben zudem die Deutungshoheit über die Selbstbezeichnungen, mit denen über ihre Geschlechtlichkeit, Sexualitäten, Beziehungsformen und andere relevante Anliegen gesprochen wird (→ Kapitel 1.4 Wie hängen Geschlechter, Sexualitäten und Beziehungsformen zusammen?). Wir beteiligen uns daran, dass unser Gegenüber für sich

empowernde „alternative und kreative Neuformulierungen" (Günther, Teren & Wolf 2021, S. 197) finden kann. Bei kollegialem Weiterverweis oder beim Übergang in andere Settings (teilstationär, stationär, andere Disziplin, externe Ansprechstellen) ist es uns wichtig, Erfahrungen von GSM mitzudenken. Beispielsweise ist im Kontext von Suizidalität der Kontakt mit psychiatrischen Einrichtungen oder Einsatzkräften der Feuerwehr und Polizei für viele Menschen keine Unterstützung, sondern eine weitere potenzielle Belastung. Beim Weiterverweisen achten wir auf Sensibilisierungen und Umgangsweisen[60] am Verweisort, um weiterer Stigmatisierungs- und/oder Pathologisierungserfahrung vorzubeugen. Dabei outen wir die jeweilige Person nicht ungefragt gegenüber Dritten (Fremdouting), sondern besprechen mit der Person, wie wir als Fachkraft auftreten und welche Informationen mit Dritten geteilt werden. Auch wenn wir mit uns vertrauten Teamkolleg*innen sprechen, achten wir darauf, was wir (wie) benennen. Wenn in den Berichten unseres Gegenüber Diskriminierungserfahrungen und/oder Menschenrechtsverletzungen erkennbar werden, benennen wir diese, beziehen klar Position und ordnen die Erfahrung als Diskriminierungsform oder Menschenrechtsverletzung ein. Wir unterstützen unser Gegenüber darin, auf eine situationsadäquate Weise gegen die Ungleichbehandlung anzugehen. Falls wir versehentlich im Kontakt diskriminieren, nehmen wir dies zu uns und entschuldigen uns bei unserem Gegenüber dafür. Wir reflektieren im Nachhinein und versuchen, es zukünftig anders zu machen. Aufgrund der komplexen und oftmals in sich verschränkten Gemengelage, der sich eine LSBTIQA* Person ausgesetzt sehen kann, kommt der individuellen Lösungsfindung eine große Bedeutung zu, z. B. bei einer Transitionsbegleitung. Es gibt häufig keine „Standard-Lösung". Vielmehr gilt es manchmal zumindest in kleinen Schritten handlungsfähig in Bewegung zu bleiben auf dem Weg zum gewünschten Ziel. (Hamm & Stern 2019) Auch bietet es sich für nicht pathologisierendes Arbeiten an, Situationen aus einer queeren Perspektive zu betrachten (Günther 2015). Ein Beispiel von Hamm & Stern (2019) zur Illustration:

> „In die Beratung kommt eine Person im Rentenalter, männlich zugewiesen, langzeiterkrankt, mit einer langen ‚Psychiatriekarriere'. Sie berichtet, sie sei manisch-depressiv und in ihren manischen Phasen kaufe sie Frauenkleider, gehe damit auf die Straße und in ihren depressiven Phasen beseitige sie die Kleidung wieder. Nun habe ihr Psychiater ihr empfohlen, in unsere Beratung zu kommen. Wir arbeiten im Gespräch heraus, dass sie auch in ihren nichtmanischen Phasen gerne Frauenkleidung tragen würde, das jedoch nie ausgelebt hat. Nur in den manischen Phasen ‚bricht es aus ihr heraus', weil sie sich dann nicht mehr um gesellschaftliche Konventionen schert. Ihre Familie schätzt sie als unterstützend ein, sie würden auch einen ‚Rollenwechsel' mittragen, wenn es ihr dadurch besser ginge. Wir vereinbaren den Versuch,

60 Seit Herbst 2022 sollen beispielsweise Gender Leitlinien den inklusiven Umgang mit Geschlecht in der Bremer psychiatrischen und Suchthilfeversorgung regeln (Gender-LL 2022).

> auch in einer nicht-manischen Phase weiblichere Kleidung in der Öffentlichkeit auszuprobieren. Beim nächsten Gespräch einen Monat später berichtet sie, ihre Krankheit habe sich stabilisiert und es gehe ihr besser als sonst. Sie zeigt uns stolz ihre roten Pumps, die sie in der Zwischenzeit gekauft hat und nun regelmäßig trägt[61].“ (S. 25)

So manches Coming-Out oder ein Transitionsweg kann mit queerer Haltung als Kraft gebende Ressource der Person für andere Lebensbereiche reframed werden – wenn es in der individuellen Gemengelage angemessen und hilfreich erscheint. Bei Themen von GSM kommt es häufig vor, dass sich für eine Fragestellung keine offenkundige Lösung anbietet. Wir versuchen zunächst in praktizierter Verbündetenschaft (→ Kapitel 7) mit unserer Kenntnis von Strukturen und Verhältnissen (beispielsweise des Gesundheitssystems) individuelle Schlupflöcher zum Wohle unseres Gegenübers zu finden. Wenn sich keine Perspektive auftut, versuchen wir diesen Umstand zu würdigen, gemeinsam mit unserem Gegenüber auszuhalten und dann gemeinsam etwaige weitere Handlungsspielräume auszuloten.

Das Aufspüren und die Aktivierung von psychischen, körperlichen, strukturell-materiellen als auch sozialen Ressourcen (Günther, Teren & Wolf 2021) ist für uns ebenfalls zentral, als Gegengewicht zur Belastung, ohne in Selbstoptimierung zu verfallen. Wir bestärken GSM, Community-Räume aufzusuchen, Angebote von sensibilisierten Fachkräften in Anspruch zu nehmen und selbstermächtigende Strategien zu verfolgen (→ Kapitel 6.7 Minderheitenstress und Wege der Selbstermächtigung).

Aus den Communities entwickeln sich kreative Umgangsstrategien, unter anderem empowernde Gleichnisse. Beispielweise wurde Lian Eisenhuth (2017) im Rahmen einer Forschungsarbeit von eine*r Interviewpartner*in das Gleichnis eines Fischteiches erzählt, um Marginalisierung zu verstehen und zu würdigen:

---

61 „An diesem Beispiel lässt sich verdeutlichen, wie eine queere Perspektive uns in der Beratungsarbeit hilft. Aus einer cis-normativen Perspektive blicken wir auf einen psychisch kranken Mann, der in wahnhaften/krisenhaften Verfassungen einen temporären Geschlechtsumwandlungswunsch entwickelt. In der offiziellen ‚Begutachtungsanleitung‘ der Krankenkassen wird das als Transvestitismus oder fetischistischer Transvestitismus bezeichnet und gilt als Ausschlussdiagnose für Transgeschlechtlichkeit (MDS 2009, S. 9). Und genau diese Perspektive hat dazu geführt, dass die Person jahrzehntelang immer wieder stationär psychiatrisch untergebracht werden musste. Wir hingegen sehen eine Person, wahrscheinlich eine trans* Frau, die Begleitsymptome entwickelt hat. Ihre Wünsche und Impulse waren den Großteil ihrer Lebenszeit nicht lebbar und mussten weggeschlossen werden. Die manischen Phasen, in denen sie dennoch hervorgebrochen sind, dienten als Ventil. In dem Moment, da sie anfängt, ihre Wünsche auch in nicht-manischen Phasen umzusetzen, sinkt der Druck und die manischen Phasen reduzieren sich. Mit diesem Reframing ergibt ihre Situation Sinn. In dem Moment, in dem wir Räume aufmachen, sie willkommen heißen, ermuntern/ermutigen, entdramatisieren und sie einladen, sich auszuprobieren, stabilisiert sich diese Person. Manchmal ist ‚Schuhe kaufen‘ eine machtvolle Intervention.“ (Hamm & Stern 2019, S. 25-26)

In einem Teich schwimmen Fische. In der Mitte des Teiches ist die Temperatur gleichbleibend angenehm. Die dort in einer Gruppe schwimmenden Fische erfahren Sicherheit durch Gemeinschaft. Sie haben ausreichend Platz und können unangenehmen Situationen oder Angriffen durch Schwimmen in die Tiefe entkommen. Nahrung ist der Gruppe leicht zugänglich. Je weiter am Rand des Teiches vereinzelte Fische schwimmen, desto gefährdeter sind sie. Es gibt weniger Nahrung, die Temperatur verändert sich schneller, der Platz ist beengt und die vereinzelten Fische können bei Gefahr schlechter entkommen. Diese Fische erfahren keinen Schutz durch den Schwarm. Ganz am Rand des Teiches sind die Bedingungen am schlechtesten. Die Fische sind gezwungen, sich unter schwierigen Bedingungen neue Lebensräume zu erschließen, mit eigener Infra- und Schwarmstruktur. (S. 59, ausformuliert durch die Autor*innen)

Abb. 7: Teichgleichnis
nach Eisenhuth (2017)

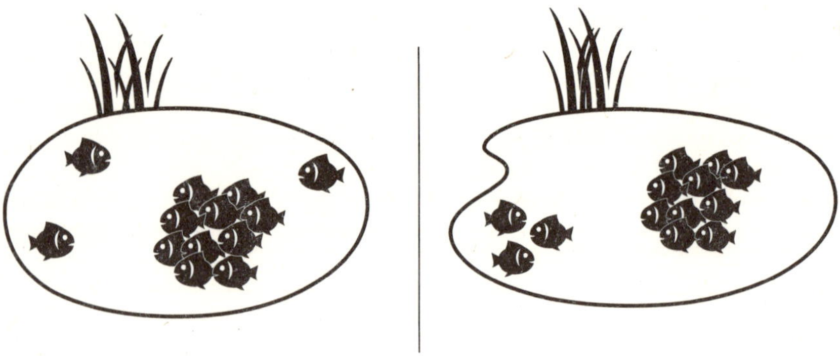

Visualisierung: Silke Kampfmeier

Das Gleichnis kann sowohl zur Reflexion als Fachkraft verwendet werden, als auch im Gespräch mit LSBTIQA* Rat oder Behandlung Suchenden oder zur Reflexion mit Angehörigen, kollegialen Fachkräften... Entsprechend kann je nach Gesprächssituation mehr auf die Anerkennung von Minderheitenstress oder mehr auf die Freude über eine errungene Community-Struktur fokussiert werden. Für eine Antwort auf die häufig gestellte Frage, ob GSM Vorzugsbehandlungen gegenüber cis-endo-hetero Personen erhalten, hilft uns das Bild ebenfalls: GSM stellen eine starre und rigide gesellschaftliche Ordnung infrage. Sie weiten in ihrem Einsatz für Anerkennung gesellschaftliche Räume und schaffen neue. Infolgedessen ist sowohl für GSM mehr Platz als auch für alle anderen Menschen in der Gesellschaft. Wie Gesellschaften ihre Minderheiten

behandeln, sagt viel über die Mehrheiten aus. Die Mehrheit profitiert von den Folgen der Anstrengungen einer Minderheit. Einsatz für Angehörige der Minderheit betrachten wir daher als „Nachteilsausgleich“ oder Anerkennung von zusätzlicher Leistung für die Gesamtgesellschaft.
Abschließend möchten wir Sie ermutigen, durch authentisches Ausein-andersetzen und lebenslanges Lernen beziehungsweise Üben, in die Bezieh-ungsgestaltung mit GSM zu investieren. Denn Beziehungsgestaltung ist ein zentraler Wirkfaktor in der Psychotherapie (Bordin 1979, Grawe 2000). Die sensible Begegnung mit GSM ist aufgrund vieler vorangegangener negativer Erfahrungen ein zentraler Schritt, damit die therapeutische oder beraterische Arbeit gelingen kann. Dabei möchten wir Sie einladen, darauf zu vertrauen, dass Ihre Gegenüber Ihr authentisches Auseinandersetzen und Üben bemerken werden.

8.3 Im Kontakt zu Kolleg*innen, Vorgesetzten und anderen Ansprechpersonen

Neben der individuellen (fachlichen) Auseinandersetzung mit dem LSBTIQA* Personenkreis braucht es eine vertiefte Auseinandersetzung mit anderen professionellen Fachkräften, um dauerhaft eine eigene Haltung zu entwickeln, Erfahrungen zu reflektieren und sich Positionen zu bestimmten Themen und Phänomenen in dem Feld zu erarbeiten. Dafür ist ein grundlegendes Interesse für Lebensrealitäten des Personenkreises auf Team- und Leitungsebene und idealerweise in der gesamten Institution notwendig. Diese Umstände sind nicht immer gegeben. Es kann sich als ein Prozess voller Konflikte und Hürden gestalten, eine gemeinsame Haltung im Team und in der Leitungsebene zu etablieren. Binäres Denken verspricht eine scheinbare Ordnung. Die Fallstricke dieser Ordnung bleiben nur so lange unsichtbar, wie sich alle Beteiligten damit arrangieren können und werden dann deutlich, wenn sie hinterfragt werden und für die Arbeit mit LSBTIQA* flexibilisiert werden müssen. Dieser Prozess ist schon für Personen herausfordernd, die sich gezielt mit dem Themenfeld auseinandersetzen wollen. Werden diese Themen von Außen ohne Nachfrage herangetragen, können Halbwissen, selektive Informiertheit, Unsicherheiten, negative und unreflektierte Erfahrungen mit dem Personenkreis professioneller und privater Natur und andere Faktoren zu emotionalen Widerständen führen. Diese zeigen sich dann diffus oder offen in kollegialen Gesprächen, in der Intervision, in Entscheidungen von Leitungsebenen oder in der allgemeinen Arbeitshaltung zu dem betroffenen Personenkreis. Daher beobachten Sie, ob Sie die einzige Person im Team oder in der Organisation bleiben, die etwas verändern möchte. Wenn Sie dauerhaft keine systematische Hilfe erfahren und bei ausbleibender Unterstützung durch Verbündetenschaften mit Kolleg*innen und/oder der Leitungsebene und bei bestehenden Widerständen gegenüber dem Personen- und Themenkreis können Sie sich fragen, ob Sie sich diesem „Kampf“ weiter aussetzen und an dieser Arbeitsstelle bleiben möchten. Alternativ bleibt die Möglichkeit Ihre Haltung in der eigenen professionellen Arbeit zu verwirklichen, aber keine Resonanz mehr im Team erwirken zu wollen.

Kann durch die Teilnahme von zwei oder mehreren Teammitgliedern an themenspezifischen Fortbildungen eine professionalisierte Auseinandersetzung mit dem Themenfeld im Team angestoßen werden, können Informationen und Erfahrungen in kleinen Inputs weitergegeben und diskutiert werden. So werden verschiedene Wissensstände im Team angeglichen und es kann eine Reflexions- und Auseinandersetzungskultur entstehen, in der sich eigene Haltungen entwickeln können. So wird möglich herausfordernde oder schmerzhafte Themen im Klient*innen- oder Patient*innenkontakt anzusprechen, eigene Betroffenheit oder Unsicherheiten im Kontakt zu teilen und Ambivalenzen anzuerkennen. Dies beinhaltet neben der Auseinandersetzung mit persönlichen und gängigen Vorurteilen, Annahmen und Glaubenssätzen auch die verschiedenen Positionen in den Fachdebatten um LSBTIQA*. Wichtig ist eine offene und fragende Grundhaltung, ohne zu moralisieren. Bemerkungen oder Handlungen, die gruppenbezogene Menschenfeindlichkeit oder diskriminierende Einstellungen vermuten lassen, sollten benannt und markiert werden, um auch mögliche Folgen für die Arbeit aufzuzeigen.

Zögern und Zweifel sollten erlaubt sein. Dazu gehört auch, festzustellen, dass die Arbeit mit einer spezifischen Klientel nicht möglich ist. Die Gründe dafür können vielfältig sein und es ist Teil einer professionellen Haltung dies für sich durchzuarbeiten und anzuerkennen. Fahrlässig für die professionelle Arbeit wäre es, dies zu verleugnen, nicht zu reflektieren und sie dann in den Kontakt mit den Personen zu tragen. So werden eventuell negative Dynamiken inszeniert oder wiederholt, die Personen bereits erlebt haben.

In diesen (Selbst-)Reflexionsprozessen treten unweigerlich Dynamiken und thematische und emotionale Auseinandersetzungen auf. Dazu gehören auch Ängste, Ärger, Verunsicherung, Verzagtheit, Schuld, Scham und die Abwehr dieser Gefühle, die sich in generalisierten und fatalistischen Fragen zeigen, wie „Was darf oder soll mensch eigentlich noch?“ und „Bin ich überhaupt noch richtig“ oder „Wo bin ich zugehörig?“. Es ist zu bedenken, dass unsere Sozialisation diskriminierende Verhaltens- und Denkmuster enthält, hier gibt es Parallelen zur Auseinandersetzung mit strukturellem und individuellem Rassismus. Daher ist Diskriminierungspraxis, ob bewusst oder unbewusst, Teil unseres alltäglichen Denkens und Handelns. Viele Reaktionen und Gedanken sind als Übungsweg zu verstehen, der Zeit braucht – bei Ihnen und den Kolleg*innen. Im besten Fall suchen Sie sich für diesen Prozess eine professionelle Begleitung, wie kollegiale Fachberatung oder nutzen Weiterbildungen oder Vorträge bei erfahrenen Fachpersonen. Nutzen Sie Synergien und berücksichtigen Sie Hierarchiebenen und multiprofessionelle Hintergründe.

Für die Arbeit mit LSBTIQA* ist der Aufbau eines regionalen multiprofessionellen Netzwerks unentbehrlich. Dies schließt Kontakte zu Fachärzt*innen, psychosozialen Einrichtungen und Beratungsstellen, Vereinen, Selbsthilfegruppen und Kliniken ein. Häufig werden Sie in der Arbeit mit LSBTIQA* nicht wissen, welche Institutionen und Personen gendersensibel arbeiten, wenn es nicht dem Selbstverständnis der Einrichtungen entspricht. Hier profitieren Fachpersonen meist vom informellen Austausch, der sich erst in der Arbeit mit dem Personenkreis ergeben und durch wiederholten Austausch im Netzwerk entwickeln kann. Auch innerhalb der Auseinandersetzung mit der Personengruppe LSBTIQA* werden Sie nicht nur im Kollegium, sondern auch in Forschungsdebatten auf unterschiedliche Weltanschauungen treffen. Innerhalb von Fachdebatten werden Sie auf liberale oder konservative Haltungen stoßen, die teilweise fast einer ideologischen Lagerbildung gleichen. Diese verschiedenen (Fach-) Gruppen, die auch in Gestalt verschiedener Professionen auftreten können (Ärzt*innen, Krankenpflege, Psycholog*innen, Sozialarbeiter*innen), nutzen selektiv wissenschaftliche Quellen, um eine spezifische Argumentationslinie oder eigene Befunde zu stützen. Hier wäre ratsam, sich zunächst selbst zu informieren, eine Meinung zu entwickeln und dann in kollegialen Austausch zu gehen. So kann eine offene und kritische Kommunikationskultur gegenüber Forschungsmeinungen entstehen und auch Quellenkritik geübt werden. Damit ist gemeint, zitierte Studien nachzulesen, um deren Inhalte und Ergebnisse im Kontext der Studienentstehung einordnen zu können. Dabei geht es nicht darum, die eigene Meinung zu bestätigen oder eine andere Meinung zu widerlegen, auch dem eigenen Meinungsbild konträre Meinungen gilt es zu verstehen und Einwände zu prüfen. Dabei darf die Meinungsbildung auch wachsen und eine Zeitlang offenbleiben oder sich verändern. Es bedeutet auch, Ambivalenzen auszuhalten und für sich selbst die Sinnhaftigkeit und Anwendbarkeit von manchen Haltungen an konkreten Beispielen zu überprüfen. Sind Situationen in Ihrem Arbeitsalltag so überhaupt aufgetreten? Sind sie mit diesen spezifischen Informationen besser verstehbar? Hilfreich kann auch die Reflexion von auch Denkfiguren und Argumentationslinien von Menschen mit längerer Übungspraxis sein. Auch peer-reviewed Artikel zu lesen, in denen mehrere Fachkolleg*innen Meinungen zu einem Artikel oder einer Studie äußern, empfiehlt sich.

Es sollte dabei bedacht werden, dass jede Profession in der Ausbildung eine spezifische Wissenssozialisation durchläuft. Im Studium von Mediziner*innen, Psycholog*innen und Sozialarbeiter*innen werden unterschiedliche Sichtweisen und Wissen vermittelt. Dadurch kommen spezifische Fragestellungen, Haltungen, Blickwinkel und Herausforderungen auf, die von Fachfremden eventuell nicht immer nachvollziehbar sind. Tatsächlich schließt eine professionelle Arbeit mit LSBTIQA* meist eine multiprofessionelle Zusammenarbeit ein. Umso mehr gilt es Verständigungsschwierigkeiten oder auch Vorbehalte gegenüber Professionen und Fachrichtungen mitzudenken und diesen im Kommunikationsprozess im multiprofessionellen Setting zu begegnen.

Insgesamt können sich im Laufe der Zeit Dynamiken in Teams und auf institutioneller Ebene wandeln. Dies betrifft auch den persönlichen Auseinandersetzungsprozess. Zu Beginn sind diese Auseinandersetzungen intensiver, aber mit der Wiederholung arbeiten sich Positionen Einzelner deutlicher heraus und Dynamiken können klarer benannt und bearbeitet werden. Missverständnisse können gelöst und mit Differenzen in den Haltungen offener umgegangen werden. Daraus entstehen dann neue Felder der Auseinandersetzung oder auch Forschungsfragen.

Am Ende angekommen bedanken wir uns bei Ihnen für Ihr Interesse und wünschen uns, dass Sie neugierig geworden oder geblieben sind und in sich einiges bewegt haben. Wir hoffen, dass durch die zusammengetragenen Stimmen und Perspektiven ein lebendiges Bild menschlicher Vielfalt entstanden ist. Ihre Perspektive ist ein Teil davon. Probieren Sie sich aus, schlagen Sie nach – hier und woanders. Bewegen Sie sich beobachtend in der Welt und hinterfragen Sie, was Sie und andere einengt. Wir freuen uns über konstruktives Feedback und Anregungen. Kontaktieren Sie uns gern: kontakt@praxis-kstern.de

Verzeichnis der Selbsterforschungsangebote

Abbildungsverzeichnis

Literatur

Abreu, R. L., Audette, L., Mitchell, Y., Simpson, I., Ward, J., Ackerman, L., Gonzalez, K. A., & Washington, K. (2022): LGBTQ student experiences in schools from 2009–2019: A systematic review of study characteristics and recommendations for prevention and intervention in school psychology journals. Psychology in the Schools, 59(1): 115–151.

Adamietz, L. (2012): Geschlechtsidentität im deutschen Recht. Verfügbar unter: http://www.bpb.de/apuz/135436/geschlechtsidentitaet-im-deutschen-recht [26.02.2023]

Adamietz, L.& Bager, K. (2016): Regelungs- und Reformbedarf für transgeschlechtliche Menschen. Gutachten im Auftrag des Bundesministeriums für Familie, Frauen, Senioren und Jugend. Bundesministeriums für Familie, Frauen, Senioren und Jugend. Referat Öffentlichkeitsarbeit, Berlin. Verfügbar unter: https://www.bmfsfj.de/blob/jump/114064/imag-band-7-regelungs--und-reformbedarf-fuer-transgeschlechtliche-menschen---band-7-data.pdf [26.02.2023]

Adams, T. E., Ellis, C., Bochner, A. P., Ploder, A. & Stadlbauer, J. (2020): Autoethnografie. In: Mey, Günter; Mruck, Katja (Hrsg., 2., erweiterte und überarbeitete Auflage): Handbuch Qualitative Forschung in der Psychologie. Band 2: Designs und Verfahren. Wiesbaden (Springer): 471-491.

Adelson, S. L., Stroeh, O. M., & Ng, Y. K. W. (2016): Development and Mental Health of Lesbian, Gay, Bisexual, or Transgender Youth in Pediatric Practice. Pediatric Clinics of North America, 63(6), 971–983.

Allport, G. W. (1954): The nature of prejudices. New York (Edison).

[ALR 1794] Allgemeines Landrecht für die Preußischen Staaten (01.06.1794), Erster Theil. Verfügbar unter https://opinioiuris.de/quelle/1622#Erster_Titel._Von_Personen_und_deren_Rechten_ueberhaupt [26.02.2023]

Ambiguous Loss, pioneered by Boss, P. (o.D.): About ambiguous loss. Verfügbar unter: https://www.ambiguousloss.com/about/ [13.05.2023]

American Psychological Association (2017): Multicultural Guidelines: An Ecological Approach to Context, Identity, and Intersectionality. Verfügbar unter: www.apa.org/about/policy/multicultural-guidelines.pdf [13.08.2020]

Apfelbaum, E. P., Sommers, S. R., & Norton, M. I. (2008): Seeing race and seeming racist? Evaluating strategic colorblindness in social interaction. Journal of Personality and Social Psychology, 95(4): 918–932.

Appadurai, A. (2006): Fear of small numbers. Durham/London (Duke University Press).

Austin, J.L. (1962): How to do things with words. The William James Lectures delivered at Harvard university in 1955. Cambridge, MA (Harvard University Press).

[AWMF 2016] Arbeitsgemeinschaft der Wissenschaftlichen Medizinischen Fachgesellschaften (AWMF) (2016): S2k-Leitlinie Varianten der Geschlechtsentwicklung. AWMF-Registernr. 174/001 Verfügbar unter: https://www.aem-online.de/fileadmin/user_upload/Publikationen/S2k_Geschlechtsentwicklung-Varianten_2016-08_01_1_.pdf [26.02.2023]

[AWMF 2018] Arbeitsgemeinschaft der Wissenschaftlichen Medizinischen Fachgesellschaften (AWMF) (2018): S3-Leitlinie Geschlechtsinkongruenz, Geschlechtsdysphorie und Trans*-Gesundheit: Diagnostik, Beratung und Behandlung. AWMF-Registernr. 138/001 Verfügbar unter: https://www.awmf.org/leitlinien/detail/ll/138-001.html [26.02.2023]

[AWMF 2023a i.Pr.] Arbeitsgemeinschaft der Wissenschaftlichen Medizinischen Fachgesellschaften (AWMF) (2023a i.Pr.): S3-Leitlinie Geschlechtsinkongruenz und Geschlechtsdysphorie im

Kindes- und Jugendalter: Diagnostik und Behandlung. AWMF-Registernr. 028-014. Verfügbar unter: https://register.awmf.org/de/leitlinien/detail/028-014 [26.02.2023]
[AWMF 2023b i.Pr.] Arbeitsgemeinschaft der Wissenschaftlichen Medizinischen Fachgesellschaften (AWMF) (2023b i.Pr): S2k-Leitlinie Geschlechtsangleichende chirurgische Maßnahmen bei Geschlechtsinkongruenz und Geschlechtsdysphorie. AWMF-Registernr. 043-052. Verfügbar unter: https://register.awmf.org/de/leitlinien/detail/043-052 [26.02.2023]
[AWMF 2023c i.Pr.] Arbeitsgemeinschaft der Wissenschaftlichen Medizinischen Fachgesellschaften (AWMF) (2023c i.Pr.): S2k-Leitlinie Varianten der Geschlechtsdifferenzierung. Registernummer 174-001. Verfügbar unter: https://register.awmf.org/de/leitlinien/detail/174-001 [26.02.2023]
[AWMF-S3-LL-Gruppe] Nieder, T.O. & Strauß, B. (2021): „Geschlechtsinkongruenz, Geschlechtsdysphorie und Trans-Gesundheit" Stellungnahme der die AWMF S3-Leitlinie verantwortenden wissenschaftlich-medizinischen Fachgesellschaften zur Begutachtungsanleitung (Richtlinie des GKV-Spitzenverbandes nach § 282 SGB V) Geschlechtsangleichende Maßnahmen bei Transsexualismus (ICD-10, F64.0). Verfügbar unter: http://www.bptk.de/wp-content/uploads/2021/04/Stellungnahme-Final.pdf [26.02.2023]
Balfer, M. (2021): Das Unbehagen in der Cisgeschlechtlichkeit. Familiendynamik, 46 (3): 188-196.
Balsam, K. F., Lehavot, K., & Beadnell, B. (2011): Sexual Revictimization and Mental Health: A Comparison of Lesbians, Gay Men, and Heterosexual Women. Journal of Interpersonal Violence, 26(9): 1798–1814.
Barbie Breakout (2020) (4. Auflage): tragisch, aber geil 2.0.
Barker, M-J., Scheele, J. (2021): Queer. Eine illustrierte Geschichte (3. Auflage). Münster (Unrast).
Bauer, R. (2015): Trans* Verkörperungen in queeren BDSM Praktiken. Zeitung für Sexualforschung, 28: 1–21, Verfügbar unter: 10.1055/s-0034-1399128
Becker, S., Bosinski, H., Clement, U., Eicher, W., Goerlich, T. M., Hartmann, U., Kockott, G., Langer, D., Preuss, W. F., Schmidt, G., Springer, A., Wille, R. (1997): Standards der Behandlung und Begutachtung von Transsexuellen. Psychotherapeut, 42: 256-262. Verfügbar unter: 10.1007/s002780050074
Berger, A.E. (2013): The Queer Turn in Feminism: Identities, Sexualities, and the Theater of Gender. New York/ USA (Fordham University Press).
Bergold, P. & Buschner, A. (2018): Regenbogenfamilien in Deutschland. Verfügbar unter: http://www.bpb.de/gesellschaft/gender/homosexualitaet/269064/regenbogenfamilie [26.02.2023]
[BfArM 2023] Bundesinstitut für Medizinprodukte und Arzneimittel (2023): ICD-11: Internationale statistische Klassifikation der Krankheiten und verwandter Gesundheitsprobleme, 11. Revision. Verfügbar unter: https://www.bfarm.de/DE/Kodiersysteme/Klassifikationen/ICD/ICD-11/_node.html [26.02.2023]
[BGH 2020] Bundesgerichtshof (2020): https://juris.bundesgerichtshof.de/cgi-bin/rechtsprechung/document.py?Gericht=bgh&Art=en&az=XII%20ZB%20383/19&nr=106062 [26.02.2023]
Bigalke, K. (2015): Qualvolle Entscheidung: Was Spätabtreibungen für Eltern und Ärzte bedeuten. Verfügbar unter: https://www.deutschlandfunkkultur.de/qualvolle-entscheidung-was-spaetabtreibungen-fuer-eltern-102.html [26.02.2023]
[BMFSFJ 2022a] Bundesministerium für Familie, Senioren, Frauen und Jugend (2022): Bundeskabinett beschließt Aktionsplan „Queer leben". Verfügbar unter: https://www.bmfsfj.de/bmfsfj/aktuelles/alle-meldungen/bundeskabinett-beschliesst-aktionsplan-queer-leben--204942 [26.02.2023]
[BMFSFJ 2022b] Bundesministerium für Familie, Senioren, Frauen und Jugend (2022): Eckpunkte für das Selbstbestimmungsgesetz. Verfügbar unter: https://www.bmfsfj.de/bmfsfj/aktuelles/alle-meldungen/eckpunkte-fuer-das-selbstbestimmungsgesetz-vorgestellt-199378 [26.02.2023]

[BMI 2019] Bundesministerium des Innern, für Bau und Heimat (2019): Rundschreiben des Bundesministeriums des Innern, für Bau und Heimat vom 10.04.2019 -- V II 1 - 20103/27#17 Verfügbar unter: https://www.personenstandsrecht.de/SharedDocs/kurzmeldungen/Webs/PERS/DE/rundschreiben/2019/0122-aenderung-geburtenregister.html [26.02.2023]

[BMJ 2022] Bundesministerium der Justiz (2022): Abstammungsrecht – Fragen der Eltern-Kind-Zuordnung. Verfügbar unter https://www.bmj.de/DE/Themen/FamilieUndPartnerschaft/Abstammungsrecht/Abstammungsrecht_node.html [26.02.2023].

[BMJ 2023] Bundesministerium der Justiz (2023): Gesetz über die Selbstbestimmung in Bezug auf den Geschlechtseintrag und zur Änderung weiterer Vorschriften. Verfügbar unter https://www.bmj.de/SharedDocs/Gesetzgebungsverfahren/DE/Selbstbestimmung.html [09.05.2023]

Bogdanove, E. (2019): Appendix D: Professional Ethics Statement: Policy on Dual relationships. In: D. M. Constantinides, S. L. Sennott & D. Chandler (Hrsg.): Sex Therapy with erotically marginalized clients. Nine principles of clinical support. New York/London (Routledge): 249-252.

Boisvert, S. (2020): 'Queering' TV, one character at a time: How audiences respond to gender-diverse TV series on social media platforms. Critical Studies in Television, 15(2): 183–201. Verfügbar unter: https://doi.org/10.1177/1749602020914479

Bonilla-Silva, E. (2015): The Structure of Racism in Color-Blind, "Post-Racial" America. American Behavioral Scientist, 59(11): 1358–1376. Verfügbar unter: https://doi.org/10.1177/0002764215586826

Bonilla-Silva E. (2013): Racism without racists: Color-blind racism and the persistence of racial inequality in America. Lanham/ MD (Rowman & Littlefield).

Bordin, E. (1979): The generalizability of the psychoanalytic concept of the working alliance. Psychotherapy: Theory, Research, and Practice, 16: 252-260. Verfügbar unter: doi:10.1037/h0085885

Bos, H. M. W., Knox, J. R., van Rijn-van Gelderen, L., & Gartrell, N. K. (2016): Same-Sex and Different-Sex Parent Households and Child Health Outcomes. Journal of Developmental & Behavioral Pediatrics, 37(3): 179–187.

Bos, H., van Gelderen, L. & Gartrell, N. (2015): Lesbian and Heterosexual Two-Parent Families: Adolescent–Parent Relationship Quality and Adolescent Well-Being. J Child Fam Stud, 24: 1031–1046. Verfügbar unter: https://doi.org/10.1007/s10826-014-9913-8#

Boston Counsultn Group (2019): Out @ Work Barometer: The Paradox of LGBT+ Talent.

Bosold, B. (2017): Doppeläxte raus! In: S. Kuhnen (Hrg.): Lesben raus ! Für mehr lesbische Sichtbarkeit. Berlin (Queerverlag): 18–24.

Bouman W.P., Schwend A.S., Motmans J., Safer J.D. (2017): Language and trans health. International Journal of Transgenderism, 17 (18): 1-6. Verfügbar unter: 10.1080/15532739.2016.1262127

Böttger, A., Lobermeier, O., Strobl, R. (2006): Viktimisierung und Integration: erste Ergebnisse eines empirischen Forschungsprojekts zu subjektivem Taterleben und Restabilisierungsprozessen bei Opfern rechtsextremer Gewalt. In: Rehberg, K.-S. (Hrg.): Soziale Ungleichheit, kulturelle Unterschiede: Verhandlungen des 32. Kongresses der Deutschen Gesellschaft für Soziologie in München. Teilband 1 und 2. Frankfurt am Main (Campus Verlag): 3990-3999.

[BPtK 2019] Bundespsychotherapeutenkammer (2019): Homosexualität und Transgeschlechtlichkeit sind keine Krankheiten. Verfügbar unter: https://www.bptk.de/homosexualitaet-und-transgeschlechtlichkeit-sind-keine-krankheiten/?cookie-state-change=1626006382041 [19.02.2023]

[BPtK 2021] Bundespsychotherapeutenkammer (2021): Verfügbar unter: https://www.bptk.de/wp-content/uploads/2021/04/20210420_pm_bptk_GKV-Richtlinie-Transsexuelle.pdf [26.02.2023]

Brauchwiki (2010): Sitzordnung in Kirchen. Verfügbar unter: https://www.brauchwiki.de/2010/09/16/sitzordnung-kirche/ [26.02.2023]

Brodersen, F. (2020): Strategien des ‚I _ gay': Coming-Out und Politiken der Sichtbarkeit. Open Gender Journal, 4: 1–19.

Brown, T., & Herman, J. (2015): Intimate partner violence and sexual abuse among LGBT people. Verfügbar unter: https://williamsinstitute.law.ucla.edu/wp-content/uploads/IPV-Sexual-Abuse-Among-LGBT-Nov-2015.pdf [26.02.2023]

[BSG 1987] Bundessozialgericht (1987): Urteil vom 06.08.1987- 3 RK 15/86. Verfügbar unter: https://dejure.org/dienste/vernetzung/rechtsprechung?Gericht=BSG&Datum=06.08.1987&Aktenzeichen=3%20RK%2015/86 [26.02.2023]

[BT 2020] Bundestag (2020): Öffentliche Anhörung am Montag, dem 2. November 2020, 12.00 Uhr zu Vorlagen der Fraktionen FDP, DIE LINKE. und BÜNDNIS 90/DIE GRÜNEN zum „Selbstbestimmungsrecht" – BT-Drucksachen 19/20048, 19/19755, 19/17791. Verfügbar unter: https://www.bundestag.de/webarchiv/Ausschuesse/ausschuesse19/a04_innenausschuss/anhoerungen/801138-801138 [26.02.2023]

[BT 2021] Bundestag (2021): 2./3. Lesung. Opposition scheitert mit Initiativen zur Situation von LSBTI in Deutschland. Verfügbar unter: https://www.bundestag.de/dokumente/textarchiv/2021/kw20-de-lsbti-840188 [26.02.2023]

Bublitz, H. (2002): Judith Butler zur Einführung. Dresden (Junius Verlag GmbH). Bublitz, H. (2002): Judith Butler zur Einführung. Dresden (Junius Verlag GmbH).

Bundesgesetzblatt (2021): Gesetz zum Schutz von Kindern mit Varianten der Geschlechtsentwicklung. Bundesgesetzblatt 2021 (24). Verfügbar unter: https://www.bmj.de/SharedDocs/Gesetzgebungsverfahren/Dokumente/Bgbl_Varianten_der_Geschlechtsentwicklung.pdf;jsessionid=04EF2C90A797A4A06A5A5A1332C5ECE6.2_cid297?__blob=publicationFile&v=3 [26.02.2023]

Bundeszentrale für politische Bildung (2020): Bevölkerung nach Altersgruppen und Geschlecht. Verfügbar unter: https://www.bpb.de/kurz-knapp/zahlen-und-fakten/soziale-situation-in-deutschland/61538/bevoelkerung-nach-altersgruppen-und-geschlecht/ [26.02.2023]

Burgwal, A., Gvianishvili, N., Hård, V., Kata, J., Nieto, I. G., Orre, C., Smiley, A., Vidić, J. & Motmans, J. (2019): Health disparities between binary and non binary trans people: A community-driven survey. International Journal of Transgenderism, 20 (2-3): 218-229.

Busch, C. (2020a): Erziehung zum Geschlecht. In: Rendtorff, B., Mahs, C., Warmuth, C. (Hrsg.): Geschlechterverwirrungen. Was wir wissen, was wir glauben und was nicht stimmt. Frankfurt (Campus).

Busch, P. (2020b): Warum Unwissenheit keine Transphobie ist. Transformatives Lernen und Allyship für alle. In: Amelung, T. R. (Hrsg.): Irrwege. Analysen aktueller queerer Politik. Berlin (Querverlag): 169-188.

Butler, J. (1991): Das Unbehagen der Geschlechter. Frankfurt (Suhrkamp).

[BVerfGE 2020] Bundesverfassungsgericht (2020): Verfassungsbeschwerde PStG 2020. Verfügbar unter: http://dritte-option.de/wp-content/uploads/2020/06/Verfassungsbeschwerde-PStG-15-06-20_anonymisiert.pdf [26.02.2023]

[BVerfGE 2017] Bundesverfassungsgericht (2017): BVerfGE, Beschluss des Ersten Senats vom 10. Oktober 2017 - 1 BvR 2019/16 -, Rn. 1-69. Verfügbar unter: http://www.bverfg.de/e/rs20171010_1bvr201916.html [26.02.2023]

[BVT 2019a] Bundesverband Trans* (2019): Leitfaden Trans* Gesundheit. https://www.bundesverband-trans.de/leitfaden-fuer-behandlungssuchende/ [26.02.2023]

[BVT 2019b] Bundesverband Trans* (2019a): NICHT AUS FREIEN STÜCKEN – Entschädigung für Zwangssterilisierte. Verfügbar unter: https://www.bundesverband-trans.de/nicht-aus-freien-stuecken-entschaedigung-fuer-zwangssterilisierte/ [26.02.2023]

[BVT 2021] Bundesverband Trans* (2021): Bundestag lehnt Selbstbestimmungsgesetze ab. Verfügbar unter https://www.bundesverband-trans.de/selbstbestimmungsgesetze-abgelehnt/ [26.02.2023]

[BVT 2022a] Bundesverband Trans* (BVT) (2022a): Eckpunkte für Selbstbestimmungsgesetz vorgestellt. Verfügbar unter: https://www.bundesverband-trans.de/eckpunkte/ [26.02.2023]

[BVT 2022b] Bundesverband Trans* (08.07.2022): (Vortrag Voss, J.): „Nur zwei Geschlechter? Zur Dekonstruktion des Geschlechts in der Biologie". Verfügbar unter: https://www.bundesverband-trans.de/vortrag-geschlecht/ [26.02.2023]

[BVT*& VLSP* 2021] Stellungnahme des Bundesverband Trans* (BVT*) und Verband für lesbische, schwule, bisexuelle, trans*, intersexuelle und queere Menschen in der Psychologie (VLSP) zur Begutachtungsanleitung (Richtlinie des GKV-Spitzenverbandes nach § 282 SGB V) (2021): Geschlechtsangleichende Maßnahmen bei Transsexualismus (ICD-10, F64.0). Verfügbar unter: http://www.bundesverband-trans.de/wp-content/uploads/2021/05/2021_05_27_MDS2020Stellungnahme-BVT-VLSP.pdf [26.02.2023]

Carrera-Fernandez, M. V., & DePalma, R. (2020): Feminism will be trans-inclusive or it will not be: Why do two cis-hetero woman educators support transfeminism? The Sociological Review, 68(4): 745–762.

Christiansen, K. (1995): Biologische Grundlagen der Geschlechterdifferenz. In: Pasero, U.; Braun, F. (Hrsg.): Konstruktionen von Geschlecht. Pfaffenweiler (Centaurus): 12-28.

Clark, T. C., Lucassen, M. F. G., Bullen, P., Denny, S. J., Fleming, T. M., Robinson, E. M., & Rossen, F. v. (2014): The Health and Well-Being of Transgender High School Students: Results From the New Zealand Adolescent Health Survey (Youth'12). Journal of Adolescent Health, 55(1): 93–99.

Cole, E. R. (2009): Intersectionality and research in psychology. American Psychologist, 64(3): 170–180.

Conell, B. (2022): Lost Between Worlds: Gay Men in World War II. Graduate Review, 2(7): 57–72.

Conklin, A. L. (1998): Colonialism and Human Rights, A Contradiction in Terms? The Case of France and West Africa, 1895-1914. The American Historical Review, 103(2): 419.

Costanzo, P. R. (1992): External socialization and the development of adaptive individuation and social connection. In: Ruble, D. N., Costanzo, P. R. & Oliveri, M. E. (Hrsg.): The social psychology of mental health: Basic mechanisms and applications. New York (Guilford Press): 55–80.

Corliss, H. L., Cochran, S. D., & Mays, V. M. (2002): Reports of parental maltreatment during childhood in a United States population-based survey of homosexual, bisexual, and heterosexual adults. Child Abuse & Neglect, 26(11): 1165–1178.

Corrigan, P. W., Bink, A. B., Schmidt, A., Jones, N., & Rüsch, N. (2015): What is the impact of self-stigma? Loss of self-respect and the „why try" effect. Journal of Mental Health: 1–6. Verfügbar unter: https://doi.org/10.3109/09638237.2015.1021902.

Council of Europe (2015): Resolution 2048 (UN-Doc. 1347) der Parlamentarischen Versammlung des Europarats „Discrimination Against Transgender People in Europe". Verfügbar unter: http://assembly.coe.int/nw/xml/xref/xref-xml2html-en.asp?fileid=21736 [26.02.2023]

Crowden, A. (2008): Professional boundaries and the ethics of dual and multiple overlapping relationships in psychotherapy. Monash Bioethics Review, 27: 10–27. Verfügbar unter: https://doi.org/10.1007/BF03351302

Cvetkovich, A. (2013): AIDS Activism and Public Feelings: Documenting Act Up's Lesbians. In: Hall, D.E., Jagose, A., Bebel, A., Potter, S. (Hrsg.): The Routledge Queer Studies Reader. London/New York (Routledge): 373-3997.

Cyrus, K. (2017): Multiple minorities as multiply marginalized: Applying the minority stress theory to LGBTQ people of color. Journal of Gay & Lesbian Mental Health, 21(3): 194–202.

Das Nair, R. & Butler, C. (2012): Intersectionality, Sexuality and Psychological Therapies. Working with Lesbian, Gay and Bisexual Diversity. Chichester (BPS Blackwell).

Davis, K. (2010): Intersektionalität als „Buzzword". In: Lutz, H., Vivar, M.T.H., Supik, L. (Hrgs.), Fokus Intersektionalität. Wiesbaden (VS Verlag für Sozialwissenschaften). Verfügbar unter: https://doi.org/10.1007/978-3-531-92555-4_3

[DB 19/19755] Deutscher Bundestag (2020): DB 19/19755: Entwurf eines Gesetzes zur Aufhebung des Transsexuellengesetzes und Einführung des Selbstbestimmungsgesetzes (SelbstBestG) Verfügbar unter: https://dip21.bundestag.de/dip21/btd/19/197/1919755.pdf [26.02.2023]

[DB 19/20048] Deutscher Bundestag (2020): DB 19/20048: Entwurf eines Gesetzes zur Stärkung der geschlechtlichen Selbstbestimmung. Verfügbar unter: https://dip21.bundestag.de/dip21/btd/19/200/1920048.pdf [26.02.2023]

DeAngelis, T. (2002): A new generation of issues for LGBT clients. Monitor on Psychology, 33(2). Verfügbar unter: https://www.apa.org/monitor/feb02/generation [26.02.2023]

Debus, K. & Laumann, V. (2018): Pädagogik geschlechtlicher, amouröser und sexueller Vielfalt. Zwischen Sensibilisierung und Empowerment. Verfügbar unter: https://interventionen.dissens.de/fileadmin/Interventionen/redakteure/Dissens_-_PädagogikGeschlechtlicheAmouröseSexuelleVielfalt.pdf [26.02.2023]

Debus, K. & Laumann, V. (2022): Glossar zu Begriffen geschlechtlicher und sexueller Vielfalt. Interventionen für geschlechtliche und sexuelle Vielfalt – Stärkung der Handlungsfähigkeit vor Ort. Dissens – Institut für Bildung und Forschung. Verfügbar unter: https://interventionen.dissens.de/fileadmin/Interventionen/redakteure/Glossar_Interventionen_fuer_geschlechtliche_und_sexuelle_Vielfalt_22-08-18.pdf [26.02.2023]

Debus, K. & Saadi, I. (2023): Verletzlichkeit und Lernen zu Diskriminierung.

Anregungen und Gedanken zu Safer und Braver Spaces in der Bildungsarbeit. Dissens – Institut für Bildung und Forschung. Verfügbar unter: https://katharina-debus.de/wp-content/uploads/Debus-Saadi-Verletzlichkeit-Bildung-Safesr-Braver.pdf [02.05.2023]

Degele, N. (2008): Gender/Queer Studies. Eine Einführung. Paderborn (Wilhelm Fink).

Dennert, G. (2005): Die gesundheitliche Situation lesbischer Frauen in Deutschland. Centaurus Verlag & Media. Verfügbar unter: https://doi.org/10.1007/978-3-86226-360-8

Dennert, G. & Wolf, G. (2009): Gesundheit lesbischer und bisexueller Frauen. Zugangsbarrieren im Versorgungssystem als gesundheitspolitische Herausforderung. Femina Politica, 18(1): 48–59.

D'Ercole, J. & Drescher, A. (2004): Uncoupling Convention Psychoanalytic Approaches to Same-Sex Couples and Families. New York (Routledge).

Deutscher Ethikrat (2012): Intersexualität. Stellungnahme. Berlin. Verfügbar unter: https://www.ethikrat.org/fileadmin/Publikationen/Stellungnahmen/deutsch/DER_StnIntersex_Deu_Online.pdf [26.02.2023]

Deutsche Welle (2016): Schwul ist kein Schimpfwort. Verfügbar unter: https://www.dw.com/de/schwul-ist-kein-schimpfwort/a-19387921, [26.02.2023]

Devor, A. H. (2004): Witnessing and mirroring: A fourteen stage model of transsexual identity formation. Journal of Gay & Lesbian Psychotherapy, 8(1-2): 41–67.

[DGTI 2022] Deutsche Gesellschaft für Transidentität und Intersexualität e. V. (2022): Eckpunkte zum Selbstbestimmungsgesetz. Verfügbar unter: https://dgti.org/2022/06/30/eckpunkte-selbstbestimmungsgesetz-vorgestellt/ [26.02.2023]

Dicke, T. V. (2020): Diskriminierung: Donald Trump schafft Regelung zum Schutz von Trans-Personen ab. Verfügbar unter: https://www.fr.de/politik/usa-donald-trump-diskriminierung-lgbt-transgender-biden-gesundheitswesen-zr-13797334.html [26.02.2023]

[Die Heterosexuelle Matrix] Debus, K. (2020): Die Heterosexuelle Matrix. Verfügbar unter: https://katharina-debus.de/material/grafiken/heterosexuelle-matrix/ [26.02.2023]

Diehl, S. (2021): Die Uhr, die nicht tickt. Kinderlos glücklich. Eine Streitschrift. Arche (Zürich).

Dissens-Glossar (2022): Verfügbar unter: https://interventionen.dissens.de/fileadmin/Interventionen/redakteure/Glossar_Interventionen_fuer_geschlechtliche_und_sexuelle_Vielfalt_22-08-18.pdf [26.02.2023]

Dolan, I. J., Strauss, P., Winter, S. & Lin, A. (2020): Misgendering and experiences of stigma in health care settings for transgender people. The Medical journal of Australia, 20 (2): 1-4. doi: 10.5694/mja2.50497

Downs, A. (2012). The velvet rage: Overcoming the pain of growing up gay in a straight man's world. Boston (Da Capo Lifelong Books).

Dölling, D., Hermann, D., Laue, C. (2022): § 23 Viktimisierungen. In: Dölling, D., Hermann, D., Laue, C. (Hrsg.): Kriminologie. Springer-Lehrbuch. Berlin/Heidelberg (Springer): 305-307. Verfügbar unter: https://doi.org/10.1007/978-3-642-01473-4_23

Duggan, L. (2002): The New Homonormativity: The Sexual Politics of Neoliberalism. In: Castronovo, Russ; Nelson, Dana D. & Pease, Donald E. (2002): Materializing Democrazy. Toward a revitalized cultural politics. Durham, North Carolina (Duke University Press).

Eckert, L. (2016): Intersexualization. The Clinic and the Colony. New York (Routledge).

Eckert, L. (2017): Neo_koloniale Wissensgenerierung über Inter*. In: Hoenes, J., Koch, M. (Hrsg.): Transfer und Interaktion: Wissenschaft und Aktivismus an den Grenzen heteronormativer Zweigeschlechtlichkeit. Oldenburger Beiträge zur Geschlechterforschung, Band 15. Oldenburg (BIS): 87-105.

Edwards, K. E. (2007): Aspiring Social Justice Ally Identity Development: A Conceptual Model. Journal of Student Affairs Research and Practice, 43(4): 39-60. Verfügbar unter: http://dx.doi.org/10.2202/1949-6605.1722

Egg, R. (2005): Viktimisierung — Das Risiko, Opfer einer Straftat zu werden. In: Pecher, W., Rappold, G., Schöner, E., Wiencke, H., Wydra, B. (Hrgs.): ... die im Dunkeln sieht man nicht. Studien und Materialien zum Straf- und Maßregelvollzug, Band 20. Freiburg (Centaurus Verlag & Media, Herbolzheim): 261–273. Verfügbar unter: https://doi.org/10.1007/978-3-86226-277-9_24

Ehrensaft, D. (2011): Boys will be girls, girls will be boys: Children affect parents as parents affect children in gender nonconformity. Psychoanalytic Psychology, 28(4). Verfügbar unter: https://doi.org/10.1037/a0023828

Eisenberg, P. & Klosa-Kückelhaus, A. (1998) (Hrsg.): Duden: Grammatik der deutschen Gegenwartssprache (Band 4/12). 6., neu bearbeitete Auflage. Mannheim: (Dudenverlag): 199-200

Eisenhuth, L. (2017): Psychotherapie mit Klient*innen, die von Heteronormativität belastet werden. Acht Praktiker*inneninterviews. Verfügbar unter: https://www.vlsp.de/sites/default/files/pdf/eisenhuth2017_vlsp.pdf [26.02.2023]

Emcke, C. (2013): Wie wir begehren. Frankfurt (Fischer).

[Europäische Kommission 2020] Union of Equality: LGBTIQ Equality Strategy 2020-2025. Verfügbar unter: https://ec.europa.eu/info/policies/justice-and-fundamental-rights/combatting-discrimination/lesbian-gay-bi-trans-and-intersex-equality/lgbtiq-equality-strategy-2020-2025_en [26.02.2023]

Fabiano, P. M., Perkins, H. W., Berkowitz, A. D., Linkenbach, J., & Stark, C. (2003): Engaging men as social justice allies in ending violence against women: Evidence for a social norms approach. Journal of American College Health, 52: 105-112.

[Facetten meiner Geschlechtlichkeit] Stern, K. (2021): Facetten meiner Geschlechtlichkeit. Verfügbar unter: www.praxis-kstern.de/facetten-meiner-geschlechtlichkeit [26.02.2023]

Fausto-Sterling, A. (2000): The Five Sexes, Revisited. The Sciences, 40(4): 18-23.

Fernau, L.(o.D.): Geschlechterklischees. Warum die Farbe Rosa einst Männersache war. Geo. Verfügbar unter: https://www.geo.de/wissen/19876-rtkl-geschlechterklischees-warum-die-farbe-rosa-einst-maennersache-war [26.02.2023]

Focks, P., Nachtigall, A., Egener, K., Kempe, J. & Rewald, S. (2017): Wissenschaftliche Begleitforschung zum Pilotprojekt »Inter* und Trans* Beratung QUEER LEBEN«. In: Schwulenberatung Berlin (Hrsg.): Ich fühlte mich verstanden und das ist alles, was zählt. Berlin (Eigenverlag): 6-64.

[FRA 2000] European Union Agency for Fundamental Rights (FRA) (2000): EU-Grundrechtecharta, Artikel 35. Verfügbar unter: https://fra.europa.eu/de/eu-charter/article/35-gesundheitsschutz [26.02.2023]

[FRA 2014] European Union Agency for Fundamental Rights (FRA) (2014): Being Trans* in the European Union, Luxemburg. Verfügbar unter: https://fra.europa.eu/sites/default/files/fra-2014-being-trans-eu-comparative-0_en.pdf [26.02.2023]

[FRA 2020] European Union Agency for Fundamental Rights (FRA) (2020): A long way to go for LGBTI equality. Verfügbar unter: https://fra.europa.eu/sites/default/files/fra_uploads/fra-2020-lgbti-equality-1_en.pdf [26.02.2023]

Fredriksen-Goldsen, K. I., Simoni, J. M., Kim, H.-J., Lehavot, K., Walters, K. L., Yang, J., Hoy-Ellis, C. P., & Muraco, A. (2014): The health equity promotion model: Reconceptualization of lesbian, gay, bisexual, and transgender (LGBT) health disparities. American Journal of Orthopsychiatry, 84(6): 653–663. Verfügbar unter: https://doi.org/10.1037/ort0000030

Friedman, M. S., Marshal, M. P., Guadamuz, T. E., Wei, C., Wong, C. F., Saewyc, E. M., & Stall, R. (2011): A Meta-Analysis of Disparities in Childhood Sexual Abuse, Parental Physical Abuse, and Peer Victimization Among Sexual Minority and Sexual Nonminority Individuals. American Journal of Public Health, 101(8): 1481–1494. Verfügbar unter: https://doi.org/10.2105/AJPH.2009.190009

Frohn, D. (2014): Die Arbeitssituation von LSBT*-Beschäftigten. Zeitschrift Für Sexualforschung, 27(04): 328–351. Verfügbar unter: https://doi.org/10.1055/s-0034-1385658

Frohn, D., Meinhold, F., & Schmidt, C. (2017): „Out im Office?!“ Sexuelle Identität und Geschlechtsidentität, (Anti-)Diskriminierung und Diversity am Arbeitsplatz. Verfügbar unter: https://www.diversity-institut.info/publikationen.html [26.02.2023]

Fuchs, W., Ghattas, D.C., Reinert, D., Widmann, C. (2012): Studie zur Lebenssituation von Transsexuellen in Nordrhein-Westfalen. Köln (Lesben- und Schwulenverband in Deutschland).

Fütty, T. J., Höhne, M. S., & Llaveria Caselles, E. (2020): Geschlechterdiversität in Beschäftigung und Beruf. Bedarfe und Umsetzungsmöglichkeiten von Antidiskriminierung für Arbeitgeber_innen. Verfügbar unter: https://www.antidiskriminierungsstelle.de/SharedDocs/downloads/DE/publikationen/Expertisen/geschlechterdiversitaet_i_beschaeftigung_u_beruf.pdf?__blob=publicationFile&v=6 [26.02.2023]

Galupo, M. P., & Resnick, C. A. (2016): Experiences of LGBT Microaggressions in the Workplace: Implications for Policy. In: M.P. Galupo, & C.A Resnick (Hrsg.): Sexual Orientation and Transgender Issues in Organizations. Wiesbaden (Springer International Publishing): 271–287. Verfügbar unter: https://doi.org/10.1007/978-3-319-29623-4_16

Garfinkel, H. (1967): Studies in Ethnomethodology. Prentice-Hall (Englewood Cliffs, New Jersey).

[GATE 2013] Global Action for Trans*Equality (GATE) (2013): English Translation of Argentina's Gender Identity Law as approved by the Senate of Argentina on May 8, 2012. Verfügbar unter: http://tgeu.org/argentina-gender-identity-law/ [26.02.2023]

[Gender-LL 2022] Projekt Doing Gender in Kooperation mit der AG Gender (2022): Gender Leitlinien für den inklusiven Umgang mit Geschlecht in der Bremer psychiatrischen und Suchthilfeversorgung. Verfügbar unter: https://www.geschlecht-und-psychische-gesundheit.de/gender-leitlinien/ [26.02.2023]

[Geschlechter-Radar] Hübscher, E. (o.D.): Geschlechter-Radar. Verfügbar unter: https://www.geschlechter-radar.org [26.02.2023]

Gildemeister, R. (1992): Die soziale Konstruktion von Geschlechtlichkeit. In: Ostner, I.; Lichtblau, K. (Hrsg.): Feministische Vernunftkritik. Frankfurt a.M./New York (Campus): 220-239.

Gill-Peterson, J. (2018): Histories of the transgender child. Minneapolis (University of Minnesota Press)

Goffman, E. (2012): Stigma: Über Techniken der Bewältigung beschädigter Identität (21.Aufl.). Frankfurt am Main (Suhrkamp)

Göth, M. & Kohn, R. (2014): Sexuelle Orientierung in Psychotherapie und Beratung. Berlin/Heidelberg (Springer).

Grant, J.M., Mottet, L.A., Tanis, J. (2011): Injustice at Every Turn. A Report of the National Transgender Discrimination Survey, Washington DC. Verfügbar unter: https://www.thetaskforce.org/wp-content/uploads/2019/07/ntds_full.pdf

Grawe, K. (2000). Psychologische Therapie. Hogrefe (Göttingen)

Green, A.E., DeChants, J.P., Price, M.N., Davis, C.K. (2021): Association of Gender-Affirming Hormone Therapy With Depression, Thoughts of Suicide, and Attempted Suicide Among Transgender and Nonbinary Youth. Journal of Adolescent Health, 70(4): 643-649. Verfügbar unter https://doi.org/10.1016/j.jadohealth.2021.10.036.

Gregor, J.A. (2015): Constructing Intersex. Intergeschlechtlichkeit als soziale Kategorie. Bielefeld (Transcript). [veröffentlicht unter A. Gregor]

Gregor, J.A. (2017): Traumatisierung und Intergeschlechtlichkeit. In: Monika, J.; Wuttig, B.; Fuchs, C. (Hrsg.): Handbuch Trauma - Pädagogik - Schule. Bielefeld (Transcript): 330-345. Verfügbar unter: https://doi.org/10.14361/9783839425947-015

Gregor, J.A. (2021): Intergeschlechtlichkeit als Kategorie zur Reflexion von Geschlechtlichkeit in der Sozialen Arbeit. Eine theoretische Kartographie. In: Groß, M., Niedenthal, K. (Hrsg.): Geschlecht: divers. Die »Dritte Option« im Personenstandsgesetz – Perspektiven für die Soziale Arbeit. Bielefeld (Transcript): 73-89.

Gregor, J.A. & Stern, K. (2021): Inter*, trans*, nichtbinär?! Ein „Spickzettel“ für pädagogische Fachkräfte zum Vortrag im Rahmen des Fachtags #BIT* goes online! Geschlechtervielfalt für die Praxis am 5. Oktober 2021 der FUMA Fachstelle Gender & Diversität NRW.

Gregor, J.A. (2022): Sexuelle und reproduktive Rechte intergeschlechtlicher Menschen. Menschenrechtsverletzungen in Deutschland. In: Brunnett, R.; Brzank, P.; Dieterich, A.; Geene, R.; Gerlinger, T.; Hahn, D.; Hermann, M.; Kümpers, S.; Lewnhardt, U.; Mlodoch, K.; Tezcan-Güntekin, H. (Hrsg.): Jahrbuch für Kritische Medizin und Gesundheitswissenschaften 53 – Sexualität und Reproduktion zwischen individuellen Vorstellungen und gesellschaftlichen Normen. Hamburg (Argument): 166-183.

Gregor, J.A. (2023): Situative Positionalität, solidarische Haltung und (Medizin)Kritik. Inter* Studien als Scharnier zwischen Aktivismen und Wissenschaft. In: Kampshoff, M., Kleiner, B., Langer, A.: Trans- und Intergeschlechtlichkeit in Erziehung und Bildung. Jahrbuch erziehungswissenschaftliche Geschlechterforschung Bd. 19. Opladen: 25-39. Verfügbar unter https://doi.org/10.3224/84742703.02

Groneberg, M. (2008): Mythen und Wissen zur Intersexualität – Eine Analyse relevanter Begriffe, Vorstellungen und Diskurse. In: Zehnder, K. & Groneberg, M. (Hrsg.): „Intersex“: Geschlechtsanpassung zum Wohl des Kindes? Erfahrungen und Analysen. Freiburg (Academic Press/Paulusverlag): 83-144.

Grzanka, P. R., & Mann, E. S. (2014): Queer youth suicide and the psychopolitics of "It Gets Better." Sexualities: 17, 369–393.

Güldenring, A. (2013): Zur „Psychodiagnostik von Geschlechtsidentität“ im Rahmen des Transsexuellengesetzes. Zeitschrift für Sexualforschung, 26: 170 – 174.

Güldenring, A., van Trotsenburg, M.& Flütsch, N. (2019): Queering Medicine – Dringlichkeit einer bedürfnisorientierten und evidenzbasierten Transgendergesundheitsversorgung. J. Klin. Endokrinol. Stoffw, 12: 84-94.

Güldenring, A. & Stern, K. (2021): 100 Jahre – Von Magnus Hirschfeld zur S3-Leitlinie und darüber hinaus: Körperorientierte Behandlungsverfahren als eine Option der Zukunft? In: Nieder, T.O.; Strauß, B. (Hrsg.): Geschlechtsinkongruenz, Geschlechtsdysphorie und Trans-Gesundheit. Eine kommentierte Dokumentation zur S3-Leitlinie. Gießen (Psychosozial): 317-328.

Günther, M. (2015): Psychotherapeutische und beratende Arbeit mit Trans*Menschen. Erfahrung, Haltung, Hoffnung. Verhaltenstherapie & psychosoziale Praxis, 47(1): 113–124.

Günther, M. (2017): Perspektivenwechsel in der community-basierten Beratung. In: Schwulenberatung Berlin (Hrsg.): Ich fühlte mich verstanden und das ist alles, was zählt. Berlin (Eigenverlag): 64-65. Verfügbar unter: https://schwulenberatungberlin.de/wp-content/uploads/2021/09/QUEER_LEBEN_Forschungsbericht.pdf [26.02.2023]

Günther, M., Teren, K., Wolf, G. (2021): Psychotherapeutische Arbeit mit trans* Personen. Handbuch für die Gesundheitsversorgung (2. Auflage). München (Ernst Reinhardt Verlag).

Günther, M. Teren, K., Bos, S., Müller-Rehberge, W., Reiner, K. (2023 i.Pr.): Familien mit trans* und nicht-binären Kindern. Gießen (Psychosozial).

Hahne, A. & Stern, K. (2018): HIV und STI Testberatung von trans* und gender-non-konformen Menschen. Eine Handreichung von Gesprächsimpulsen zum Sprechen über die Körperlichkeit und Sexualpraktiken von trans* und gender-non-konformen Menschen. Vortrag und Poster-Präsentation, gehalten auf: STI-Kongress Bochum 2018.

Hájková, A. & Bosold. B. (2017): Lesben im Nationalsozialismus: „Ich wollte nicht sterben, bevor ich eine Frau geküsst habe". Verfügbar unter: https://www.tagesspiegel.de/gesellschaft/queerspiegel/ich-wollte-nicht-sterben-bevor-ich-eine-frau-gekusst-habe-3898804.html [26.02.2023]

Hall, W. J. (2018): Psychosocial Risk and Protective Factors for Depression Among Lesbian, Gay, Bisexual, and Queer Youth: A Systematic Review. Journal of Homosexuality, 65(3): 263–316. Verfügbar unter: https://doi.org/10.1080/00918369.2017.1317467

Hamm, J. & Stern, K. (2019): Einblicke in die Trans*Beratung -- Praxis, Haltung, Reflexion. In: Naß, A., Rentzsch, S., Rödenbeck, J., Deinbeck, M., Hartmann, M. (Hrsg.): Geschlechtliche Vielfalt (er) leben – Empowerment und Selbstwirksamkeit von trans* und intergeschlechtlichen Menschen. Gießen (Psychosozial): 15-32.

Hamm, J.A. (2020): Trans* und Sex. Gelingende Sexualität zwischen Selbstannahme, Normüberwindung und Kongruenzerleben. Gießen (Psychosozial).

Hamm, J.; Sauer, A. (2014): Perspektivenwechsel: Vorschläge für eine menschenrechts- und bedürfnisorientierte Trans*-Gesundheitsversorgung. Zeitschrift für Sexualforschung, 27, 4-30.

Hamm, J. & Stern, K. (2019): Einblicke in die Trans*Beratung -- Praxis, Haltung, Reflexion. In: Naß, A.; Rentzsch, S.; Rödenbeck, J.; Deinbeck, M.; Hartmann, M. (Hrsg.): Geschlechtliche Vielfalt (er) leben – Empowerment und Selbstwirksamkeit von trans* und intergeschlechtlichen Menschen. Gießen (Psychosozial): 15-32.

Hammelstein, P. (2006): Was bleibt, wenn die Perversion gestrichen ist? Ein Blick auf die Institution Psychiatrie aus homosexueller Sicht. In: P. Hammelstein, U. Bichele, & T. Heinrich (Hrsg.): Anders ver-rückt? Lesben und Schwule in der Psychiatrie. Pabst (Lengerich): 32–38.

Haraway, D. J. (1995): Die Neuerfindung der Natur. Primaten, Cyborgs und Frauen. Frankfurt a. Main (Campus).

Haraway, D. (1988): Situated Knowledges: The Science Question in Feminism and the Privilege of Partial Perspective. Feminist Studies, 14(3): 575-599.

Hartmann, J. (2014): Re-thinking family norms: Herausforderungen queer-familiärer Lebensweisen. In: Bundesstiftung Magnus Hirschfeld (Hrsg.): Forschung im Queerformat. Aktuelle Beiträge der LSBTI*-, Queer- und Geschlechterforschung. Bielefeld (Transcript): 215-232.

Hash, K.M., Rogers, A. (2013): Clinical Practice with Older LGBT Clients: Overcoming Lifelong Stigma Through Strength and Resilience. Clinical Social Work Journal 41: 249-257.

Haug, F. (2015): Der im Gehen erkundete Weg. Marxismus-Feminismus als Lernerfahrung. Hamburg (Argument Verlag – Ariadne).

Heaphy, B., Yip, A. K. T., & Thompson, D. (2004): Ageing in a non-heterosexual context. Ageing and Society, 24(6): 881–902. Verfügbar unter: https://doi.org/10.1017/S0144686X03001600

Hechler, A. (2021): Eine Ideologie der Auslöschung. Interdiskriminierung in der extremen Rechten. In: Mader, E., Gregor, J. A., Saalfeld, R. K., Hornstein, R., Müller, P.; Grasmeier, M. C.; Schadow, T. (2021) (Hrsg.): Trans* und Inter* Studien. Aktuelle Forschungsbeiträge aus dem deutschsprachigen Raum. Münster (Verlag Westfälisches Dampfboot): 220-239.

Heine, M.: Als richtige Jungen noch rosa trugen. Welt. Verfügbar unter: https://www.welt.de/print/die_welt/politik/article13232160/Als-richtige-Jungen-noch-Rosa-trugen.html [26.02.2023].

Hendricks, M. L., & Testa, R. J. (2012): A conceptual framework for clinical work with transgender and gender nonconforming clients: An adaptation of the Minority Stress Model. Professional Psychology: Research and Practice, 43(5): 460–467. Verfügbar unter: https://doi.org/10.1037/a0029597

Herek, G. M. (2004): Beyond "Homophobia": Thinking about sexual prejudice and stigma in the twenty-first century. Sexuality Research and Social Policy, 1(2): 6–24. Verfügbar unter: https://doi.org/10.1525/srsp.2004.1.2.6

Herek, G. M., Gillis, J. R., & Cogan, J. C. (2009): Internalized stigma among sexual minority adults: Insights from a social psychological perspective. Journal of Counseling Psychology, 56(1): 32–43. Verfügbar unter: https://doi.org/10.1037/a0014672

Hery-Moßmann, N.: Rosa: Bedeutung der Farbe in Kultur und Psychologie. Focus online. Verfügbar unter: https://praxistipps.focus.de/rosa-bedeutung-der-farbe-in-kultur-und-psychologie_110322 [26.02.2023]

Hester, J.D. (2004): Intersex(e) und alternative Heilungsstrategien. Ethik Med, 16: 48–67. Verfügbar unter: https://doi.org/10.1007/s00481-004-0284-3

Hines, S. (2019): The feminist frontier: on trans and feminism. Journal of Gender Studies, 28(2): 145–157. Verfügbar unter: https://doi.org/10.1080/09589236.2017.1411791

Hirschauer, S. (1999): Die soziale Konstruktion der Transsexualität: über die Medizin und den Geschlechtswechsel. Frankfurt (Suhrkamp).

Hoenes, J., Januschke E., Klöppel, U. (2019): Häufigkeit normangleichender Operationen „uneindeutiger" Genitalien im Kindesalter. Follow-up Studie. Verfügbar unter: https://hss-opus.ub.ruhr-uni-bochum.de/opus4/frontdoor/deliver/index/docId/6352/file/Sabisch.pdf [26.02.2023].

Holmes, M. (2009): Critical Intersex. Farnham/ Burlington (Ashgate).

Hottes, T. S., Bogaert, L., Rhodes, A. E., Brennan, D. J., & Gesink, D. (2016): Lifetime Prevalence of Suicide Attempts Among Sexual Minority Adults by Study Sampling Strategies: A Systematic Review and Meta-Analysis. American Journal of Public Health, 106(5): 921–921. Verfügbar unter: https://doi.org/10.2105/AJPH.2016.303088a

Hughes, S. D. & Hammack, P. L. (2019): Afirmation, compartmentalization, and isolation: narratives of identity sentiment among kinky people. Psychology & Sexuality, 10(2): 149-168.

Hughes, T. L., Wilsnack, S. C., & Kantor, L. W. (2016): The Influence of Gender and Sexual Orientation on Alcohol Use and Alcohol-Related Problems: Toward a Global Perspective. Alcohol Research: Current Reviews, 38(1): 121–132.

Huneke, C. (2020): Die Grenzen der Homophobie: Lesbischsein unter nationalsozialistischer Herrschaft. In: A. Zinn (Hrsg.): Homosexuelle in Deutschland 1933-1969: Beiträge zu Alltag, Stigmatisierung und Verfolgung (Berichte und Studien). Göttingen (Vandenhoeck & Ruprecht): 117–130.

[ICD-10] Dillingen, H. & Freyberger, H.J. (2016): Taschenführer zur ICD-10 Klassifikation psychischer Störungen (8. überarb. Auflage entsprechend ICD-10-GM). Göttingen (Hogrefe).

[ICD-11] WHO (2023): International Classification of Diseases 11th Revision. Verfügbar unter: https://icd.who.int/browse11/l-m/en [26.02.2023]

[IM-EV 2019] Verein Intergeschlechtlicher Menschen e. V. (2019): Wissen. Beratung. Selbsthilfe. Rechte. Wissen, Beratung, Selbsthilfe und Rechte für intergeschlechtlich geborene Menschen, ihre Familien und Angehörigen sowie ihr weiteres Umfeld, Verfügbar unter https://im-ev.de/wp-content/uploads/2021/06/Broschuere_IMeV_web.pdf [26.02.2023]

[IM-EV 2021] Verein Intergeschlechtlicher Menschen e. V. (2021): Stellungnahme: Gesetz zum Schutz von Kindern mit Varianten der Geschlechtsentwicklung. Verfügbar unter https://im-ev.de/wp-content/uploads/2022/02/2021-06-15-Stellungnahme-Gesetz-zum-Schutz-von-Kindern-mit-VdG.pdf [26.02.2023]

Imhorst, E. (2019): Wir wären so gerne eindeutig! Geschlecht – Gender – Identität. In: I. Moeslein-Teising, G. Schäfer, & R. Martin (Hrsg.): Geschlechter-Spannungen Psychosozial-Verlag (Gießen): 28–40.

Inderbinen, M., Schaefer, K., Schneeberger, A., Gaab, J., Garcia Nuñez, D. (2021): Relationship of Internalized Transnegativity and Protective Factors With Depression, Anxiety, Non-suicidal Self-Injury and Suicidal Tendency in Trans Populations: A Systematic Review. Front. Psychiatry, 12:636513. Verfügbar unter: 10.3389/fpsyt.2021.636513

Jackson, J. M. (2021): Black feminisms, queer feminisms, trans feminisms. In: J. Hobbes (Hrgs.): The Routledge Companion to Black Women's Cultural Histories. London/New York (Routledge): 284–294. Verfügbar unter: https://doi.org/10.4324/9780429243578-33

Kann, L., Olsen, E. O., McManus, T., Harris, W. A., Shanklin, S. L., Flint, K. H., Queen, B., Lowry, R., Chyen, D., Whittle, L., Thornton, J., Lim, C., Yamakawa, Y., Brener, N., & Zaza, S. (2016): Sexual Identity, Sex of Sexual Contacts, and Health-Related Behaviors Among Students in Grades 9-12 – United States and Selected Sites, 2015. MMWR, Surveillance Summaries, 65(9): 1-202. Verfügbar unter: https://doi.org/10.15585/mmwr.ss6509a1

Kasprowski, D., Fischer, M., Chen, X., de Vries, L., Kühne, S., Richter, D. & Zindel, Z. (2020): Geringere Chancen auf ein gesundes Leben für LGBTQI*-Menschen. Verfügbar unter: https://www.diw.de/documents/publikationen/73/diw_01.c.810350.de/21-6-1.pdf [26.02.2023]

Katz-Wise, S. L., & Hyde, J. S. (2012): Victimization Experiences of Lesbian, Gay, and Bisexual Individuals: A Meta-Analysis. The Journal of Sex Research, 49(2–3): 142–167. https://doi.org/10.1080/00224499.2011.637247

Katz-Wise, S. L., Rosario, M., Calzo, J. P., Scherer, E. A., Sarda, V., & Austin, S. B. (2017): Endorsement and Timing of Sexual Orientation Developmental Milestones Among Sexual Minority Young Adults in the Growing Up Today Study. The Journal of Sex Research, 54(2): 172–185. Verfügbar unter: https://doi.org/10.1080/00224499.2016.1170757

Kessler, S. J.; McKenna, W. (1978): Gender. An ethnomethodological approach. New York (Wiley).

Killermann, S. (o.D.): 30+ Examples of Cisgender Privileges. Verfügbar unter: https://www.itspronouncedmetrosexual.com/2011/11/list-of-cisgender-privileges/ [26.02.2023]

Klein, F. (1993): The bisexual option. Second edition. American Institute of Bisexuality.

Klöppel, U. (2010): XX0XY ungelöst. Hermaphroditismus, Sex und Gender in der deutschen Medizin. Eine historische Studie zur Intersexualität. Bielefeld (Transcript).

Knapp, G.-A. (2013): Über Kreuzungen: Zu Produktivität und Grenzen von »Intersektionalität« als »Sensitizing Concept«. In: Mechthild Bereswill/Katharina Liebsch (Hrgs.): Geschlecht (re)konstruieren. Zur methodologischen und methodischen Produktivität der Frauen- und Geschlechterforschung. Münster (Springer): 242–262.

Kolbe, A. (2010): Intersexualität, Zweigeschlechtlichkeit und Verfassungsrecht. Eine interdisziplinäre Untersuchung. Baden-Baden (Nomos).

Köhler, A., Stern, K., Eyssel, J., Nieder, T. (2019): Zur Zweigeschlechtlichkeit und darüber hinaus: Identitäten, Körper und Behandlungsanliegen im Kontext von trans* Personen. PTT – Persönlichkeitsstörungen: Theorie und Therapie, 23(2): 101-113.

Krafft-Ebing (1907): Psychopathia sexualis. Mit besonderer Berücksichtigung der konträren Sexualempfindung (13. Auflage). Verfügbar unter: https://archive.org/details/b21272104/page/n4/mode/1up?view=theater [26.02.2023]

Krämer, A. (2021): Geschlecht als Zäsur. Zum Alltagserleben von Eltern intergeschlechtlicher Kinder. Wiesbaden (Springer).

Krämer, A., Stabisch, K. (2021): Making Biological Binarity – Geschlechtszuweisende (Genital-) Operationen bei intergeschlechtlichen Kindern. In: Groß, M., Niedenthal, K. (Hrsg.): Geschlecht: divers. Die »Dritte Option« im Personenstandsgesetz – Perspektiven für die Soziale Arbeit. Bielefeld (Transcript): 61-72.

Krell, C. (2014): Alter und Altern bei Homosexuellen. Weinheim(München (Beltz Juventa)

Krell, C.; Oldemeier, K. (2018): Coming-Out-und dann...?! Coming-Out-Verläufe und Diskriminierungserfahrungen von lesbischen, schwulen, bisexuellen, trans* und queeren Jugendlichen und jungen Erwachsenen in Deutschland. Bonn (Sonderausgabe für die Bundeszentrale für politische Bildung)

Krell, C., & Oldemeier; K. (2020): Coming-Out – und dann ...?! Verfügbar unter: file:///Users/ulrikeauge/Downloads/DJI_ComingOut_Broschuere.pdf [26.02.2023]

Kromminga, I. A. (2005): Die Borniertheit der Toleranz. In: Neue Gesellschaft für Bildende Kunst (Hrsg.): 101 – [one'o one] intersex. Das Zwei-Geschlechter-System als Menschenrechtsverletzung. Berlin (Neue Gesellschaft für Bildende Kunst): 27-31.

Küpper, B., Klocke, U., & Hoffmann, L.-C. (2017): Einstellungen gegenüber lesbischen, schwulen und bisexuellen Menschen in Deutschland. Ergebnisse einer bevölkerungsrepräsentativen Umfrage. Verfügbar unter: https://www.antidiskriminierungsstelle.de/SharedDocs/forschungsprojekte/DE/Studie_Einstellg_ggueber_LSB.html [26.02.2023]

Lang, C. (2006): Intersexualität. Menschen zwischen den Geschlechtern. Frankfurt am Main (Campus).

Langer, S. J. (2019): Theoretizing transgender identity for clinical practice. A new model for understanding gender. London (Jessica Kingsley Publisher).

Laqueur, T. (1990): Making Sex. Body and Gender from the Greeks to Freud. Cambridge/ MA (Harvard University Press).

Levey, T. G. & Pinsky, D. (2015): A Constellation of Stigmas: Intersectional Stigma management and the professional Dominatrix. Deviant Behavior, 00: 1-21.

Leung, E. (2021): Thematic Analysis of My "Coming Out" Experiences Through an Intersectional Lens: An Autoethnographic Study. Frontiers in Psychology, 12. Verfügbar unter: https://doi.org/10.3389/fpsyg.2021.654946

LSVD Lesben und Schwulenverband (2022): Schlechtere Gesundheit von Lesben, Schwulen, Bisexuellen, Trans* und Inter Menschen. Verfügbar unter https://www.lsvd.de/de/ct/2615-Gesundheit-von-LSBTI [26.02.2023]

Lucassen, M. F., Stasiak, K., Samra, R., Frampton, C. M., & Merry, S. N. (2017): Sexual minority youth and depressive symptoms or depressive disorder: A systematic review and meta-analysis of population-based studies. Australian & New Zealand Journal of Psychiatry, 51(8): 774–787. Verfügbar unter: https://doi.org/10.1177/0004867417713664

Lund, E. M., Burgess, C., & Johnson, A. J. (2021): Queer Violence: Confronting Diverse Forms of Violence Against LGBTQ+ Persons and Communities. In: Lund, E. M., Burgess, C., Johnson, A. J. (Hrsg.): Violence Against LGBTQ+ Persons. Wiesbaden (Springer International Publishing): 1-4. Verfügbar unter: https://doi.org/10.1007/978-3-030-52612-2_1

Lund, E. M., & Ross, S. W. (2017): Bullying Perpetration, Victimization, and Demographic Differences in College Students: A Review of the Literature. Trauma, Violence, & Abuse, 18(3): 348–360. Verfügbar unter: https://doi.org/10.1177/1524838015620818

Luo, Z., Feng, T., Fu, H., & Yang, T. (2017): Lifetime prevalence of suicidal ideation among men who have sex with men: a meta-analysis. BMC Psychiatry, 17(1): 406. Verfügbar unter: https://doi.org/10.1186/s12888-017-1575-9

Mader, E., Gregor, J. A., Saalfeld, R. K., Hornstein, R., Müller, P., Grasmeier, M. C., Schadow, T. (2021) (Hrsg.): Trans* und Inter* Studien. Aktuelle Forschungsbeiträge aus dem deutschsprachigen Raum. Münster (Verlag Westfälisches Dampfboot).

Mangold, A. (2018): Stationen der Ehe für alle in Deutschland. Verfügbar unter: https://www.bpb.de/themen/gender-diversitaet/homosexualitaet/274019/stationen-der-ehe-fuer-alle-in-deutschland/

Mangold, A., Markwald, M. & Röhner, C. (2019): Rechtsgutachten zum Verständnis von „Varianten der Geschlechtsentwicklung" in § 45 b Personenstandsgesetz. Verfügbar unter https://eufbox.uni-flensburg.de/index.php/s/WwkHJkHaEaHpkQk#pdfviewer [26.02.2023]

Margaret, N. (2021): The Modern Clinician's Guide to Working with LGBTQ+ Clients: The inclusive Psychotherapist. New York/London (Routledge).

Marten, E., & Walgenbach, K. (2017): Intersektionale Diskriminierung. In: Scherr, A., El-Mafaalani, A., Yüksel, G. (Hgrs.): Handbuch Diskriminierung. Wiesbaden (Springer Fachmedien): 157–171. Verfügbar unter: https://doi.org/10.1007/978-3-658-10976-9_11

Masters, Z. (o.D.): Pink ist nur eine Farbe. Textile Geschichten. Verfügbar unter: https://textilegeschichten.net/2015/11/19/pink-ist-nur-eine-farbe/ [26.02.2023]

Matsuno, E. (2019): Nonbinary-Affirming Psychological Interventions. Cognitive and Behavioral Practice, 19 (26): 617-628. Verfügbar unter: https://doi.org/10.1016/j.cbpra.2018.09.003

McDonald, K. (2018): Social Support and Mental Health in LGBTQ Adolescents: A review of the literature. Issues in Mental Health Nursing, 39(1): 16–29. Verfügbar unter: https://doi.org/10.1080/01612840.2017.1398283

McKinnon, R. (2018): The Epistemology of Propaganda. Philosophy and Phenomenological Research, 96(2): 483–489. Verfügbar unter: https://doi.org/10.1111/phpr.12429

McLaren, S. (2016): The Interrelations Between Internalized Homophobia, Depressive Symptoms, and Suicidal Ideation Among Australian Gay Men, Lesbians, and Bisexual Women. Journal of Homosexuality 63(2): 156–168. Verfügbar unter: https://doi.org/10.1080/00918369.2015.1083779

McLemore, K. A. (2015): Experiences with Misgendering: Identity Misclassification of Transgender Spectrum Individuals, in: Self and Identity, 14(1): 51-74. Verfügbar unter: http://dx.doi.org/10.1080/15298868.2014.950691

[MD-Bund 2020] Medizinischer Dienst des Spitzenverbandes Bund der Krankenkassen e. V. (2020): Begutachtungsanleitung Richtlinie des GKV-Spitzenverbandes nach § 282 SGB V Geschlechtsangleichende Maßnahmen bei Transsexualismus (ICD-10, F64.0). Verfügbar unter: https://www.mds-ev.de/fileadmin/dokumente/Publikationen/GKV/Begutachtungsgrundlagen_GKV/BGA_Transsexualismus_201113.pdf [26.02.2023]

[MDS 2009] Medizinischer Dienst des Spitzenverbandes Bund der Krankenkassen e. V., (2009): Grundlagen der Begutachtung. Begutachtungsanleitung. Geschlechtsangleichende Maßnahmen bei Transsexualität. Verfügbar unter: https://www.mds-ev.de/fileadmin/dokumente/Publikationen/GKV/Begutachtungsgrundlagen_GKV/07_RL_Transsex_2009.pdf [30.07.2020]

Mey, G. (2020): Performative Sozialwissenschaft. In: Mey, G.; Mruck, K. (Hrsg., 2., erweiterte und überarbeitete Auflage): Handbuch Qualitative Forschung in der Psychologie. Band 2: Designs und Verfahren. Wiesbaden (Springer): 201-225.

Meyer, E. (2016): „Damit habe ich nichts zu tun..." Über das Phänomen der internalisierten Trans*-feindlichkeit. In: L'amour LaLove, P.: Selbsthass & Emanzipation. Das Andere in der heterosexuellen Normalität. Berlin (Querverlag): 195-204.

Meyer, K. (2017): Theorien der Intersektionalität zur Einführung. Hamburg (Junius Verlag)

Meyer, I. H. (2003): Prejudice, social stress, and mental health in lesbian, gay, and bisexual populations: Conceptual issues and research evidence. Psychological Bulletin, 129(5): 674–697. Verfügbar unter: https://doi.org/10.1037/0033-2909.129.5.674

Mezirow, J. (1997): Transformative learning: Theory to practice. New directions for adult and continuing education, 1997 (74): 5-12.

Michaels, M. S., Parent, M. C., & Torrey, C. L: (2016): A Minority Stress Model for Suicidal Ideation in Gay Men. Suicide and Life-Threatening Behavior, 46(1): 23–34. Verfügbar unter: https://doi.org/10.1111/sltb.12169

Money, J., Hampson, J. G., Hampson, J. L. (1957): Imprinting and the Establishment of Gender Role. Archives of Neurology and Psychiatry, 77(3): 333-336. Vergügbar unter: https://doi.org/10.1001/archneurpsyc.1957.02330330119019

Misoch, S. (2017): „Lesbian, gay & grey". Zeitschrift Für Gerontologie und Geriatrie, 50(3): 239–246. Verfügbar unter: https://doi.org/10.1007/s00391-016-1030-4

Mucha, Z., Dvoskin, J. & MacYoung, M. (2016): Emotional Abuse: A manual for self-defense. Chicago (Tova House Press).

Murphy, R. (Showrunner) (2018-2021): Pose [Serie]. Touchstone Television [u. a.]. IMDb. Verfügbar unter https://www.imdb.com/title/tt7562112/ [13.05.2023]

Mustanski, B. S., Garofalo, R., & Emerson, E. M. (2010): Mental Health Disorders, Psychological Distress, and Suicidality in a Diverse Sample of Lesbian, Gay, Bisexual, and Transgender Youths. American Journal of Public Health, 100(12): 2426–2432. Verfügbar unter: https://doi.org/10.2105/AJPH.2009.178319

Nadal, K. L., Issa, M.-A., Leon, J., Meterko, V., Wideman, M., & Wong, Y. (2011): Sexual Orientation Microaggressions: "Death by a Thousand Cuts" for Lesbian, Gay, and Bisexual Youth. Journal of LGBT Youth, 8(3): 234–259.

Neumann, P. (2017): Wie-die-AfD-auf-Facebook-noch-immer-Hass-verbreitet. Verfügbar unter: https://www.morgenpost.de/politik/article212514129/Wie-die-AfD-auf-Facebook-noch-immer-Hass-verbreitet.html [26.02.2023]

NHM Natural History Museum (Los Angeles County) (o.D.): Beyond Gender: Indigenous Perspectives, Fa'afafine and Fa'afatama. A limited series on some of the world's third gender Indigenous people. Verfügbar unter: https://nhm.org/stories/beyond-gender-indigenous-perspectives-faafafine-and-faafatama [26.02.2023]

Nichols, M. (2006): Psychotherapeutic Issues with "Kinky" Clients: Clinical Problems, Yours and Theirs. In: P. J. Kleinplatz & C. Moser (Hrsg.): Sadomasochism: Powerful Pleasures. New York/ London (Routledge): 281-300.

Nichols M. (2014): Couples and Kinky Sexuality: The Need for a New Therapeutic Approach. In: T. Nelson, H. Winawer (Hrsg.): Critical Topics in Family Therapy. AFTA Springer Briefs in Family Therapy. Cham/ Schweiz (Springer).

Nichols, M. & Fedor, J. P. (2017): Treating Sexual Problems in Clients who Practice "Kink". In: Z. D. Peterson (Hrsg.): The Wiley Handbook of Sex Therapy. Hoboken/ New Jersey (John Wiley & Sons Ltd.): 420-434.

Nichols, M. (2021): The Modern Clinican`s Guide to Working with LGBTQ+ Clients. The Inclusive Psychotherapist. New York/London (Routledge).
Niedenthal, K. (2021): Rechtliche Wege zur Anerkennung geschlechtlicher Vielfalt. In: Groß, M.; Niedenthal, K. Geschlecht: divers. Die »Dritte Option« im Personenstandsgesetz - Perspektiven für die Soziale Arbeit. Bielefeld (Transcript): 27-44.
Nieder, T., Strauss, B. (2014): Leitlinie zur Diagnostik, Beratung und Behandlung bei Geschlechtsdysphorie. Zeitung für Sexualforschung, 27(1): 59-76.
Nieder, T. O., Güldenring, A., Köhler, A., & Briken, P. (2017): Trans*-Gesundheitsversorgung. Der Nervenarzt, 88(5): 466–471. Verfügbar unter: https://doi.org/10.1007/s00115-017-0308-0
Nieder, T. O., Güldenring, A., Woellert, K., Mahler, L. & Mundle, G. (2020): Spezifisch gleich behandeln: Zur Ethik einer Psychotherapie mit lesbischen, schwulen, bi-/pansexuellen und trans Menschen. In: Steger, F. & Brunner, J. (Hrsg.): Ethik in der psychotherapeutischen Praxis: Integrativ - fallorientiert - werteplural. Stuttgart (Kohlhammer): 138-158.
Oezdemir, U. C., & Hellenschmidt, T. (2016): Suizidalität und psychiatrische Erkrankungen von LGBT-Jugendlichen. Sexuologie: Zeitschrift Für Sexualmedizin, Sexualtherapie Und Sexualwissenschaft, 23(3–4): 141–146.
OII Germany (2021): Intergeschlechtliche Menschen in Europa schützen: Eine Handreichung für Gesetzgeber_innen und politische Entscheidungsträger_innen. Verfügbar unter: https://oiigermany.org/wpcontent/uploads/2021/08/OII_legaltoolkit_D_ES_WEB.pdf [26.02.2023]
[OLG Frankfurt am Main 2022] Oberlandesgericht Frankfurt am Main (OLG) (2022): Urteil vom 21.06.2022 - 9 U 92/20. Verfügbar unter: https://openjur.de/u/2434757.html [26.02.2023]
Ott, C. (2000): Zum Verhältnis von Geschlecht und Sexualität unter machttheoretischen Gesichtspunkten. In: Schmerl, C., Soine S., Stein-Hilbers, M., Wrede, B. (Hrsg.): Sexuelle Szenen. Inszenierungen von Geschlecht und Sexualität in modernen Gesellschaften. Wiesbaden: (Springer): 183-193.
Pachankis, J. E., Clark, K. A., Burton, C. L., Hughto, J. M. W., Bränström, R., & Keene, D. E. (2020): Sex, status, competition, and exclusion: Intraminority stress from within the gay community and gay and bisexual men's mental health. Journal of Personality and Social Psychology, 119 (3): 713–740. Verfügbar unter: https://psycnet.apa.org/doi/10.1037/pspp0000282 [26.02.2023]
Pachankis, J. E., & Bränström, R. (2018): Hidden from happiness: Structural stigma, sexual orientation concealment, and life satisfaction across 28 countries. Journal of Consulting and Clinical Psychology, 86(5): 403–415.Verfügbar unter: https://doi.org/10.1037/ccp0000299
Palumbo, J. (2022): Powerful photo by Pacific Indigenous artist reveals truth about 1899 painting. CCN Style Arts. Verfügbar unter: https://edition.cnn.com/style/article/yuki-kihara-paradise-camp-snap/index.html [25.02.2023]
Pascoe, E.A. & Smart Richman L. (2009): Perceived discrimination and health: A meta-analytic review. Psychological Bulletin, 135: 531-554. Verfügbar unter: 10.1037/a0016059
Pearce, R., Erikainen, S., & Vincent, B. (2020): TERF wars: An introduction. The Sociological Review, 68(4): 677–698. Verfügbar unter: https://doi.org/10.1177/0038026120934713
Perry, B. (2019): Hasskriminalität als Herausforderung für Inklusion und Vielfalt. Institut für Demokratie und Zivilgesellschaft. Verfügbar unter: https://www.idz-jena.de/pubdet/wsd4-10
Personenstandsgesetz – PStG. Verfügbar unter: https://www.gesetze-im-internet.de/pstg/BJNR012210007.html [26.02.2023]
Petersen, J. K. (2021): A Comprehensive Guide to Intersex. London/ Philadelphia (Jessica Kingsley Publishers).

Phelan, S. (1997): Playing with fire: Queer politics, queer theories. London/New York (Routledge).
Pinsky, D., & Levey, T. G. (2015): 'A world turned upside down': Emotional labour and the professional dominatrix. Sexualities, 18(4): 438–458. Verfügbar unter: https://doi.org/10.1177/1363460714550904
Plöderl, M., & Fartacek, R. (2009): Childhood Gender Nonconformity and Harassment as Predictors of Suicidality among Gay, Lesbian, Bisexual, and Heterosexual Austrians. Archives of Sexual Behavior, 38(3): 400–410. Verfügbar unter: https://doi.org/10.1007/s10508-007-9244-6
Plöderl, M., Wagenmakers, E.-J., Tremblay, P., Ramsay, R., Kralovec, K., Fartacek, C., & Fartacek, R. (2013): Suicide Risk and Sexual Orientation: A Critical Review. Archives of Sexual Behavior, 42(5): 715–727. Verfügbar unter: https://doi.org/10.1007/s10508-012-0056-y
Pöge, K., Dennert, G., Koppe, U., Güldenring, A., Matthigack, E. B., & Rommel, A. (2020): Die gesundheitliche Lage von lesbischen, schwulen, bisexuellen sowie trans- und intergeschlechtlichen Menschen. Journal of Health Monitoring, 20(1): 1–30. Verfügbar unter: 10.25646/6448
Pöge, K., Strasser, S., Rommel, A. (2019): Auf dem Weg zu einer geschlechtersensiblen und intersektionalen Gesundheitsbericht-erstattung. Fokusgruppenergebnisse zur geschlechtlichen und sexuellen Vielfalt. Das Gesundheitswesen, 81(08/09): 690–690. Verfügbar unter: DOI:10.1055/s-0039-1694437
Pryor, J. B., Reeder, G. D., & Monroe, A. E. (2012): The infection of bad company: Stigma by association. Journal of Personality and Social Psychology, 102: 224–241. Verfügbar unter: DOI:10.1037/a0026270
[PStG § 22] Personenstandsgesetz (PStG) § 22 Fehlende Angaben. Verfügbar unter: https://www.gesetze-im-internet.de/pstg/__22.html [26.02.2023]
[PStG § 45b] Personenstandsgesetz (PStG) § 45b Erklärung zur Geschlechtsangabe und Vornamensführung bei Personen mit Varianten der Geschlechtsentwicklung. Verfügbar unter: https://www.gesetze-im-internet.de/pstg/__45b.html [26.02.2023]
Puckett, J. A., & Levitt, H. M. (2015): Internalized Stigma Within Sexual and Gender Minorities: Change Strategies and Clinical Implications. Journal of LGBT Issues in Counseling, 9(4): 329–349. Verfügbar unter: https://doi.org/10.1080/15538605.2015.1112336
Queer-Lexikon: Verfügbar unter https://queer-lexikon.net/ [26.02.2023]
queer_topia* (o.D. a): Tägliche Auswirkungen von Hetero-Privilegien. Verfügbar unter https://www.queertopia.de/wp-content/uploads/2021/11/Heteroprivilegien.pdf [26.02.2023]
queer_topia* (o. D. b): 30+ Beispiele für cis-geschlechtliche Privilegien. Verfügbar unter https://www.queertopia.de/wp-content/uploads/2021/11/30cis-Privilegien.pdf [26.02.2023]
queer.de (2017a): https://www.queer.de/bild-des-tages.php?einzel=1941
queer.de (2017b): https://www.queer.de/detail.php?article_id=18253
[queer.de 2023] Klein, J. (2023): Text des Selbstbestimmungsgesetzes jetzt öffentlich einsehbar. Verfügbar unter: https://www.queer.de/detail.php?article_id=45518 [09.05.2023]
Rauchfleisch, U. (2016): Transsexualität – Transidentität. Begutachtung, Begleitung, Therapie (5., unveränderte Auflage). Göttingen (Vandenhoeck & Ruprecht).
Raymond, J. (1979): The transsexual empire. London (The Women's Press).
Rehaag, R. (2010): Stigmaerleben und Strategien des Stigma-Managements bei sozial-benachteiligten, übergewichtigen Jugendlichen. In: Gesundheit Berlin-Brandenburg (Hrsg.): Dokumentation 16. Bundesweiter Kongress Armut und Gesundheit (Band 3), 4(12): 1-13. Verfügbar unter: https://www.katalyse.de/wp-content/uploads/2015/04/Rehaag2011StigmaerlebenArmutGesundheit.pdf

Reisner, S. L., Poteat, T., Keatley, J., Cabral, M., Mothopeng, T., Dunham, E., Holland, C. E., Max, R., & Baral, S. D. (2016): Global health burden and needs of transgender populations: a review. The Lancet 388, (10042): 412–436. Verfügbar unter: https://doi.org/10.1016/S0140-6736(16)00684-X

Reißner, J., Meier-Brix, O., Haller, P., Pertl., L., Ponzer, T. (Hg.) (2022): Inter* Pride. Perspektiven aus einer weltweiten Menschenrechtsbewegung. Hiddensee (W_orten & meer).

Reiter, M. (1998): Genitale Korrekturen an intersexuellen Menschen. „It's easier to make a hole than to build a pole." Auszug aus Bremer kassiber 34. (2014). Erstmals erschienen 1997 in Koriphäe 21: 47-51. (Inzwischen online nicht mehr verfügbar, zitiert nach Gregor 2015)

Roberts, T. S., Horne, S. G., Hoyt, William T. (2015): Between a Gay and a Straight Place: Bisexual Individuals' Experiences with Monosexism. Journal of Bisexuality, 15(4): 554-569.

Robinson, B.E., Bockting, W.O., Rosser, B.R.S., Miner, M., Coleman, E. (2002): The Sexual Health Model: application of a sexological approach to HIV prevention. Health Education Research, 17(1): 43–57. Verfügbar unter: https://doi.org/10.1093/her/17.1.43

Robinson, B. E., Bockting, W. O., Rosser, B. R. S., Miner, M., & Coleman, E. (2002): The sexual health model: Application of a sexological approach to HIV prevention. Health education research, 17(1): 43-57. Verfügbar unter: https://doi.org/10.1093/her/17.1.43

Rommel A., Strasser S. & Põge K. (2019): Geschlecht und Gesundheit in der Gesundheitsberichterstattung – Ergebnisse eines internationalen Vergleichs. Das Gesundheitswesen, 81(08/09): 691 - 692. Verfügbar unter: 10.1055/s-0039-1694441

Rommel, A., Pöge, K., Krause, L., Ludwig, S., Prütz, F., Saß, A. C., Strasser, S., & Ziese, T. (2019): Geschlecht und Gesundheit in der Gesundheitsberichterstattung des Bundes. Konzepte und neue Herausforderungen. Public Health Forum, 27(2): 98–102. Verfügbar unter: https://doi.org/10.1515/pubhef-2019-0021

Rood, B. A., Reisner, S. L., Surace, F. I., Puckett, J. A., Maroney, M. R., & Pantalone, D. W. (2016): Expecting Rejection: Understanding the Minority Stress Experiences of Transgender and Gender-Nonconforming Individuals. Transgender Health, 1(1): 151–164. Verfügbar unter: https://doi.org/10.1089/trgh.2016.0012

Ross, M. W., & Rosser, B. R. S. (1996): Measurement and correlates of internalized homophobia: A factor analytic study. Journal of Clinical Psychology, 52(1): 15–21. Verfügbar unter: https://doi.org/10.1002/(SICI)1097-4679(199601)52:1<15::AID-JCLP2>3.0.CO;2-V

Rostosky, S. S., Riggle, E. D. B., Savage, T. A., Roberts, S. D., & Singletary, G. (2008): Interracial Same-Sex Couples' Perceptions of Stress and Coping: An Exploratory Study. Journal of GLBT Family Studies, 4(3): 277–299. Verfügbar unter: https://doi.org/10.1080/15504280802177458

Röhm, A., Hastall, M.R., Ritterfeld, U. (2019): Stigmatisierende und destigmatisierende Prozesse in der Gesundheitskommunikation. In: Rossmann, C., Hastall, M. (Hrgs.): Handbuch der Gesundheitskommunikation. Wiesbaden (Springer VS): 615-625. Verfügbar unter: https://doi.org/10.1007/978-3-658-10727-7_49

Rubin, G. (1984): Thinking Sex: Notes for a Radical Theory of the Politics of Sexuality. Verfügbar unter: http://sites.middlebury.edu/sexandsociety/files/2015/01/Rubin-Thinking-Sex.pdf [26.02. 2023]

Rupp, M. (2009): Die Lebenssituation von Kindern in gleichgeschlechtlichen Lebenspartnerschaften (BMJ). Berlin (Bundesanzeiger Verlag). Verfügbar unter:https://www.bmj.de/SharedDocs/Archiv/Downloads/Forschungsbericht_Die_Lebenssituation_von_Kindern_in_gleichgeschlechtlichen_Lebenspartnerschaften.pdf?__blob=publicationFile&v=3

Russell, S. T., Pollitt, A. M., Li, G., Grossman, A. H. (2018): Chosen Name Use is Linked to Reduced Depressive Symptoms, Suicidal Ideation and Behavior among Transgender Youth, in: Journal of Adolescent Health, 63 (4): 503-505. https://doi.org/10.1016/j.jadohealth.2018.02.003

Russell, G. M., & Bohan, J. S. (2006): The Case of Internalized Homophobia: Theory and/as Practice. Theory & Psychology, 16(3): 343–366. Verfügbar unter: https://doi.org/10.1177/0959354306064283

Saalfeld, R. K. (2021): Gesundheit für alle?! Zur psychischen Belastung von inter- und transgeschlechtlichen Menschen. Journal Netzwerk Frauen- Und Geschlechterforschung, NRW 47: 45–50.

Satcher, J., & Leggett, M. (2007): Homonegativity among Professional School Counselors: An Exploratory Study. Professional School Counseling 11(1): 2156759X0701100. Verfügbar unter: https://doi.org/10.1177/2156759X0701100102

Sattler, F. A., Franke, G. H., & Christiansen, H. (2017): Mental health differences between German gay and bisexual men and population-based controls, BMC Psychiatry 17(1): 267. Verfügbar unter: https://doi.org/10.1186/s12888-017-1435-7

Sattler, F. A., Zeyen, J., & Christiansen, H. (2017): Does sexual identity stress mediate the association between sexual identity and mental health? Psychology of Sexual Orientation and Gender Diversity, 4(3): 296–303. Verfügbar unter: https://doi.org/10.1037/sgd0000232

Sauer, A. (2018): LSBTIQ-Lexikon. Bpb Bundeszentrale für politische Bildung. Verfügbar unter: https://www.bpb.de/themen/gender-diversitaet/geschlechtliche-vielfalt-trans/500913/drag-queen/ [26.02.2023]

Sauer, A. & Nieder, T. (2019): We care. Überlegungen zu einer bedarfsgerechten, transitionsunterstützenden Gesundheitsversorgung. In: Appenroth, M., do Mar Castro Varela, M. (Hrgs.): Trans* & Care. Trans* Personen zwischen Selbstsorge, Fürsorge und Versorgung. Bielefeld (Transcript): 75-102.

Sax, L. (2002): How common is intersex? a response to Anne Fausto-Sterling. Journal of Sex Research, 39: 174-178.

Schmitt-Sausen, N. (2009): Kindern gleichgeschlechtlicher Eltern geht es gut. Deutsches Ärzteblatt, 106(41).

Schoppmann, C. (1997): Nationalsozialistische Sexualpolitik und weibliche Homosexualität. Frauen in Geschichte und Gesellschaft. Herbolzheim (Centaurus Verlag & Media). Verfügbar, unter: https://doi.org/10.1007/978-3-86226-853-5_6

Schreiber, D. (2021): Allein. Berlin und München (Carl Hanser Verlag).

Schulman, S. (2021): Conflict is not abuse (9. Auflage). Vancouver (Arsenal Pulp Press).

Schwulenberatung Berlin gGmbH. (2019): Wo werde ich eigentlich nicht diskriminiert?“ Diskriminierung von Lesben, Schwulen, Bisexuellen, Trans*, Inter* und Queers* (LSBTIQ*) im Gesundheitswesen in Berlin Studie zur Erfassung von Diskriminierungserfahrungen von LSBTIQ* im Berliner Gesundheitssystem. Verfügbar unter: https://schwulenberatungberlin.de/wp-content/uploads/2021/06/5efdadd3e3df60bd3fd5fd9d_Final_Diskriminierung-im-Gesundheitswesen_B_Bericht_2019.pdf [26.02.2023]

Sdun, B. (2009): Die Lebenslage älterer und pflegebedürftiger Lesben und Schwuler. Unter besonderer Berücksichtigung alternativer Wohnangebote. Berlin (Lit Verlag).

Shaw, J. (2022): Bi. Vielfältige Liebe entdecken. München (Carl Hanser Verlag).

Simpson, V. (13.07.2022): Yuki Kihara: Paradise Camp – Venice Biennale 2022. Studio international. Verfügbar unter: https://www.studiointernational.com/yuki-kihara-paradise-camp-new-zealand-venice-biennale-2022-video-interview [26.02.2023]

Smalley, K. B., Warren, J. C., Rickard, A., & Barefoot, K. N. (2018): Rural gender and sexual minority health. In: K. B. Smalley, J. C. Warren, & K. N. Barefoot (Hrsg): LGBT health: Meeting the needs of gender and sexual minorities. New York (Springer Publishing Company): 327–343.

[SoC8] Coleman, E., Radix, A. E., Bouman, W. P., Brown, G. R., de Vries, A. L.C. et al. (2022): SoC8: Standards of Care for the Health of Transgender and Gender Diverse People, Version 8. International Journal of Transgender Health, 23:sup1: 1-259. Verfügbar unter: https://www.wpath.org/soc8 [26.02.2023]

Statista (2019): Altersarmut: Besonders Frauen sind gefährdet. Verfügbar unter: https://de.statista.com/infografik/19906/risiko-fuer-altersarmut-in-deutschland-nach-geschlecht/ [26.02.2023]

Steffens, M., & Wagner, C. (2009): Diskriminierung von Lesben, Schwulen und Bisexuellen. In: A. Beelmann & K. Jona (Hrgs.): Diskriminierung und Toleranz. Psychologische Grundlagen und Anwendungsperspektiven. Wiesbaden (Springer): 241–262.

Stern, K. & Hahne, A. (2019): Trans*Körper*Wahrnehmung. Körperpraktische Methoden als Ergänzung zu Gesprächstherapie und trans Beratung. In: M. Appenroth & M. do Mar Castro Varela (Hrsg.): Trans & Care. Trans Personen zwischen Selbstsorge, Fürsorge und Versorgung. Bielefeld (Transcript): 241-254.

[StrRehaHomG] Bundesministerium der Justiz (2017): Gesetz zur strafrechtlichen Rehabilitierung der nach dem 8. Mai 1945 wegen einvernehmlicher homosexueller Handlungen verurteilten Personen (StrRehaHomG). Verfügbar unter https://www.bmj.de/DE/Themen/FamilieUndPartnerschaft/175/RehabilitierungVerurteilterHomosexuellerPersonen.html [26.02.2023]

Stummer, G. (2017): Allen Schwestern gute Pflege! In: S. Kuhnen (Hrsg.): Lesben raus ! Für mehr lesbische Sichtbarkeit. Berlin (Queerverlag): 70–78.

Sue, D. W. (2010): Microaggressions in everyday life. Race, Gender and Sexual Orientation. New Jersey (John Wiley & Sons)

Tagesspiegel (2020): Diskriminierendes Gesetz: Ungarn schränkt Rechte von trans und inter Personen ein. Verfügbar unter: https://www.tagesspiegel.de/gesellschaft/queerspiegel/ungarn-schrankt-rechte-von-trans-und-inter-personen-ein-7547326.html [26.02.2023]

Target, M. (2019): Ein Entwicklungsmodell für sexuelle Erregung, Begehren und Entfremdung. In: A. Lemma & P. E. Lynch (Hrsg.): Psychoanalyse der Sexualitäten - Sexualitäten der Psychoanalyse. Frankfurt am Main (Brandes & Apsel): 59–84

[TASG 2023] Deutsche Aidshilfe & Robert Koch-Institut (2023): Broschüre zum Forschungsprojekt „Sexuelle Gesundheit und HIV/STI in trans und nicht-binären Communitys". Berlin. Verfügbar unter: https://www.aidshilfe.de/shop/sexuelle-gesundheit-hivsti-trans-nichtbinaren-communitys [15.05.2023]

[TAZ 2020] Achtelik, K. (2020): Der Hürdenlauf: Wann zahlen die Krankenkassen für angleichende Behandlungen bei trans* Personen? Eine neue Anleitung sorgt für Kritik in der Community. Verfügbar unter: https://taz.de/!5730465/ [11.12.2020]

[The Genderbread Person] Killerman, S. (2017): The Genderbread Person. Verfügbar unter: https://www.genderbread.org/ [26.02.2023]

[The Gender Unicorn] TSER Trans Student Educational Resources. (2014): The Gender Unicorn. Verfügbar unter: https://transstudent.org/gender/ [26.02.2023]

Thomas, B.J. (2005): Intersex Interventionen. In: Neue Gesellschaft für Bildende Kunst (Hrsg.): 101 – [one'o one] intersex. Das Zwei-Geschlechter-System als Menschenrechtsverletzung. Berlin (Neue Gesellschaft für Bildende Kunst): 20-26.

Tiefenthaler, S. (2022): Intersektionale Diskriminierung: Erfahrungen und Perspektiven in der Psychotherapie mit Frauen mit Fluchtbiografien. Psychotherapie Forum, 26(3–4): 122–128. Verfügbar unter: https://doi.org/10.1007/s00729-022-00216-6

Timmermanns, S., Merz, S., Graf, N., Stoever, H. (2022): „Wie geht's euch?" Psychosoziale Gesundheit und Wohlbefinden von LSBTIQ*. Weinheim (Beltz Juventa).

Treccani (2003): „recchione". Verfügbar unter: https://www.treccani.it/vocabolario/recchione_%28Sinonimi-e-Contrari%29/ [26.02.2023]

Tress, W., Henry, W. P., Junkert-Tress, B., Hildenbrand, G., Hartkamp, N., Scheibe, G. (1996): Das Modell des Zyklisch-Maladaptiven Beziehungsmusters und der Strukturalen Analyse Sozialen Verhaltens (CMP/SASB). Psychotherapeut, 41(4): 215-224.

[TRIQ & OII Germany 2016] TransInterQueer-Projekt „Antidiskriminierungsarbeit & Empowerment für Inter*" In Kooperation mit IVIM / OII Deutschland (2016): Medizinische Eingriffe an Inter* und deren Folgen: Fakten & Erfahrungen.Verfügbar unter: https://www.transinterqueer.org/wp-content/uploads/2021/11/TrIQinfo-med-eingriffe_2016.pdf [26.02. 2023]

[TSG] „Transsexuellengesetz" (TSG) – Gesetz über die Änderung der Vornamen und die Feststellung der Geschlechtszugehörigkeit in besonderen Fällen. Verfügbar unter: https://www.gesetze-im-internet.de/tsg/ [26.02.2023]

[UN 2015] United Nations Office of the High Commissioner for Human Rights (2015): Fact Sheet. Intersex. Verfügbar unter https://unfe.org/system/unfe-65-Intersex_Factsheet_ENGLISH.pdf [26.02.2023].

Vanja. (2021): Ein Prozess um Anerkennung. Die Geschichte von der Klage auf die dritte Option beim Geschlechtseintrag In: Groß, M., Niedenthal, K. (Hrgs.): Geschlecht: divers. Die »Dritte Option« im Personenstandsgesetz – Perspektiven für die Soziale Arbeit. Bielefeld (Transcript): 17-25.

Voß, H.-J. (2011): Making Sex Revisited. Dekonstruktion des Geschlechts aus biologisch-medizinischer Perspektive (3., unv. Auflage). Bielefeld (Transcript Verlag).

Wagner, E. (2016): SM-Praktiken im Konflikt mit Normalitätsvorstellungen. In: A. Borkenhagen & E. Brähler (Hrsg.): Wer liebt, der straft? SM- und BDSM-Erotik zwischen Pathologisierung und Anerkennung (Beiträge zur Sexualforschung). Gießen (Psychosozial-Verlag): 45-62.

Watts-Jones, T.D. (2010): Location of self: opening the door to dialogue on intersectionality in the therapy process. Fam Process, 49(3): 405-20. Verfügbar unter: 10.1111/j.1545-5300.2010.01330.x.

Weinberg, G. H. (1972): Society and the healthy homosexual. New York (St. Martin's Press).

Weiss, R. A. (1993): How Does HIV Cause AIDS?, Science, 260:1273-1279. Verfügbar unter: 10.1126/science.8493571

Werner, S. N. (2021): Über die Angst vor der Ansteckung und die Pathologisierung geschlechtlicher Non-Konformität. In: V. Preis, A. Lahl, & P. Henze-Lindhorst (Hrgs.): Vom Lärmen des Begehrens. Psychoanalyse und lesbische Sexualität. Psychosozial-Verlag (Gießen): 261–272.

[WHO 2020] World Health Organisation. (2020). Basic documents. 49th edition.Verfügbar unter: http://apps.who.int/gb/bd/ [26.02.2023]

Wiesendanger, K. (2002): Wo liegt das Problem? Heterosexismus, Homophobie und internalisierte Homophobie. In: Rauchfleisch, U., Frossard, J., Waser,G., Wiesendanger, K. & W. Roth (Hrgs.): Gleich und doch anders: Psychotherapie und Beratung von Lesen, Schwulen, Bisexuellen und ihren Angehörigen. Stuttgart (Klett-Cota): 67–72.

Wiesendanger, K. (2002): Grundlagen von Psychotherapie und Beratung bei schwulen und bisexuellen Männern. In: Rauchfleisch, U., Frossard, J., Waser, G., Wiesendanger, K., Roth, W. (Hrsg.):

Gleich und doch anders. Psychotherapie und Beratung von Lesben, Schwulen, Bisexuellen und ihren Angehörigen. Stuttgart (Klett-Cotta): 104-120.

Wilson, C., & Cariola, L. A. (2020): LGBTQI+ Youth and Mental Health: A Systematic Review of Qualitative Research. Adolescent Research Review, 5(2): 187–211. Verfügbar unter: https://doi.org/10.1007/s40894-019-00118-w

Winker, G., Degele, N. (2010): Intersektionalität. Zur Analyse sozialer Ungleichheiten (2., unveränderte Auflage). Bielefeld (transcript).

World Medical Association (WMA) (2015): WMA Statement on Transgender People. Adopted by the 66th General Assembly, Moscow, Russia, Octobre 2015. Verfügbar unter https://www.wma.net/policies-post/wma-statement-on-transgender-people/ [26.02.2023]

Wolf, G. (2004): Erfahrungen und gesundheitliche Entwicklungen lesbischer Frauen im Coming-Out-Prozess. Pfaffenweiler (Centaurus).

Wolf, G., Fünfgeld, M., Oehler, R. & Andrae, S. (2015): Empfehlungen zur Psychotherapie und Beratung mit lesbischen, schwulen und bisexuellen Klient_innen. Verhaltenstherapie & Psychosoziale Praxis 1: 21-48. Verfügbar unter: https://www.vlsp.de/files/pdf/vpp1-15_s2_empfehlungen.pdf [16.10.2022]

Wolf, G. (2017): Substanzgebrauch bei Queers. Dauerthema und Tabu. Göttingen (Wallstein-Verlag).

Wolf, G. (2023): BDSM und Psychotherapie. Eine Handreichung auf dem Weg zum kinkrespektvollen Arbeiten. Münster (Edition assemblage).

Wolf, G. & Meyer, E. (2017): Sexuelle Orientierung und Geschlechtsidentität – (k)ein Thema in der Psychotherapie? Psychotherapeutenjournal, 2017 (2): 130-139. Verfügbar unter: https://www.psychotherapeutenjournal.de/ptk/web.nsf/gfx/38CB16EDB11EE29BC125813F0024E282/$file/ptj_2017-2.pdf [26.02.2023]

Woweries, J. (2014): Intersexualität: Medizinische Maßnahmen auf dem Prüfstand. In: Schneider, E.; Baltes-Löhr, C. (Hrsg.): Normierte Kinder: Effekte der Geschlechternormativität auf Kindheit und Adoleszenz. Bielefeld (Transcript): 249-264. Verfügbar unter: https://doi.org/10.25595/416.

Zick, A., Küpper, B., & Hövermann, A. (2011): Die Abwertung der Anderen. Eine europäische Zustandsbeschreibung zu Intoleranz, Vorurteilen und Diskriminierung. Berlin: Friedrich-Ebert-Stiftung. Verfügbar unter: https://pub.uni-bielefeld.de/record/2018599 [26.02.2023]

Zick, A., Küpper, B., & Heitmeyer, W. (2012): Vorurteile als Elemente Gruppenbezogener Menschenfeindlichkeit – eine Sichtung der Vorurteilsforschung und ein theoretischer Entwurf. In: Pelinka, A.: Vorurteile. Berlin (DE GRUYTER): 287–316. Verfügbar unter: https://doi.org/10.1515/9783110267198.287

Zima, P.V. (2010): Theorien des Subjekts. Subjektivität und Identität zwischen Moderne und Postmoderne. Tübingen/Basel (A.Francke Verlag).

Zinn, A. (2020): »Gegen das Sittengesetz«: Staatliche Homosexuellenverfolgung in Deutschland 1933-1969. In: A. Zinn (Hrg.), Homosexuelle in Deutschland 1933-1969: Beiträge zu Alltag, Stigmatisierung und Verfolgung (Berichte und Studien). Göttingen (Vandenhock & Ruprecht): 15-48.

Queer in der Psychotherapieausbildung

Rückschau, Reflexion und theoretische Einordnung zweier Therapeut*innen

Luciente Qema und Milan Roux

Abstract

In ihrem persönlichen Text reflektieren Milan Roux und Luciente Qema rückblickend ihre psychotherapeutische Ausbildung. Sie zeigen anhand ihrer eigenen Erfahrung auf, welchen Prozess Ausbildungskandidat*innen auf dem Weg zur Approbation durchlaufen und wie sich dies auf queere Menschen auswirken kann. Die Autor*innen weisen auf hetero- und cisnormative Strukturen in Ausbildungskontexten hin, berichten von ihren persönlichen Herausforderungen, von Momenten der Anstrengung, des Leids, aber auch der Verbindung und der Resilienz. Abschließend geben sie Anregungen, welche Veränderungen in der Psychotherapieausbildung erfolgen können, um diskriminierungssensible Räume zu schaffen. Der Text macht sichtbar, was sonst in der Gesundheitsversorgung häufig verborgen bleibt, nämlich Momente der Verunsicherung und Scham, die marginalisierte, genauer gesagt queere Menschen auf dem Weg in die Professionalisierung erleben. Gleichzeitig macht der Text Mut und weist auf individuelle Bewältigungsstrategien sowie Möglichkeiten hin, wie sich (marginalisierte) Personen unterstützen können.

Einleitung

In der Ausbildung zur Psychotherapeut*in werden Themen rund um sexuelle Orientierung und Geschlechtsidentität meist gar nicht behandelt. So lernen zukünftige Psychotherapeut*innen kaum etwas über die unterschiedlichen Bedarfe von lsbtiqa* Personen (Rauchfleisch 1993, Wolf 2016, Wolf & Meyer 2017). Dies stellt Therapeut*innen, die sich selbst auf dem lsbtiqa* Spektrum positionieren, vor die Herausforderung, dass sie selbst und ihre Erfahrungen konstant nicht mitgedacht werden. Ferner erleben sie regelmäßig lsbtiqa* feindliche Aussagen durch Kolleg*innen, beispielsweise in Theorieveranstaltungen oder Supervisionen und müssen sich häufig entscheiden, was sie von sich selbst preisgeben und wie sie mit den möglicherweise negativen Konsequenzen einer Selbstöffnung umgehen können.

In diesem Artikel reflektieren wir unsere eigenen therapeutischen Ausbildungen und ordnen unsere Erfahrungen im Sinne einer autoethnografischen Forschung

theoretisch ein. Wir tragen zusammen, was uns geholfen und unterstützt hat während der langen Ausbildung zur approbierten Psychotherapeut*in.
Wir sind zwei Menschen, die mit verschiedenen Hintergründen unterschiedliche Therapieausbildungen durchlaufen haben. Wir haben individuelle Perspektiven und möchten diese transparent machen, hierbei verzichten wir bewusst auf die Zuordnung zur jeweiligen Autor*in. Wir verstehen uns als trans* bzw. cisgeschlechtlich und dyadisch[62] , haben eine tiefenpsychologische bzw. verhaltenstherapeutische Ausbildung zur Psychotherapeut*in, in einer Klein- bzw. Großstadt absolviert. Wir identifizieren uns als pansexuell bzw. androphil und leben monogam bzw. polyamorös. Wir können beide als cisgeschlechtlich passen und werden häufig als queer gelesen.
Wir haben uns bewusst dazu entschieden, dieses Kapitel nicht unter unseren Klarnamen zu veröffentlichen, weil es eine sehr persönliche Reflexion unserer Ausbildung und Biografien ist. Wir möchten in diesem Text unsere eigenen Verletzlichkeiten transparent machen. Gleichzeitig arbeiten wir in therapeutischen Kontexten, wo wir selbstbestimmt entscheiden möchten, wer gewisse Aspekte unserer Identität und Erfahrung erfährt und wer nicht. Dies bezieht sich einerseits auf unsere Klient*innen, wo es wichtig sein kann, dass persönliche Erfahrungen von uns nicht recherchierbar sind, andererseits aber auch auf unsere Arbeitgeber*innen sowie Kolleg*innen, die nicht alle queer-freundlich sind beziehungsweise sich nicht alle unterstützend verhalten. Da wir dennoch für Austausch und Rückmeldung erreichbar sein wollen, ist es möglich uns über die Herausgeber*innen der Reihe zu kontaktieren (Mailadresse siehe Vorwort).
Im Laufe unserer schwul-lesbischen-bisexuellen-trans* und queerfeministischen Sozialisation haben wir uns zunehmend stärkende Narrative erarbeitet. Wir sind angebunden an eine queere Community und finden dort Unterstützung. Gleichzeitig wissen wir, dass Menschen mit unterschiedlichen Positionierungen auf dem lsbtiqa* Spektrum sehr unterschiedliche Marginalisierungs- und Empowerment-Erfahrungen machen. Auch wir sind davon geprägt, dass wir mit einem Zugang zu einer unerschöpflichen Menge von *weißen*-cis-dyadischen-heterosexuellen Erzählungen und Erfahrungen aufgewachsen sind. Geschichten und Beispiele von lesbischen und schwulen Menschen sind im Verlauf unserer Biografien zunehmend häufiger geworden. Auch bi- und pansexuelle Narrative wurden in den letzten Jahren gesellschaftlich sichtbarer. Trans* Perspektiven, obwohl immer noch marginal, erobern zunehmend mehr Raum. Perspektiven von inter* Personen erleben wir im gesamtgesellschaftlichen Kontext noch immer als kaum beschrieben. Hinzu kommt die Abwesenheit von Geschichten von Menschen, denen mehrdimensionale Diskriminierung widerfährt. Da uns manche Narrative vertrauter sind als andere, sind diese Normen immer auch ein Teil von unseren inneren Bilderwelten, denen wir uns mühsam über Reflexionen und Austausch bewusst werden müssen, um nicht die Ausschlüsse zu

62 Dyadisch ist eine Bezeichnung für Menschen, die nicht intergeschlechtlich sind. Inter* Personen sind Menschen die genetisch, anatomisch und/oder hormonelle Geschlechtsmerkmale aufweisen, die nicht den Normen von Mann und Frau entsprechen; siehe auch Glossar

wiederholen, die damit einhergehen. Konkret bedeutet das für diesen Artikel, dass wir hier nur von unserer spezifischen Perspektive sprechen können.
Die folgenden Beispiele und Ausführungen enthalten vieles, das entmutigen kann und doch verdeutlichen sie zentrale Aspekte des Status quo der Norm(alität) und geben damit Hinweise darauf, wo Antidiskriminierungspolitiken heute ansetzen können. Gleichzeitig dienen die hier benannten Erfahrungen, so unangenehm sie teilweise auch waren, als Triebfeder für unsere Vernetzung mit anderen queeren Therapeut*innen. Das Schreiben dieses Artikels, das Mitwirken am Buchprojekt, das Teilen unseres Wissens in Seminaren hätte vermutlich ohne die hier geschilderten Erlebnisse nicht stattgefunden.
Wir schreiben diesen Text in Zeiten, in denen die Psychotherapieausbildung grundlegend reformiert wird. Wir beide haben Ausbildungen nach dem 1998 verabschiedeten „Psychotherapeutengesetz" absolviert. Auch wenn sich Grundlegendes in der therapeutischen Ausbildung verändern wird, bleiben wohl einige Aspekte zukünftig ähnlich.

Vor Beginn der Ausbildung - Die Bewerbung

LQ: Die meisten Menschen, die eine tiefenpsychologische Psychotherapieausbildung beginnen wollen, werden bei der Bewerbung von dem Institut dazu aufgefordert, den Bewerbungsunterlagen einen ausführlichen Lebenslauf beizufügen (analytische Institute wollen teilweise sogar einen handschriftlichen). In meinem schriftlichen Lebenslauf sollte ich biografisch aufzeigen und reflektieren, wie ich zu dem Menschen wurde, der ich bin, und welche Aspekte dabei wichtig waren. Zentrale Liebesbeziehungen, Trennungen, Verluste, familiäre Konstellationen etc. spielten darin eine zentrale Bedeutung.
Für mich stand die Frage im Raum, „Werde ich am Institut angenommen, wenn ich meine wichtigsten Liebesbeziehungen und meine sexuelle Orientierung transparent mache?". Ich konnte mich nicht entscheiden: Sollte ich „die Wahrheit", also meine sexuelle Orientierung und mein Beziehungsleben preisgeben, mit der Gefahr meinen Wunschberuf nicht erlernen zu können? Oder sollte ich bestimmte biografische Anteile verschweigen, um einem von mir vermuteten Narrativ, wer für den Beruf der Therapeut*in geeignet sei, zu entsprechen. Aus der psychoanalytischen Literatur war mir bekannt, dass diese teilweise noch immer eine „besondere" psychodynamische Entwicklung von Homosexualität betont und Homosexualität im Vergleich zu Heterosexualität als „unreifer" genauer gesagt als „Reifestörung" konstruiert wird (Calmbach & Rauchfleisch 1999, S. 39-45). Vor dem Hintergrund dieser Annahme hatten homosexuelle Bewerber*innen an vielen (vor allem analytischen) Ausbildungsinstituten besondere Hürden zu durchlaufen und wurden früher fast flächendeckend abgelehnt (Braun 2016). Homosexualität wurde als Diagnose erst 1991 aus der Internationalen Klassifikation psychischer Erkrankungen (ICD) gestrichen. Dazu schreibt Braun (2016) Folgendes:

„Erst 1991, 18 Jahre nachdem die „Psychiatrie" sich offiziell von der Diagnose „Homosexualität" distanziert hatte, verabschiedete die APV als erste psychoanalytische Fachgesellschaft eine Antidiskriminierungsklausel, die die Ablehnung von BewerberInnen allein aufgrund ihrer sexuellen Orientierung untersagte. So bekamen die ersten offen homosexuellen Menschen Zugang zur psychoanalytischen Ausbildung" (S. 60-61).
In meine Entscheidung, wie viel ich von mir in der Bewerbung erzähle, spielte einerseits das Wissen eine Rolle, dass ich nie herausfinden würde, ob ein Stereotyp bzw. Homofeindlichkeit und die Dominanz eines monosexuellen[63] (und auch monogamen) Weltbildes als besser und gesünder, der Grund für eine Ablehnung wäre. Klassisch für Mikroaggression[64] und strukturelle Diskriminierung ist, dass sie subtil wirken und für die Betroffenen häufig schwer greifbar sind. Denn natürlich würden im Falle einer Ablehnung andere Gründe genannt werden. Ich würde zudem im Nachhinein nie herausfinden, ob meine Ablehnung aufgrund einer Einzelmeinung z.B. einer einzelnen konservativen Person in der Auswahlkommission geschehen wäre oder eine Haltung des Instituts kennzeichnete. Vermutlich würde ich subjektiv verunsichert versuchen mir einzureden, dass meine Bewerbung schlecht gewesen sei.
Andererseits hätte ich mich durch ein Verschweigen meiner Bi-/Pansexualität/ meines Queerseins[65] und vor allem durch das Verschweigen meiner lesbischen Liebesbeziehungen selbst verleugnet, was wiederum auch eine Schwächung meiner Position bedeutet hätte. Mir wäre es unreif und feige vorgekommen, diesen Teil meiner selbst nicht transparent zu machen. Deshalb habe ich die Gefahr in Kauf genommen, von psychoanalytischer Seite als „sexuell unreif" eingeordnet zu werden,
Der Kompromiss, den ich wählte, um einerseits das Risiko einer Diskriminierung zu minimieren und anderseits mir selbst zumindest in Teilen treu zu bleiben. Ich sprach über meine lesbische Beziehung in meiner Bewerbung, verschwieg jedoch, dass ich zum Zeitpunkt der Bewerbung seit einigen Monaten getrennt

63 Monosexualität (altgriech. „monos": allein, einzig; lat. „sexus": Geschlecht) bedeutet ein Begehren, das sich nur auf Menschen eines bestimmten Geschlechts ausrichtet. Sich emotional / sexuell nur zu Männern, nur zu Frauen oder nur zu Menschen eines weiteren Geschlechts hingezogen zu fühlen ist ein Merkmal von Monosexualität. Viele Heterosexuelle, Schwule und Lesben können als monosexuell bezeichnet werden. Bi- und pansexuelle Orientierungen, also Anziehung, die sich auf verschiedene Geschlechter richtet, stellen das Gegenteil zu Monosexualität dar (BMSFJ, Regenbogenportal.de Glossar Stand 10.02.2023).

64 Als „Mikroaggressionen" werden als übergriffig wahrgenommenen Äußerungen in der alltäglichen Kommunikation beschrieben. Es handelt sich um einen sozialpsychologischen Begriff der von Chester Pierce (1970) geprägt wurde. Er umschreibt Äußerungen, die andere Menschen bewusst oder unbewusst abwertende Botschaften senden, welche sich auf deren gesellschaftliche Positionierung/Gruppenzugehörigkeit beziehen.

65 Keiner der Begriffe „bisexuell", „pansexuell" oder „queer" passt vollständig für mich, deshalb gebrauche ich sie kontextbezogen. Am besten umschreiben lässt sich dieser Aspekt für mich vielleicht wie folgt: Ich habe mich in meinem Leben in Männer und in Frauen verliebt, aber auch in Menschen, die sich in keiner der beiden Kategorien wohlfühlen. Dabei würde ich mich als gendernonkonforme (cis) Frau beschreiben.

war und eine Polybeziehung mit Menschen unterschiedlicher Geschlechter angefangen hatte.
Im Bewerbungsgespräch saßen mir zwei männliche Prüfer gegenüber, meine lesbischen Beziehungen wurden mit keinem Wort erwähnt. Entgegen meinen Befürchtungen kam ich gut durch das mehrteilige Bewerbungsprocedere und wurde angenommen. Ob meine graduelle Verschwiegenheit mir diese Eintrittskarte ermöglichte, werde ich nie erfahren. Der ersten Verunsicherungen und Ängste, mich in der Ausbildung zu zeigen, waren so jedoch bereits vor Ausbildungsbeginn gesät. Ausgelöst wurde dieser Minderheitenstress (nach Meyer 1995, siehe auch Kapitel 6.7, S. 168f) durch die Fantasie, bewertet und abgelehnt zu werden, die zwar einerseits reale Hintergründe hat, sich jedoch niemals überprüfen lassen würde. Die Transparentmachung meiner Abweichung von der Norm (polyamoröse queere Beziehungsgestaltung) hätte hier bedeutet, in den Bereich einer höheren Verletzbarkeit aufgrund von höherer Sichtbarkeit einzutreten.

Beginn der Ausbildung

MR: Zu Beginn der Ausbildung war ich viel damit beschäftigt, mir auszumalen, mit wem ich nun die nächsten Jahre in einem Jahrgang sehr viel Zeit verbringen werde. Es beschäftigten mich Fragen, wie: Wer wird dort sitzen? Wie viele cis Männer wird es geben? Wer könnte eine verbündete Person sein und mich in schwierigen Situationen unterstützen? Wie queer-freundlich sind meine Kolleg*innen, die Mitarbeitenden des Instituts, die Dozent*innen? Diese Fragen kosteten Kraft und brauchten in der Beantwortung Zeit. Zu Beginn der Ausbildung filterte ich sehr viel und dosierte Informationen über mich, je nachdem wie sicher ich mich in den jeweiligen Situationen fühlte. Ich entwickelte teils differenzierte Bewältigungsstrategien, was ich liebevoll als „Informationsmanagementsystem" bezeichnete. Ich wusste beispielsweise von Freund*innen aus älteren Jahrgängen, dass meine Selbsterfahrungsleitung ablehnende Einstellungen gegenüber polyamourösen Beziehungskonstellationen hatte und sprach demzufolge bewusst von „meiner Beziehung" oder wahlweise „meinem Partner". So vereinfachte ich komplexe Beziehungsstrukturen einer polyamorösen Regenbogenfamilie für mein Gegenüber und ersparte mir langwierige Erklärungen und detaillierte neugierige Nachfragen. Ich passte (im Sinne von Passing) als cis Mann in einer homosexuellen monogamen Beziehung mit Kindern. Das war für viele schon „fremd genug".
LQ: Meine Ausbildung startete in einer rein *weißen* Gruppe von mehrheitlich cis Frauen im Alter zwischen Ende 20 und Ende 40. Die Mehrzahl von ihnen war verheiratet und in langjähriger Beziehung mit Kindern. Ich war nicht die einzige queere Person, wie sich im späteren Verlauf herausstellte, die ersten 2 Jahre (bis zu dem Zeitpunkt als unsere Gruppenselbsterfahrung intensiver wurde) war dies jedoch kaum ersichtlich.

LQ und MR: An unseren Erfahrungen zeigt sich, dass wir bereits vor und zu Beginn der Therapieausbildung verunsichert waren, weil der therapeutische Ausbildungskontext biografische Selbstreflexion und Selbstoffenbarung verlangt. Wir spürten eine komplexe Mischung aus innerem Druck, der aus Verpflichtungen uns selbst und der Community gegenüber entstand sowie Erzählungen von offener Diskriminierung, die wir von ehemaligen Ausbildungsteilnehmer*innen kannten. Wir antizipierten, dass uns so etwas auch passieren könnte. Dem Druck nach Selbstoffenbarung im Bewerbungsgespräch oder in der Ausbildungsgruppe muss nicht immer automatisch nachgegangen werden. Unserer Erfahrung nach ist es zentral, auf die eigene Belastung und die eigene Sicherheit zu achten und bewusst über den Zeitpunkt von Selbstöffnungen zu entscheiden.
MR: Mir hat geholfen, eine Liste mit Aspekten meiner selbst zu erstellen, die problemlos geteilt werden können und Aspekten, bei denen ich Unsicherheiten, Angst, Scham und Druck empfinde. Diese Liste hat sich im Laufe der Ausbildung verändert und ich habe sie immer wieder überarbeitet.
LQ: Mir hat eine körperorientierte und emotionsbasierte Methode geholfen, Entscheidungen zu treffen. Dabei werden zwei oder drei der Entscheidungsoptionen auf verschiedene Blätter aufgeschrieben und diese auf dem Boden im Raum verteilt. Im nächsten Schritt habe ich mich nacheinander auf die jeweiligen Optionen gestellt und versucht, mir die Situation so genau wie möglich zu imaginieren. Dabei habe ich versucht hinzuspüren, welche körperlichen Empfindungen dabei entstehen.
LQ und MR: Wir finden es insgesamt legitim und überlebensnotwendig, sich selbst die Erlaubnis zu geben, Aspekte, die beim Gegenüber Erklärungsbedarf oder andere Prozesse des Othering (siehe Kapitel 6.3, S.156) anstoßen könnten, nicht preiszugeben und Komplexität zu vereinfachen, wenn dies nötig ist. Besteht beispielsweise schon hoher Minderheitenstress, ist es in Ordnung dafür zu sorgen, nicht noch mehr Belastung zu erfahren. Dabei können Schuldgefühle auftreten, sich beispielsweise nicht „richtig" gezeigt zu haben, sich nicht für sich selbst, für lsbtiqa* Rechte oder queere Sichtbarkeit eingetreten zu sein. Es war für uns hilfreich, diese mit unterstützenden Verbündeten (siehe Kapitel 7, S.179ff) und Freund*innen zu besprechen. Wir selbst lernten in teils schmerzhaften Prozessen auf unsere Energie aufzupassen und uns je nach Situation zu fragen: Habe ich genügend Kraft für diese Auseinandersetzung?

Die Ausbildungsinhalte - Lehre und Leere

LQ: Die ersten beiden Ausbildungsjahre waren den theoretischen Hintergründen des tiefenpsychologischen Verfahrens gewidmet sowie der Behandlungstechnik. Themen wie Übertragung, Gegenübertragung, Abwehrmechanismen, Grundkonflikte, Deuten, Spiegeln und Containen, sowie die vier großen Psychologien: Triebpsychologie, Ich-Psychologie, Objekt-Beziehungs-Theorie und Selbstpsychologie standen auf dem Lehrplan. Ich startete sehr motiviert und wissbegierig. Das meiste war für mich neu, spannend und erweiterte meinen Horizont, da ich zuvor kein Psychologiestudium absolviert hatte. Freuds Phasen der psychosexuellen Entwicklung des Kindes samt Penis-Neid und Kastrationsangst, Melanie Kleins „gute Brust" und „böse Brust", Kernbergs Modell der Entwicklungsaufgaben der Lebensphasen, das Strukturmodell nach Rudolf. Die Theorien faszinierten mich einerseits und eröffneten mir wertvolle Perspektiven und stießen mich andererseits oft in der Antiquiertheit ihrer Begrifflichkeiten und durch den mehrheitlich fehlenden Gesellschafts- und Gegenwartsbezuges ab. Von Ausbildenden und teilweise auch Auszubildenden wurde durchgehend von „der Mutter" als primärer Bindungsperson gesprochen und durchgehend von „dem Vater" als der triangulierenden Person, also der Person, die eine erste Loslösung des Kindes aus der „Mutter-Kind-Dyade" bewirke. Ich erinnere mich an kein einziges genanntes Fallbeispiel, in dem eine Konstellation anders als heterosexuell und *weiß* gewesen wäre, oder eine Familienkonstellation anders als Vater, Mutter und Kind(er) oder alleinerziehend und getrennt, verwitwet, heterosexuell. Die meisten Dozent*innen sprachen von uns (einer mehrheitlich weiblichen Gruppe) als werdenden „Psychotherapeuten" also durchgehend im generischen Maskulinum. Anfänglich diskutierten wir engagiert und empört mit den Dozent*innen. Noch innerhalb der ersten zwei Jahre versiegte unsere Diskussionsenergie, da sich einfach nichts veränderte. Die Dozent*innen griffen unsere Anmerkungen nicht auf, manchmal wirkte ihre Reaktion sogar subtil genervt oder ärgerlich, im Sinne von „Das leitet vom eigentlichen Inhalt weg, wir haben heute noch so viel relevanten Stoff zu bearbeiten". Die Dozent*innen wechselten beständig, oft schien ein Teil des Kurses nicht verwundert und es machte keinen Spaß, sich permanent zu wiederholen und dabei die Rolle der ewigen Diskutierenden zu bekommen, ohne dass sich etwas änderte. Irgendwann begannen wir, des Widerstands müde, die Sprache der Lehrbücher und der Dozent*innen nur noch innerlich Augen rollend hinzunehmen. Teilweise fielen mir die normative Sprache und Fallbeschreibungen kaum noch als störend auf, und ich blendete aus, was mir anfangs zuwider war und Protest auslöste.

MR: 600 Stunden Theorieausbildung sind viel Zeit. Zeit, die man am Abend oder am Wochenende aufwendet, oft nach einer langen und anstrengenden Woche. Viele meiner Ausbildungsseminare waren sehr lehrreich und haben mich geprägt. Einige Dozent*innen haben mir viel beigebracht, andere Seminare sind sehr langsam vorbeigekrochen. Schwierig wurde es für mich als queere Person immer dann, wenn ich merkte, dass „schon wieder" nur von cis-hetero Menschen gesprochen wurde und meine Lebensrealitäten und auch die Bedarfe einer lsbtiqa* Community nicht einmal in Ansätzen repräsentiert oder mitgedacht wurden. Lediglich ein einziges Fallbeispiel in meiner Ausbildung bezog sich auf einen schwulen Mann. Alle anderen Fallgeschichten betrafen cisgeschlechtliche, dyadische und heterosexuelle Personen. Dies machte mich wütend und auch hilflos. Zu Beginn der Ausbildung blieb ich meist stumm. Ich hatte Angst davor, dass meine Queerness auffliegen und sichtbar sein würde, wenn ich zu viele kritische Nachfragen stellte oder lsbtiqa* Fallgeschichten einbrachte. Ich traute mich mit der Zeit immer mehr von mir zu zeigen, in Situationen, in denen ich mich wohlfühlte. So gewann ich mehr Selbstvertrauen und Schlagfertigkeit. Oft reagierte mein Kurs und die Dozierenden positiv und dankbar über diverse Fallbeispiele. Der*dem ein oder anderen dürfte es aber auch auf die Nerven gegangen sein, was ich daran merkte, dass einige Kolleg*innen zunehmend auf Distanz zu mir gingen und auf meine Kommentare hin mit den Augen rollten (siehe Mikroaggressionen, Grundlagenkapitel).

LQ und MR: Zusammenfassend wird deutlich, dass trotz wachsender medialer Sichtbarkeit von lsbtiqa* Themen nicht davon ausgegangen werden kann, dass nicht-pathologisierendes, queersensibles und geschlechtersensibles Wissen bei psychotherapeutischen Dozierenden oder Kolleg*innen vorliegt. Wir haben in unseren Ausbildungen nichts über die spezifischen Behandlungsbedarfe von lsbtiqa* Menschen gelernt und eigneten uns unser Wissen hierüber durch Bücher und Austausch mit Kolleg*innen selbst an. Gleichzeitig erfuhren wir in unserer praktischen Tätigkeit und in der queeren Community einen enorm hohen Bedarf an lsbtiqa*- und diskriminierungssensibler Gesundheitsversorgung. Marginalisierung und Diskriminierung wurden in Fallkonzeptionen, Modellen und vorgestellten Behandlungsansätzen nicht mitgedacht, geschweige denn erwähnt. Dies löste häufig Fassungslosigkeit bei uns aus und führte zu teils mehr oder weniger bedachten Zwischenmeldungen und Äußerungen in Seminaren und teils zu ressourcenschonender Resignation. Wichtig für die Möglichkeit und die Motivation, sich den Dozent*innen gegenüber zu äußern, waren für uns Verbündete im Kurs, also Menschen, die ähnlich dachten und diese Leerstellen immer wieder aufs Neue markierten und Ansatzmöglichkeiten aufzeigten. Diese Form der Verbündetenschaft war für uns essenziell und konnte der Entwicklung von Zynismus und Stagnation entgegenwirken.

Risiken und Nebenwirkungen der Hetero- und Cisnormativität

LQ: Meine Befindlichkeit in den Ausbildungsseminaren veränderte sich innerhalb der ersten Jahre schleichend. Anfängliches Interesse an Neuem und Enthusiasmus wich zunehmend Wut, Ärger und Widerständigkeit gekoppelt mit bleierner Müdigkeit und Konzentrationsproblemen. Ich habe zunächst kaum Kenntnis davon genommen und konnte mein Erleben dementsprechend nicht adäquat einordnen. Die Müdigkeit überfiel mich meist nach spätestens zwei Seminarstunden. Häufig starrte ich in den Seminarsitzungen wiederholt auf mein Handy, kontrollierte im fünf-Minutentakt die Nachrichten, in der Hoffnung, ein*e Freund*in hätte mir geschrieben. Häufiger als nötig ging ich zur Toilette, um meiner quälenden Müdigkeit und Benebelung zu entkommen. In den offiziellen und selbstgewählten Pausen stärkte ich mich an den bereitgestellten Kuchen und Keksen im Pausenraum. Erst in den letzten Ausbildungsjahren erkannte ich, dass diese Phänomene von Müdigkeit, Konzentrationsprobleme, Ablenkungen und großem Appetit nicht unbedingt nur mit einem überarbeiteten und übermüdeten Gesamtzustand (z.B. durch übermäßige Arbeitszeiten im Praktikum), den langen Seminartagen und der teilweise fehlenden Methodenkompetenz der Ausbilder*innen zu tun hatten. Dass meine Konzentrationsfähigkeit, Wachheit und Leidenschaft für therapeutische Themen nach wie vor vorhanden waren, wurde mir durch die Teilnahme an feministischen Fachtagungen und Veranstaltungen im lsbtiqa* Kontext deutlich.

Heute deute ich die Trägheit, Müdigkeit und die Unfähigkeit sich zu konzentrieren als Abwehr- und Dissoziationsprozesse meinerseits. Da meine eigene Lebensweise nicht annähernd repräsentiert wurde, fühlte ich mich immer mehr unsichtbar und illegitim, als ob meine Anwesenheit und mein Sein mehr und mehr an Bedeutung verloren. Den großen Appetit auf Pausensnacks deute ich als emotionalen Hunger und die Handy-Affinität verstehe ich als Sehnsucht nach Verbindung und Zugehörigkeit, um eine innere Abwesenheit zu füllen. Das Handy nutzte ich, so glaube ich heute, als Rückendeckung in einer Zeit der Einsamkeit, Traurigkeit, Abwertung und Aussparung meiner Lebensweise und Lebensrealität. Es diente mir als eine Versicherung, dass meine Welt, in der es eine queere Selbstverständlichkeit gab und zu der ich mich zugehörig fühlte, weiter existierte und ich nicht so einsam und „anders" war, wie ich mich im Ausbildungsrahmen fühlte. Heute erkenne ich die tendenziösen und ideologischen Anteile des Gelernten und den normativen Bias der Seminarinhalte. Dadurch habe ich ein Verständnis für meine Gefühle (genauer gesagt das Nicht-Fühlen/Taubheit und die Traurigkeit) und Widerstände von damals entwickelt. Zu jener Zeit ereigneten diese sich eher unbewusst und meist entgegen der Stimme meines Verstandes, die sagte, ich solle mich nun endlich auf die Seminarinhalte konzentrieren.

MR: Es gab Zeiten, da war ich angesichts meiner prekären Arbeitsbedingungen bei gleichzeitig hoher Arbeitsbelastung wütend. Wütend auf die Geschäftsführung, die Eigentümer*innen des Instituts, manchmal auch auf Kolleg*innen oder Dozent*innen, die gerade keine lsbtiqa* Personen mitdachten, cis-heterosexistische Sachen sagten oder das hundertste Beispiel einer cis-heterosexuellen Person brachten. Es bedurfte all meiner Kraft, meine Wut im Zaum zu halten. Nicht selten verließ ich Lehrveranstaltungen, um in einem Zimmer nebenan aus dem Fenster zu schauen, mich zu distanzieren und zu orientieren. Meine Beziehungspersonen bemerkten schnell, in welcher Stimmung ich von einer Lehrveranstaltung oder von einem Arbeitstag nach Hause kam. Manchmal half mir Sport, manchmal Austausch mit anderen, manchmal eine Serie, manchmal half nichts. Ich musste einen Umgang finden mit dem Gefühl, der Wut, des ausgebeutet und nicht mitgedacht Werdens. Ich somatisierte und hatte zahlreiche körperliche Beschwerden in verschiedenen Ausbildungszeiten: Rückenschmerzen, Verspannungen, Tinnitus, Infektanfälligkeit, Hautprobleme, Schlafstörungen, Verdauungsprobleme, um nur einige zu nennen. Im Rückblick kann ich mir diese als Folge von Minderheitenstress, Ausgrenzungserfahrungen und der ständigen Anspannung, die mit einem Informationsmanagement und Auf-der-Hut-sein einhergehen, erklären.

Das Unbewusste: queere Scham

LQ: Eine tiefenpsychologisch ausgebildete Freundin fragte mich nach dem Lesen der ersten Rohversion unseres Artikels: „Ihr sprecht in den Auswirkungen der Ausbildung auf Eure Emotionen und Körperlichkeit viel von Wut, Traurigkeit, Erschöpfung, Dissoziation, aber was ist eigentlich mit dem Gefühl der Scham?"

Obwohl wir uns bereits sowohl in unserer Ausbildung mit Scham und in selbstorganisierter queerer Fortbildung mit queerer Scham auseinandergesetzt hatten, ist interessanterweise in der ersten Artikelversion genau dieser Aspekt nicht von uns benannt worden. Vielleicht ist eben diese Tendenz der Scham, sich zu verstecken und zu maskieren, ein Grund für die Verdrängung und Nichtbenennung unserer „peinlichen" Gefühle (Wurmser 1990). Vielleicht ist es bereits die Schamangst, die ihre Benennung verhindert und die von der Befürchtung getragen ist, dass schon ihre Erwähnung sie selbst erneut auf den Plan ruft. Es erscheint, als stünde die Benennung der Scham im Gegensatz zu der von uns gewünschten Stärkung des queeren Stolzes und der queeren Sichtbarkeit. Die Notwendigkeit queere Erfahrungen und Lebensweisen sichtbar zu machen und mit Stolz zu benennen entsteht jedoch erst aus ihrer Leugnung und Beschämung. Scham benennt somit einen sehr unliebsamen Teil der Realität. Insbesondere beim Schreiben über die Nebenwirkungen der Cisheteronormativität, wie zum Beispiel Somatisierung, emotionales Essen, Ablenkung, Taubheit und lähmende Müdigkeit, nahm ich Unbehagen wahr. Doch zunächst ging ich darüber hinweg. Ich merkte, dass ich froh und erleichtert über unsere Entscheidung war, nicht mit Klarnamen in diesem Artikel in Erscheinung zu treten, auch wenn diese Entscheidung nicht bewusst aus Gründen der Scham erfolgt ist. Meine Erleichterung erklärte ich mir damit, dass Gefühlswelten und Körperempfindungen etwas sehr Persönliches sind und deshalb Unbehagen und Unsicherheit bei mir ausgelöst werden, wenn ich mit diesen Aspekten öffentlich in Erscheinung trete. Hingewiesen auf den Aspekt der Scham, erscheinen mir diese unangenehmen Gefühle in der Rückschau jedoch folgerichtig. Das Sprechen über die körperlich-emotionalen Auswirkungen birgt eine gewisse Peinlichkeit. Sie speist sich aus der Befürchtung „zu subjektiv" zu sein, „zu betroffen" zu sprechen oder anderen mit der „Intim-Show" zu nahe zutreten oder sie gar zu langweilen. Bereits die Erfahrungen von Taubheit, Müdigkeit, Somatisierung etc. dienten höchstwahrscheinlich im Moment des Sich-Ereignens als Schutz vor dem unmittelbaren Wahrnehmen des noch unangenehmeren und zerstörerischen Gefühls der Scham.

Schreiber (2021) beschreibt in seinem Essay „Allein" Aspekte des Konzepts der queeren Scham, unter Bezugnahme auf Geschichte, aber auch sozialpsychologische und soziologische Theorien und persönliche Erfahrungen als schwuler Mann.

> „Manchmal versteckt man sich so gut, dass man selbst nicht mehr weiß, wer man ist. Was man in einer Zeit des Lebens lernt, in der man, ohne sich dessen bewusst zu sein, fast alles über sich selbst lernt, in der man lernt,

wer man ist, wer man sein kann, wer man sein darf, wirkt lange nach." (Schreiber 2021, S. 97-98)

Schreiber bezieht sich hier auf seine Kindheit als schwuler und femininer Junge zu Zeiten der AIDS-Epidemie. Der Therapeut und Autor Alan Downs beschreibt in „The Velvet Rage" (2012) das zerstörerische Wirken von verinnerlichter Scham im Leben schwuler Männer. Er stellt Bezüge her zwischen Beschämungserfahrungen aufgrund nicht-heteronormativen Begehrens und späterer Kompensation von Scham, die sich in Beziehungs-, Sucht- und Selbstwertproblematiken zeigt. Neben diesem Verständnis vom Gefühl der Scham, die sich tief in die Psyche einschreibt, lässt sich mit Didier Eribons Studie „Betrachtungen zur Schwulenfrage" (2019) begreifen, wie Scham über Worte, vorwiegend durch Beleidigungen, gesellschaftlich institutionalisiert und damit immer wieder hergestellt und verankert wird. Durch herabsetzende Begriffe werden Schwulen und Lesben ihre Positionen in der hierarchisch geprägten, patriarchalen Gesellschaft zugewiesen. Die Abwertung des Weiblichen, verpönt als das „Effiminierte" der schwulen Männer, spielt dabei eine zentrale Rolle.

LQ und MR: Abschließen möchten wir mit dem Gedanken, dass wir mit unseren Reflexionen über den Zusammenhang zwischen unseren Gefühlen und den körperlichen Symptomen nicht alles erfassen können. Körperliche Reaktionen sind Teil des Unbewussten. Es gibt weitere Auswirkungen und Verkettungen, die uns (noch) nicht bewusst sind und evtl. auch nie bewusst sein werden. So nehmen wir an, dass unser Bewusstwerdungsprozess über die lähmenden, wutmachenden, ängstigenden und beschämenden Auswirkungen der aktuellen Geschlechter-, Liebes- und Sexualitätsnormen in der Psychologie über die Dauer unserer Ausbildung hinweg bis in diesen Artikel hinein anhält und auch danach noch weitergehen wird.

Praktische Ausbildung

In den staatlich anerkannten Verfahren der Ausbildung zur Psychotherapeut*in bestehen Regelungen über die Mindestzahl der Theoriestunden und der Praxisstunden. Für alle Verfahren sind insgesamt 1800 Stunden praktische Ausbildung in Kliniken und psychosomatischen Einrichtungen vorgegeben (PT1 und PT2). Das entspricht bei ca. 20–30 Wochenstunden etwa 1,5 Jahren Praktikum (zu unserer Ausbildungszeit unbezahlt bzw. sehr gering entlohnt). Nach den Zwischenprüfungen, die in der Ausbildungsmitte anstehen, muss außerdem die eigene Behandlungspraxis begonnen werden. Dabei handelt es sich um eigenständig unter engmaschiger Supervision (1:4) durchgeführte Psychotherapien, welche sorgsam dokumentiert werden müssen und deren Berichte und Reflexion Teil der mündlichen Abschlussprüfung sind. Das Zeitmanagement und das Finden von Praktikumsstellen und Supervisor*innen ist durch diese strengen Vorgaben eine große Herausforderung während der gesamten Ausbildung. Praktikumsstellen und häufig auch Supervisor*innen sind rar und haben zum Teil lange Wartelisten. Für das Klinikpraktikum

müssen viele Auszubildende lange Fahrtzeiten in Kauf nehmen oder sogar temporär den Wohnort wechseln.
Im Folgenden schildern und reflektieren wir Erfahrungen aus der praktischen Ausbildung.
LQ: Mein erstes Klinikpraktikum zog ich in eine ländliche Gegend. Ich absolvierte es in einer psychosomatische Klinik. Während diesem Praktikum fühlte ich mich gestärkt durch die gute Gemeinschaft und den Zusammenhalt unter den Praktikant*innen. Einmal in der Woche, fand dort ein Treffen der Praktikant*innen statt, das von einem leitenden Oberarzt supervidiert wurde. Hier wurde uns Raum gegeben, unsere Klinikeindrücke zu reflektieren. In meiner Kleingruppe, aus vier Therapeut*innen im Praktikum, rückten dabei recht bald die Themen Heteronormativität, Stereotype und diskriminierende Äußerungen der therapeutischen Kolleg*innen in den Fokus. Mehrere von uns hatten in der Teamintervision der Kliniktherapeut*innen stereotype Annahmen beobachtet. So fielen dort etwa Äußerungen, in denen das Aussehen der Patient*innen in Zusammenhang mit ihrer Sexualität gebracht wurde. Des Weiteren wurden Patient*innen, die Zweifel an ihrer heterosexuellen Orientierung äußerten nicht ernst genommen. Den Wahrnehmungsabgleich der Kleingruppe, dass wir die Gesamtstimmung als sehr heteronormativ erleben, gaben wir in der großen Praktikant*innenrunde dem supervidierenden Oberarzt/Psychiater zurück. Dieser reagierte verwirrt, verwundert und wusste zunächst nicht, worüber wir sprachen. „Hetero... was?". Deutlich wurde, dass er das Wort nicht kannte. Wir erklärten also ausführlicher, dass wir den Eindruck gewonnen hätten, dass die Klinik genauer gesagt die Stimmung unter den Therapeut*innen nicht offen gegenüber homo- und bisexuellen Lebensweisen sei, dass wir Stereotype und Bewertungen registriert und, dass wir deshalb den Eindruck gewonnen hätten, dass Regenbogenfamilien in der Klinik nicht gut aufgehoben seien. Erneut äußerte der Klinikarzt Unverständnis und fragte ganz unverblümt nach: „Was sind Regenbogenfamilien?". So erklärten wir erneut: „Das sind Familien mit z.B. zwei Müttern, zwei Vätern also homosexuellen Elternpaare". Darauf antwortete der Oberarzt: „So etwas gibt es hier nicht". Diese Aussagen des leitenden Klinikarztes veranschaulichen, dass in den offiziellen Klinikleitlinien scheinbar keine Absicht der Inklusion von nicht-cisgeschlechtlichen und nicht-heterosexueller Patient*innen formuliert und dass keine durchgehende antidiskriminierende Fort- und Weiterbildung des Personals erfolgt ist. Zugespitzt umformuliert lassen sich die Aussagen des Arztes auch so fassen: „Wir tun alles dafür, dass sich lsbtiqa* Personen hier nicht wohl fühlen und dass sie sich besser eine andere Klinik suchen. Entwicklungspotentiale und Heilungswege, die nicht heterosexuell und cisgeschlechtlich sind, bzw. queere Entwicklungsprozesse unserer Patient*innen, werden wir nicht unterstützen".
MR: Der Start der praktischen Ausbildung stellte für mich eine neue, große Herausforderung dar. Es galt, sich in kürzester Zeit in zahllose Regularien und Formalien einzuarbeiten, kompetent vor den Patient*innen zu erscheinen und mit dem eigenen „Imposter Syndrome" („Hochstapler Syndrom" – also den Gedanken, Kompetenz nur vorzuspielen) klarzukommen. Ich begann mit der

ambulanten Behandlung unter Supervision in einer Zeit, in der ich mir selbst viele Fragen um meinen Geschlechtsausdruck stellte. So fragte ich mich immer wieder: Wie sehr kann ich in diesem Ausbildungssetting Ich sein? Welche Kleidung trage ich in der Ambulanz? Wie wirke ich dabei auf Patient*innen, Mitarbeiter*innen des Instituts und Kolleg*innen? Sind diese Ohrringe in Ordnung oder zu auffällig? Wie hört sich meine Stimme in der Videoaufnahme der Sitzung an? Während des Klinikalltags im Rahmen der PT1 und 2, den ich als sehr normierend wahrgenommen habe, entschied ich mich für einen ebenso normativen Geschlechtsausdruck, um meinen Minderheitenstress so gering wie möglich zu halten. In der Ambulanszeit empfand ich durch das Fehlen von direkten Vorgesetzten mehr Freiheitsgrade, die mir ein Experimentieren erlaubten. Auch hier entwickelte sich mein Selbstvertrauen und meine Selbstsicherheit mit der Zeit. Dies war kein linearer Prozess und er ist bei weitem noch nicht abgeschlossen. Ich weiß immer noch nicht genau für mich, wie viel Gendernonkonformität ich in meiner Arbeit zeigen möchte und gehe davon aus, dass sich dies immer wieder ändern wird. Es war mir stets wichtig, mich einerseits sicher genug zu fühlen und mir andererseits meine Queerness zu bewahren. Hier fand ich eigene Ausdrucksformen, die auch nicht immer für mein Gegenüber sichtbar sein müssen. Ich trug lackierte Fußnägel, die sicher unter meinen Socken und Schuhen verpackt waren, hatte lsbtiqa* Symbol in meiner Tasche dabei oder machte mir bewusst, dass meine Freund*innen und Familie schnell über eine Nachricht erreichbar waren. All das hat mir geholfen in Zeiten der Unsicherheit.

Ich war sehr ambivalent, ob ich in dieser prekären Zeit und in unsicheren Kontexten queere Klient*innen behandeln oder dies eher vermeiden sollte. In meinen Befürchtungen spielte ich Szenarien durch, in denen ich mich in der Supervision für meine Queerness rechtfertigen oder meine Supervisor*innen rund um LSBTIQA* fortbilden müsste. Die schlimmste Vorstellung war, dass eine Supervisor*in von mir etwas verlangen würde, was ich als transpathologisierend wahrnehmen würde und auf keinen Fall in die Praxis umsetzten wollte, bspw. ein pathologisierendes und veraltetes Diagnostikinventar anwenden. Ich hatte viele Szenarien im Kopf, die mir Angst machten. Letztlich behandelte ich einige schwule Patient*innen, alle anderen Patient*innen von mir verorteten sich als heterosexuell, cisgeschlechtlich und dyadisch. Aus heutiger Sicht schätze ich meine Supervisor*innen so ein, dass sie mich nicht in für mich grenzwertige Situationen gebracht hätten. Mir wäre wahrscheinlich nichts passiert von dem, was ich mir ausgemalt habe. Die von mir getroffene Entscheidung fühlt sich aber dennoch richtig an.

LQ: Nach drei Jahren Ausbildung begann ich die praktische Behandlungstätigkeit. Ich konnte nun selbst unter Supervision Therapien durchführen. Von Beginn an nahm ich auch Kinder- und Jugendliche aus dem lsbtiqa*-Spektrum in Therapie auf, da mir das wichtig war. In den Supervisionen machte ich unterschiedliche Erfahrungen. Viele davon waren sehr positiv, aber es gab auch welche, die mich nicht nur auf einer inhaltlichen Ebene erschreckten, sondern mich leider auch immer persönlich trafen und wütend, traurig und verletzlich stimmten:

„Lesbische Liebe in der Jugend, das ist nur eine Phase"

Bei einer ersten Supervisorin, welche mir aufgrund ihrer analytischen Fähigkeiten empfohlen wurde, stellte ich im Erstgespräch eine fünfzehnjährige Jugendliche vor. Sie verliebe sich bislang lesbisch und habe seit einem Jahr eine Beziehung mit einer Frau. Die Supervisorin unterbrach mich und kritisierte: In diesem Alter könne man nicht von „lesbisch" sprechen, die Jugendliche sei noch in der Adoleszenz, es sei eine Phase des Ausprobierens. Ich entgegnete ihr ruhig, dass mich ihre Sichtweise verwundere. Ich argumentierte, dass bei den heterosexuellen Jugendlichen nicht davon ausgegangen werde, dass es nur eine Phase sei oder davon, dass das Begehren schon sehr bald in ein homosexuelles umschlagen könnte. Ich sei der Meinung, dass Sexualität und Begehren nicht in Stein gemeißelt seien, dass jedoch bei dem homosexuellen Begehren der Jugendlichen vorerst von lesbischem Begehren gesprochen werden könne. Die Stimmung zwischen uns nahm ich ab diesem Zeitpunkt als angespannt war. Ich hatte mich über den homofeindlichen Beigeschmack ihrer Aussage geärgert. Ich fühlte mich nicht mehr wohl und stellte innerlich die Kompetenz der Supervisorin infrage. Die Supervisionsbeziehung kam in beiderseitigem Einvernehmen nicht zustande.

„Ich verstehe nicht, warum die Kinder kriegen. Dass die ihren Kindern das antun!"

Zu Beginn eines weiteren Erstgesprächs stellte ich mich der neuen Supervisorin vor und ebenso die Fälle, die ich von ihr supervidieren lassen wollte. Ich fragte die Supervisorin, ob sie Erfahrung in der Arbeit mit trans* Kindern und -jugendlichen habe. Sie verneinte und erklärte, dass sie trans* Jugendliche nicht gerne aufnehme, da sie deren Behandlung sehr komplex fände. Ohne weitere Nachfrage meinerseits begann die Supervisorin dann fortzufahren. Sie habe schon viele Kinder von homosexuellen Elternpaaren in Therapie gehabt. Das sei sehr schwierig, betonte sie. Diese Kinder hätten es besonders schwer. Umso mehr, wenn „diese" Elternpaare sich dann trennten. Und auch was die Kinder in der Schule erlebten, sei wirklich nicht zumutbar. Und sie fügte hinzu: „Ich verstehe nicht, warum die Kinder kriegen. Dass die ihren Kindern das antun."
Innerhalb dieser Supervision gefror mir das Lächeln im Gesicht. Am Ende der Stunde merkte die Supervisorin an, dass ich Dinge ansprechen solle, wenn ich mit etwas in der Supervision unzufrieden sei. Ich sprach an, dass ich selbst nicht heterosexuell lebe und dass es für mich nicht leicht ist, mir Aussagen wie jene anzuhören. Sie sei manchmal vielleicht etwas konservativ, entgegnete meine Supervisorin, offensichtlich etwas peinlich berührt, entschuldigte sich jedoch nicht. Ihre Aussage blieb als „Meinung" im Raum stehen. Ich verließ die Supervision aufgewühlt, empört und gleichzeitig mit einer Ahnung von

Hoffnungslosigkeit. Aufgrund meiner Erfahrung, dass die Chance sehr gering ist, Supervisor*innen zu finden, die diskriminierungssensibel sind, beließ ich es bei dieser „Aussprache“ und blieb für die Dauer meiner restlichen Ausbildung bei ihr. Für den Rest der Supervision und in Bezug auf andere Therapiekinder machte ich tatsächlich gute Erfahrungen mit dieser Supervisorin. Ich profitierte von ihrem ansonsten sehr warmen und gleichzeitig analytischen Blick auf die Klient*innen und ihre Empathie für mich in meinen Herausforderungen als unerfahrene Therapeutin. Für die Supervision der Behandlung des trans* Kindes habe ich mir jedoch einen anderen Austausch und Intervisionsmöglichkeit in einem Fachzirkel gesucht.

„Warum haben Sie mir nicht gesagt, dass Sie queer sind, das ändert doch die Gegenübertragung!?“

Eine weitere Situation von Othering – das diesmal auch mich persönlich betraf ereignete sich in meiner Gruppensupervision. Dort stellte ich einen neuen Fall vor. Ein Elternteil meines Patienten definiere sich als nichtbinär Trans* und wolle ohne Pronomen angesprochen werden. Dieser Satz innerhalb meiner doch eher komplexen Beschreibung der Familienkonstellation und Lebensumstände meines Patienten löste viel Verwirrung und Aufregung in meiner Supervisionsgruppe aus. „Wie? Was bedeutet das jetzt? Ist es der Vater oder die Mutter?“ Die Aufmerksamkeit war komplett absorbiert. Es war nicht mehr daran zu denken, die zentralen Sorgen des Therapiekindes zu besprechen und zu verstehen. Ich erklärte zunächst, was Nichtbinarität ist. Ich beschrieb den Unterschied zu sexueller Orientierung und klärte über die Benutzung der Pronomen auf. Ab diesem Zeitpunkt fühlte ich mich selbst als Beraterin und Supervisorin, und hatte nicht mehr den Eindruck, von der Supervision profitieren zu können. Probleme des Kindes wurden von diesem Zeitpunkt an von der Supervisionsgruppe hauptsächlich dem trans*sein des einen Elternteils zugesprochen. Meine Supervisorin, die die Gruppe leitete, fragte mich, welchen Unterschied das trans*sein des Elternteils in der Gegenübertragung für mich bedeutete. Es war das allererste Mal in dieser Supervisionsgruppe, dass das Geschlecht der Eltern als Basis für eine Gegenübertragung zwischen Therapeutin und Elternteil Thema wurde. Ich merkte an, dass ich ihre Frage nicht ganz verstünde, da die Bedeutung meiner Bisexualität bzw. meines Queerseins auf die Gegenübertragungen bislang nicht thematisiert worden sei. Als ich diesen Satz aussprach, spürte ich mein Herz heftig schlagen. Die Bemerkung war aus mir heraus geplatzt und noch im selben Moment merkte ich an der plötzlichen Stille im Raum, dass ich, provoziert durch die Kommentare meiner Supervisorin, ungewollt und ungeplant eine Coming-Out-Situation hergestellt hatte.

Plötzlich stand nicht mehr der Elternteil des von mir behandelten Kindes, sondern ich als Therapeutin und als queer/bi/pansexuelle Frau im Zentrum der Aufmerksamkeit. Meine Supervisorin durchbrach den kurzen Moment der Stille, der mir wie eine Ewigkeit vorkam. Dass ich queer/bisexuell sei, hätte ich ihr doch sagen sollen, das ändere doch die Gegenübertragung!

Diesen Moment verstehe ich im Nachhinein als Moment des Otherings mir gegenüber. Dieser Vorwurf diente vermutlich einerseits dazu, von der Überraschung über mein Queersein abzulenken und anderseits das unangenehme Gefühl von ertappt werden im Nicht-wissen (um die non-binare Geschlechtsidentität des Elternteils) abzuwehren.
In der Supervision erwähnte ich meine Verwunderung über den im Nachhinein deklarierten Wunsch, ich hätte meine sexuelle Orientierung der Supervisorin offenlegen sollen. Niemand sonst hatte seine*ihre Sexualität in der Gruppe transparent gemacht und auch nicht die Geschlechtszugehörigkeit. Warum sollte ich als einzige zu Beginn der Gruppensupervisionssitzungen meine sexuelle Orientierung mitteilen? Aufgewühlt und mit einem Gefühl von Anderssein verließ ich die Supervision. Gespräche mit Freund*innen konnten mich beruhigen. Ein späteres Einzelgespräch mit der Supervisorin half mir ebenfalls. Sie zeigte sich offen, unterstützend und lerninteressiert, und ich bemerkte, dass ich ihr die Offenheit nicht zugetraut hatte, aufgrund von eigenen altersbezogenen Stereotypen (sie stand kurz vor der Rente).

Die mündliche Approbationsprüfung

LQ: In meiner Prüfungsvorbereitung wurde mir von meinem Supervisor nahegelegt, eine queere Jugendliche, die schon sehr lange bei mir in Therapie war, als Prüfungsfall zu nehmen. Ich sträubte mich lange, ließ mich dann aber darauf ein. Meine Befürchtung, bei den Prüfer*innen Exotisierung und veraltetes Fachwissen vorzufinden, führten dazu, dass ich mich akribisch und exzessiv vorbereitete. Im Vorfeld der Prüfung stellte ich fest, dass es kaum aktuelle und diskriminierungssensible Literatur gab. Die mündliche Prüfung und die Fallvorstellung selbst erlebte ich schließlich als eine Art Rausch, von dem im Nachhinein kaum zu sagen ist, ob es ein guter oder ein schlechter war. Ich war sehr nervös, da in meinen schlimmsten Fantasien nun, am Ende meiner Ausbildung, entschieden werden würde, dass ich „zu betroffen", „zu parteilich" sprich, „zu queer" und daher zu voreingenommen sei, um aus Sicht der Prüfer*innen eine gute Therapeutin zu sein. Dennoch konnte ich meine Position gut darstellen und den kritischen Fragen fundiert begegnen. Ich genoss es letztlich auch sehr, den Raum zu haben, gut vorbereitetet, den vier Prüfer*innen den Therapieprozess mit meiner Patientin und meine eigenen Lernprozesse darzustellen.

Gefühlscocktail nach Erhalt der Approbation

LQ: Mit dem Ende der letzten Examensprüfung ist ein Ballast von mir abgefallen, von dem ich im Voraus nicht angenommen hatte, dass er diese Dimension haben könnte. Das Ausmaß der Erleichterung und Veränderung meines Lebensgefühls, stimmten mich nicht ausschließlich glücklich, stolz und euphorisch, sondern auch traurig und wütend, da sie mir aufzeigten, welches Leid (z.B.

sich Verstellen-müssen, Einbuße an Selbstbewusstsein, Ängste, körperliche Symptome, Müdigkeit) ich zuvor in Kauf genommen hatte. Ich war wenig darauf vorbereitet gewesen und es hatte mich viel Mühe gekostet, die entstandenen Leiden einzuordnen und zu bewältigen. Rückblickend auf die Zeit der Ausbildung habe ich den Eindruck, dass sie mich hinsichtlich meiner Persönlichkeitsentwicklung (insbesondere im Hinblick auf meine queere und feministische Selbstverständlichkeit) häufig mehr geschwächt und verunsichert als gestärkt hat. Andere Ausbildung in meinem Leben empfand ich diesbezüglich tendenziell eher als horizonterweiternd und meine Handlungsfähigkeit stärkend, zum Beispiel das geistes- und sozialwissenschaftliche Studium, Fortbildungen und das selbstorganisierte Lernen in Lesekreisen oder politischen Gruppen.

Dass ich die Psychotherapieausbildung in diesen Aspekten als Dämpfer meiner Motivation und meiner Kraft erlebt habe, hängt dabei nicht vorrangig mit dem prekären Ausbildungsrahmen zusammen, wie etwa den 1 ½ Jahre unbezahlten Praktika in Kliniken. Zentraler erscheint im Nachhinein der oben beschriebene Zusammenhang zwischen den inhaltlichen Leerstellen und dem normativen Charakter der vermittelten Ausbildungsinhalte und meinem damit verbundenen Erleben von Minderheitenstress und queerer Scham (siehe oben). Das Wissen, das ich mir außerhalb meiner Therapieausbildung angeeignet habe, speist meine heutige therapeutische Haltung. Es befähigte mich, damit zu beginnen, meine körperlichen und emotionalen Widerstände durchzuarbeiten und zu begreifen. Meine Auseinandersetzung mit feministischer Theorie und verschiedenen anderen gesellschaftstheoretischen Ansätzen hatten mir ermöglicht, ein Verständnis von der gegenseitigen Durchdringung vom Gesellschaftlichen im Individuum zu entwickeln, von der Komplexität von Macht- und Herrschaftsmechanismen sowie von struktureller Diskriminierung. Durch meine theoretische Auseinandersetzung, aber auch durch meine sozialen und politischen Zusammenhänge hatte ich gelernt, meine eigene sexuelle und geschlechtliche Verortung entspannt(er), frei und selbstbewusst leben zu können. Diese Faktoren prägten, wie ich die Welt heute sehe und infolgedessen auch, was ich als Essenz einer nicht-wertenden, prozessoffenen (therapeutischen) Haltung empfinde. In der Phase der Ausbildung musste ich immer wieder Bemühungen und Ausgrabungen[66] anstellen, um zu dieser Haltung und Selbstverständlichkeit zurückzufinden, da sie kein integraler Bestandteil der Ausbildung waren. Vielleicht diente die Therapieausbildung in diesem Sinne auch als eine Konfrontation mit der Norm(alität) und Normierung im Berufsalltag, die mir immer wieder die Notwendigkeit einer eigenen Haltung vor Augen führte. Während der Ausbildung hat mich die Selbsterfahrung bei meiner Lehrtherapeutin dabei unterstützt, immer wieder zu meiner diskriminierungssensiblen und selbstfürsorglichen Haltung zurückzufinden, da ich dort einen Raum für Innehalten hatte, der empathisch von ihr begleitet wurde. Ebenfalls von zentraler

66 Ich musste mich immer wieder bewusst an bereits angeeignetes queerfeministischen Wissen erinnern und mir gezielt queerfeministische und kritische Zusammenhänge suchen, obwohl der Ausbildungsrahmen kaum zeitliche Spielräume dafür ließ.

Bedeutung waren queere und queer-feministische berufliche Netzwerke, um immer wieder an diese Haltung zu erinnern. Ich bin meiner Lehrtherapeutin und für die Existenz dieser queeren beruflichen Netzwerke sehr dankbar! Ich weiß nicht, ob ich die Ausbildung ohne sie geschafft hätte.
Zur Zeit des ersten Studiums hätte es noch antiquiert auf mich gewirkt, mich in queeren Berufsnetzwerken, also entlang von Identität zu organisieren und nicht entlang von Inhalten oder von politischen Zielen. Seit meiner Therapieausbildung jedoch ergab das für mich einen Sinn. Aufgrund meiner Erfahrungen habe ich verstanden genauer gesagt am eigenen Leib erfahren, dass meine sexuelle Orientierung im Kontext von Therapie einen großen Unterschied macht und dass sie inhaltliche Relevanz und politische Implikationen hat. Wie bedeutsam es ist, auf welcher Seite ich mich befinde, also ob ich Identitätsmerkmale habe, die vor wenigen Jahrzehnten (bis teilweise heute) noch von Pathologisierung und Konversionstherapien betroffen waren und sind. Ob ich eher Personengruppen zugehörig bin, deren Psychodynamik von Therapeut*innen und Gutachter*innen als pathologisch konzipiert wurde/wird oder eben nicht.
MR: Der Blick zurück auf die Ausbildungsjahre macht mich zunächst stolz und ich bin froh, dass ich sie überstanden habe. Ich war wütend, aufgebracht und engagiert. Ich habe einen wunderbaren Beruf für mich entdeckt und eine Vorstellung davon entwickelt, wie ich therapeutisch arbeiten möchte. Neben all dem Positiven bleibt aber auch ein nachhaltig belastender Aspekt. Diese Jahre haben enorm viel Kraft gekostet. Ich habe kaum Freizeit gehabt, bin nicht in Urlaube gefahren, habe einiges verpasst. Der Druck, so viele gesetzlich geregelte Stunden in einer bestimmten Zeit zu absolvieren, hat mich zeitweise krank gemacht und mein Körper hat mir dies auf diverse Arten und Weisen vermittelt. Die Ausbildung ging zeitweise vor Familie, Freund*innenschaften und vor mir selbst. Sie hat unfassbar viele Ressourcen in Anspruch genommen.
LQ und MR: Einerseits schildern dies wahrscheinlich auch andere Ausbildungskandidat*innen, da die für uns geltende Struktur an sich schon prekär und kräftezehrend ist. Andererseits sind wir beide zusätzlich von Minderheitenstress und von den Auswirkungen von Heteronormativität betroffen. Wir haben uns viele Gedanken gemacht, wann wir uns wie schützen müssen und teils lange Zeit verschiedene Szenarien im Kopf durchgespielt. Dies kostete zusätzlich Kraft. Es bleibt, neben dem Stolz und der Freude auf einen einzigartigen Job und das Privileg, Menschen in ihren Entwicklungsprozessen begleiten zu dürfen, ein langanhaltendes Erschöpfungsgefühl, eine Traurigkeit und eine immer noch anhaltende Wut auf all die beschriebenen Unzulänglichkeiten der Ausbildung.

Zwischenfazit: Status quo und theoretische Überlegungen zu unseren Erfahrungen

Unsere Reflexionen und unser Austausch haben uns, neben unseren eigenen inneren und äußeren Verwicklungen, vor allem Subjektivierungsprozesse bewusst gemacht. Anhand der Auflistung und Auswertung vieler Momente in unseren

psychotherapeutischen Ausbildungen haben wir noch besser verstanden, wie und wo strukturelle Diskriminierung wirkt. Insbesondere die körperlichen und emotionalen Erlebensweisen zeigten uns, wie Mikroaggressionen und Othering auf uns wirken und wie gesellschaftliche (Dominanz-)Verhältnisse in das Subjekt hineinkommen. Auch mussten, konnten und durften wir verstehen, wie wir selbst dazu beitragen, das Sagbare und Unsagbare zu reproduzieren und damit aufrechtzuerhalten. Wir haben auch gelernt: Wenn wir „mitspielen wollen" und staatlich anerkannte Therapeut*innen werden wollen, müssen wir mit unseren Kräften haushalten. So mussten wir einschätzen lernen, wo Selbstoffenbarungen wahrscheinlich eher sicher waren, wo wir in manchen Fällen Informationen besser zurückhalten und teilweise Mikroaggressionen ertragen. Wir standen vor der Herausforderung einen produktiven Umgang mit unserer Wut, Erschöpfung und Widerständen zu finden.
Auch wenn wir mit unseren Reflexionen nur einen kleinen unvollständigen, qualitativen autobiografischen Einblick geben können, so können diese doch Beispiele dafür geben, welche Erfahrungen queere Menschen an psychotherapeutischen Ausbildungsinstituten (in Deutschland) machen: In unseren Ausbildungssituationen waren homosexuelle Beziehungen für uns gerade noch vermittel- und aussprechbar, wenn sie lange andauerten. Kurze Beziehungen, wechselnde Sexualkontakte und Polybeziehungen zu unterschiedlichen Geschlechtern fielen hingegen schon in den Bereich des Tabus. Homosexualität und Monosexualität waren noch aussprechbar, Bi- oder Pansexualität nicht. Cisgeschlechtlichkeit durfte sichtbar sein, Nonkonformität, Nichtbinarität, Trans* oder Hadern mit dem Frausein oder Mannsein sowie Wut auf patriarchale Verhältnisse waren tabu. Auch wir benannten sie nicht oder nur zu Beginn der Ausbildung teilweise (sowie etwa Kritik an Patriarchalem), um uns keinen Aggressionen und Othering auszusetzen.
Abschließend möchten wir hier noch einige Überlegungen dazu anstellen, welche Schlüsse sich aus unseren hier geschilderten Erfahrungen ziehen lassen. Diese sind möglicherweise auch für Menschen mit anderen Positionierungen, als wir sie haben, bedeutsam. Aus der Vogelperspektive betrachtet scheint das verbindende Element eine Psychologie zu sein, die eine Dichotomie von „gesund" und „krank" aufrechterhält. Durch diese Dichotomie wird in die Kategorie „krank" vor allem das einsortiert, was nicht der gesellschaftlichen Norm entspricht. Queere Menschen befinden sich in der psychotherapeutischen Ausbildung deshalb in einer besonders prekären Position, da ihre Lebensweise, (vor allem in konservativen psychologischen Theorien) mit psychischer Erkrankung verknüpft wird (aufrechterhalten durch die Pathologisierung in Diagnoseinstrumentarien). Aber auch auf anderen Ebenen zeigt sich die Aufrechterhaltung der Dichotomie.
LQ: Ich möchte hier ein Beispiel dafür geben, über welche strukturellen und sprachlichen Mittel die dichotome Trennung von „gesund" und „krank" in der Ausbildung implementiert wurde. An meinem Institut wurde zum Beispiel sehr großer Wert darauf gelegt, dass nicht von „Lehrtherapie" gesprochen wurde, sondern in „Selbsterfahrung" und in „Heilbehandlung" unterschieden wurde.

Zudem wurde betont, dass während der Zeit der Ausbildung keine Heilbehandlung stattfinden dürfe. Unter uns Auszubildenden führte das dazu, dass wir erst relativ spät in der Ausbildung offen und ohne Scham über unsere bereits bestehenden Therapieerfahrungen sprachen. Das Narrativ von „der gesunden Therapeut*in" versus „den kranken Patient*innen" führte zu einer Tabuisierung unserer eigenen Verletzlichkeit. Dieses legt nahe, dass Therapeut*innen keine Beschädigungen erfahren haben dürfen, um gut zu behandeln.
Ein anderes Beispiel: Bezüglich verschiedener emotionaler Aspekte, die während des Theorieseminars aufkamen, wurde von Dozent*innen der Hinweis geäußert „Das ist etwas, dass Sie in der Lehrtherapie näher besprechen und explorieren können". Das in Bezug setzen eigener Erfahrungen mit den gelernten theoretischen Inhalten wurde von den meisten Dozent*innen damit unterbunden und ausgeklammert. Das Hinterfragen und Analysieren der eigenen Emotionen (in den Gegenübertragungen) als kollektive emotionale Prägungen vor dem Hintergrund multipler Dominanzverhältnisse war so nicht denkbar. Erst die Reflexion und das Durcharbeiten der gesellschaftlichen Gewordenheit unserer Gefühlswelt, also die Verbindung von Theorie und unserer inneren Welt, ermöglicht jedoch, dass wir auch diskriminierungs- und marginalisierungsbetroffene Klient*innen gut begleiten können. Nur so können wir lernen, innere Konflikte und Widersprüche in uns zu halten und damit auch unseren Klient*innen ein brauchbares therapeutisches Gegenüber zu sein.
Eine Psychologie, die sich Definitionsmacht erteilt, um zu entscheiden, was psychische Gesundheit ist, und von außen beurteilt, was „gesundes" Leben bedeutet, reproduziert notwendig gesellschaftliche Zwänge und Normen. Diese können einerseits zwar den Individuen Halt- und Orientierung geben, führen andererseits aber auch zu Symptomen und Leid. Der zuletzt genannte Aspekt blieb aus unserer Sicht in unseren Ausbildungen häufig unterbetont. Heteronormativität ist nur eine Dimension darin, es ließen sich unzählige andere Dominanzverhältnisse hinzufügen. Obwohl der Begründer der Psychoanalyse Sigmund Freud in seinen Theorien eher von starren Dichotomien wie hetero vs. homo oder gesund vs. krank Abstand nimmt (vgl. Quindeau 2019), so setzten sich diese im Rahmen der Institute und Krankenkassen fort. Auch wir als Psychotherapeut*innen in der kassenfinanzierten Gesundheitsversorgung sind Teil eines Systems, das Diagnosen vergibt und somit die Definitionsmacht über Hilfeleistungen und Hilfeansprüche mitträgt. Arbeiten wir mit Patient*innen, müssen wir ihnen eine „Störung" und „Krankheit" attestieren, wenngleich wir gemeinsam mit ihnen die Sinnhaftigkeit ihrer Symptome in einer doch so häufig krankmachenden Umwelt begreifen wollen.
Ein Problem an Diagnosen besteht darin, dass sie bewirken können, dass das Individuum die Last der Verantwortung für seine Symptome einzig bei sich sucht. Eine weitere Schwierigkeit ist, dass Diagnosen komplexen und oszillierenden Phänomenen der Psyche ein „Label" geben und sie damit auf eine oder wenige Kategorien festschreiben. Wir befinden uns hier in einem Dilemma, das wir uns und unseren Klient*innen immer wieder bewusst machen müssen, um einen Missbrauch dieser Macht zu verhindern. Um uns und unseren Klient*innen

diesen Aspekt zu erklären, aber auch um selbst die eigenen Verunsicherungen in der Ausbildung besser zu verstehen, hilft es, die Geschichte der Psychiatrie zu betrachten. Hier finden sich nationalsozialistische Vernichtungspraktiken, menschenfeindliche Rassenlehre sowie Konversionstherapien an Homosexuellen und transgeschlechtlichen Menschen. Schreiber (2021) fasst die NS-Geschichte von Homosexualität in folgendem Zitat sehr trefflich zusammen:

> „Das NS-Regime bezeichnete Homosexuelle [Männer] als ‚entartet' und als Bedrohung für den ‚männlichen Charakter' des ‚deutschen Volkskörpers'. Bereits ‚begehrliche Blicke' reichten für eine Strafverfolgung. Schwule Männer wurden gefoltert, chemisch kastriert und medizinischen Untersuchungen unterzogen. Es wird geschätzt, dass bis zu 15.000 queere Menschen in Konzentrationslager verschleppt wurden, wo über die Hälfte von ihnen ermordet wurde. Ihre Verfolgung hörte auch nach dem Ende der NS-Herrschaft und des Zweiten Weltkrieges nicht auf. Einige von ihnen wurden, nachdem sie das Konzentrationslager überlebt hatten, von den Besatzungsmächten erneut interniert. Für viele Jahrzehnte wurden Schwule, Lesben und Transpersonen nicht zu den Opfergruppen des NS gezählt. Ihre Rechte galten nicht als Bestandteil der Menschenrechte und waren vom Schutz des Grundgesetzes ausgeschlossen. Der Paragraph 175, der seit der Gründung des Deutschen Reichs männliche Homosexualität unter Strafe stellte, wäre in der Weimarer Republik unter Reichsjustizminister Gustav Radbruch beinahe gestrichen worden. In der BRS fand er in über 100 000 Ermittlungsverfahren Eingang und führte über 50 000-mal zur Verurteilung schwuler Männer." (Schreiber 2021, S. 100-101)

Historisch wirken die Pathologisierung und Kriminalisierung, aber auch die Abwertung und das Othering weiter fort und sind trotz aktueller Rechtsprechung und teilweiser Überarbeitung der ICD noch nicht hinreichend überwunden.

Unsere Furcht vor dem Othering im Zusammenhang mit der Psychotherapieausbildung bedeutet Angst davor, für krank erklärt und damit ausgeschlossen und entmündigt werden, da in der Bewerbungssituation und auch innerhalb der Ausbildung die „psychische Eignung" für den Beruf beurteilt wird.

Das Ringen um Verstehen zeigte uns nicht nur unsere Ohnmachtsmomente, sondern gab uns auch die Kraft, gezielt immer wieder nach Verbündeten und Unterstützung zu suchen, sei es in Freund*innenschaften, Fachkreisen oder der diskriminierungssensiblen Fachliteratur. Aus ihnen schöpften wir die Energie und den benötigten Halt, um zu widersprechen, parteilich und sichtbar zu werden.

Hilfe und Stärke – Das hat uns durchgebracht

Wir möchten hier noch einmal zusammenfassen, was uns durch diese Ausbildung gebracht hat und Mut machen, eigene Bewältigungsstrategien zu finden.

Austausch und Vernetzung

Uns beiden half es sehr, queere Therapeut*innen kennen zu lernen und uns mit ihnen über ihre Ausbildung und Strategien im Umgang mit Diskriminierung und Minderheitenstress auszutauschen. Es tat gut, die eigenen Erfahrungen weiterzugeben und von anderen zu erfahren, wie sie in ähnlichen Situationen gehandelt und welche Lösungen sie für sich gefunden haben. Der Gedanke, dass es auch schon andere queere Personen durch die Ausbildung geschafft hatten, half ungemein. Die entsprechenden Queer- / Feministische- und LSBTIQA*-Referate an Universitäten, feministische Tagungen oder Verbände wie der VLSP* (Verband queerer Menschen in der Psychologie) können sichere Häfen und Austauschmöglichkeiten bieten.
MR: Zu Beginn meiner Ausbildung überlegte ich mir, wer mich während dieser Zeit unterstützen könnte und schrieb verschiedene Freund*innen an, ob sie für mich während als schwierig antizipierter Seminare oder aufwühlender Selbsterfahrung ansprechbar sein könnten. So hatte ich ein Netzwerk an Menschen, die meine Befürchtungen und Ausbildungssituation kannten und ggf. mit mir telefonieren würden, falls ich dies brauchte. Letztlich habe ich diese Ressource kaum genutzt, allerdings war es ein sehr wichtig, zu wissen, dass mich Menschen unterstützen und ansprechbar wären.

Situative Selbstöffnung

Im Laufe der Jahre haben wir mehr und mehr von uns preisgegeben. Dies geschah zunächst in vertrauten Supervisionsgruppen und später auch in der Selbsterfahrung. Wir haben dies bewusst und dosiert in einem vertrauensvollen Rahmen gemacht. Wir entschieden uns früh, einige Aspekte unserer Identitäten und Lebensrealitäten in der Kommunikation zu vereinfachen und sammelten damit gute Erfahrungen. Mit der Zeit entwickelten wir ein gutes Gespür dafür, wem wir wann was erzählen konnten. Zum Ende der Ausbildung waren erstaunlich viele Menschen über bestimmte Aspekte unserer Leben „im Bilde".

Selbstfürsorge

Alles, was wir unseren Klient*innen über innere Konflikte, Umgang mit Stress sowie Entspannung beibringen, gilt schließlich auch für uns selbst. Dabei befinden wir uns oft in einer absurden Position, dass wir unserem Gegenüber Selbstfürsorge und Achtsamkeit vermitteln sollen und gleichzeitig oft kaum Kapazitäten für diese in unserem eigenen Alltag haben. Und dennoch: Es muss nicht gleich die tägliche PMR (Progressive Muskel Relaxation) sein. Kleine Achtsamkeits- und Körperübungen, das kurze Strecken, Dehnen und Atmen während einer drei-Minuten-Pause zwischen zwei Terminen haben uns geholfen. Ebenso half uns das Zubereiten eines leckeren Essens für das angsteinflößende Seminar am nächsten Tag und das Binge-Watching einer empowernden Serie nach einem aufwühlenden Seminar.

Umgang mit Gefühlen

Wir haben bereits viel über aufkommende Gefühle wie Hilflosigkeit, Trauer, Wut, Scham und Lähmung geschrieben. Irgendwo müssen diese Gefühle auch bei uns Therapeut*innen hin. Eine gute (Lehr-)Therapie, Austausch mit anderen, Sport, Achtsamkeit und Ablenkung haben uns dabei geholfen. Aber auch eine theoretische Einordnung ermöglichte uns, über Verstehen Distanz zum emotionalen Erleben herzustellen.

Verbesserungsideen für diskriminierungssensible (Ausbildungs-)Praxen

Uns hat es immer wieder geholfen, die Zukunft im Blick zu behalten und sich zum Beispiel gedanklich eine eigene Praxis einzurichten, in der sich queere Menschen wohlfühlen (welche Stühle, welche Bilder an der Wand, welche Bücher im Regal, etc.). Eine andere Strategie von uns war es, sich ein Ausbildungsinstitut vorzustellen, in dem Menschen, die von Othering und Minderheitenstress betroffen sind, gut lernen können. Uns hätte es sehr geholfen, wenn wir bereits bei der Präsentation und dem nach außen dargestelltem Selbstverständnis des Instituts (z.B. über Netzrepräsentation, Werbematerialien und Erzählungen) gewusst hätten, dass eine Vielfalt der Ausbildungsteilnehmer*innen explizit gewünscht ist und dass eine Bewusstheit über gesellschaftliche Ungleichheitsverhältnisse besteht. Ein kleiner Zusatz in der Ausschreibung wie „Bewerbungen von Menschen, die von Diskriminierung(en) betroffen sind, sind willkommen und werden bei gleicher Qualifikation bevorzugt", macht einen großen Unterschied. Auch eine Verankerung eines antidiskriminierenden Bildungsauftrags und das erklärte Bestreben, Zugänglichkeit für marginalisierte Personen zu ermöglichen, in den ethischen Leitsätzen des Instituts, ist bedeutsam. Uns ist bewusst, dass Leitsätze allein nicht die Bilder in den Köpfen verändern. Daran gekoppelt werden müssten regelmäßige Fortbildungen der Dozent*innen sowie die Etablierung diskriminierungssensibler Mentor*innen. Wünschenswert wäre eine Antidiskriminierungsstelle am Institut, die ansprechbar ist, um zwischen dem Institut, den Dozent*innen, Ausbildungsteilnehmer*innen und den von Minderheitenstress betroffenen Personen zu kommunizieren und für die Einhaltung etwaiger Leitsätze einzustehen. Ein integraler Bestandteil der Lehre wären regelmäßige Fortbildungen der Dozent*innen, sowohl zu den Behandlungsbedarfen von Menschen mit Marginalisierungserfahrungen und der Wirkweise von Minderheitenstress, als auch zu struktureller Gewalt und den Auswirkungen kollektiver Traumata. Die angebotenen Seminare würden kontinuierlich von der Antidiskriminierungsstelle dahingehend evaluiert, inwiefern sie diskriminierungssensibel und empowernd sind und emanzipatorische Inhalte darin Platz finden. Interdisziplinäre Veranstaltungen, z.B. gemeinsam mit Dozierenden aus den Geistes- und Sozialwissenschaften (v.a. Soziologie, politische Theorie, Gender Studies, Disability Studies etc.), sowie dozierenden Menschen aus Betroffenenverbänden wären ebenfalls integraler Bestandteil der Lehre. In der Selbsterfahrung würden die Ausbildungskandidat*innen darin unterstützt und ermuntert, das Gelernte, immer wieder mit der Reflexion der eigenen Emotionen zu verbinden. In der Gruppenselbsterfahrung kann es für diese Lernprozesse von großem Nutzen sein, wenn sie phasenweise in Kleingruppen nach unterschiedlichen Betroffenheiten und Zugehörigkeiten aufgeteilt ist, um im geschützten Rahmen schmerzhafte biografische Aspekte miteinander reflektieren zu können.

All diese Strategien waren für uns fundamental wichtig, um diese Zeit möglichst wenigen Verletzungen zu überstehen und sich neben all den Vorgaben und Regeln die Leidenschaft für diesen wunderbaren Beruf nicht nehmen zu lassen. Was für eine schöne Berufsperspektive es ist, nach dieser Ausbildung selbstständig Menschen begleiten zu dürfen, sich bemühen, sichere Räume für sie zu schaffen und auch selbst mitzuwachsen. Es bleibt doch einer der schönsten und spannendsten Berufe, die wir uns vorstellen können.

Literatur

Braun, J. (2016): „Solche wie Sie wollen wir hier nicht“ Homosexuelle in der psychoanalytischen Ausbildung – Rückblick einer Berliner Psychoanalytikerin. Journal für Psychoanalyse, 57. Verfügbar unter https://doi.org/10.18754/jfp.57.4

Calmbach, B., & Rauchfleisch, U. (1999): Lesbenfeindliche Einstellungen in sozialen Berufen. Wege zum Menschen, 51 (1): 39-45.

Downs, A. (2012): The Velvet Rage. Overcoming the Pain of Growing Up Gay in a Straight man´s World. Philadelphia (Da Capo).

Eribon, D. (2019): Betrachtungen zur Schwulenfrage. (A. Russer & B. Schwibs, Übersetzer*innen). Berlin (Suhrkamp).

Meyer, I. H. (1995): Minority stress and mental health in gay men. Journal of health and social behavior, 38-56.

Pierce, C. (1970): Offensive mechanisms in Black Seventies, In: Barbour, F. (Hrsg.). Boston (Porter Sargent): 265-282

Quindeau, I. (2019): Freuds Bisexualität im Lichte der fluiden Geschlechtsidentität. Kinderanalyse, 27 (1): 21-38.

Rauchfleisch, U. (1993): Homosexualität und psychoanalytische Ausbildung. Forum der Psychoanalyse, 9: 339-347.

Bundesministerium für Familie, Senioren, Frauen und Jugend (o. D.): Glossar monosexuell. Verfügbar unter: https://www.regenbogenportal.de/glossar?tx_dpnglossary_glossary%5Baction%5D=show&tx_dpnglossary_glossary%5Bcontroller%5D=Term&tx_dpnglossary_glossary%5Bterm%5D=23&cHash=623bc87934d553e92a1624b7a8a9d517 [14.40.2023]

Schreiber, D. (2021): Allein. Berlin (Hanserverlag).

Wolf, G. (2016): Psychotherapeutische Kompetenzen für die Arbeit mit Menschen mit homo- oder bisexueller Orientierung. Psychotherapie-Wissenschaft (2016) 2, 100-108. Verfügbar unter: https://www.psychotherapie-wissenschaft.info/index.php/psywis/article/view/253/492

Wolf, G. & Meyer, E. (2017): Sexuelle Orientierung und Geschlechtsidentität – (k)ein Thema in der Psychotherapie? Psychotherapeutenjournal, 2/2017: 130-139. Verfügbar unter: https://www.psychotherapeutenjournal.de/ptk/web.nsf/gfx/38CB16EDB11EE29BC125813F0024E282/$file/ptj_2017-2.pdf

Wurmser, L. (1990): Die Maske der Scham: Die Psychoanalyse von Schamaffekten und Schamkonflikten. Berlin (Springer).

Studienergebnisse des Online-Surveys zu geschlechter- und diversitätsgerechter Psychotherapie

Sascha Bos und Jana Kindermann

Zusammenfassung

In unserer Studie zu geschlechter- und diversitätsgerechter Psychotherapie innerhalb von Deutschland verfolgten wir das Ziel einen ersten deskriptiven Überblick über die Akzeptanz bei Psychotherapeut*innen von lesbisch, schwulen, bi, trans*, inter*, queer, a-gender/a-sexuell und weiteren nicht heteronormativ lebenden Personen (LSBTIQA*) - im Sinne einer Normvariante menschlichen So-seins - zu erhalten. Ebenso wollten wir erfahren, ob in der Berufsgruppe Wissen um queer-spezifische Gesundheitsbedürfnisse und Risikofaktoren vorhanden ist. Ein weiteres Ziel war es, daraus resultierend erste basale Implikationen für die psychotherapeutische Praxis sowie für beratende Tätigkeiten ableiten zu können. Die Ergebnisse sollen zu einem besseren Verständnis beitragen und auf etwaige Lücken im Rahmen der Fachkunde-Ausbildung (Verhaltenstherapie, tiefenpsychologisch fundierte Psychotherapie, Psychoanalyse, Systemische Therapie) hinweisen.

Zusammenfassend lässt sich sagen, dass behandelnde Personen vor einer Vielzahl von Herausforderungen stehen, wenn sie queeren Personen eine fach- und bedarfsgerechte Versorgung anbieten möchten. Es zeigt sich, dass die Auswirkungen der jahrzehntelangen Ausgrenzung und Pathologisierung von nicht heteronormativen Lebensrealitäten bis heute nachwirkt und der Fortbildungsbedarf hoch ist. Erfreulich ist, dass viele queere Personen bereits als Psychotherapeut*innen praktizieren und sich für die Gesundheitsbedürfnisse ihrer Community interessieren.

Im Rahmen dieses Grundlagenbandes versteht sich diese Studie als quantitative und qualitative Ergänzung, insbesondere des vorangegangenen Erfahrungsberichts "*Queer in der Psychotherapieausbildung - Rückschau, Reflexion und theoretische Einordnung zweier Therapeut*innen*"

Studiendesign

Während das Ausmaß und die negativen Wirkungen von Diskriminierungserfahrungen, die LSBTIQA* Personen im deutschen Gesundheitssystem erfahren, vielfach untersucht wurde (vgl. Nieder, Dekker & Briken 2018), ist uns aus Deutschland eine umfassende Untersuchung hinsichtlich der Akzeptanz von LSBTIQA* bei Versorger*innen nicht bekannt. Aufgrund des bisherigen geringen Forschungsstandes entschieden wir uns für ein exploratives Studiendesign auf rein deskriptiver sowie qualitativer Ebene.

Methodik

Die Online-Umfrage richtete sich an Psychologische Psychotherapeut*innen sowie Kinder- und Jugendlichenpsychotherapeut*innen. Sie wurde mittels SoSci-Survey (Leiner 2021) umgesetzt und erfolgte anonym, sodass keinerlei Rückschluss auf teilnehmende Personen möglich ist. Der Erhebungszeitraum der Daten umfasste dabei die Monate Mai 2021 bis April 2022. Mit Unterstützung durch die Bundespsychotherapeutenkammer wurde die Studie an die entsprechenden Landeskammern weitergeleitet und auf unterschiedliche Weise (E-Mail, Homepage-Eintrag) interessierten Personen zugänglich gemacht. Ebenfalls veröffentlichten wir einen Aufruf zur Teilnahme in den sozialen Medien (u. a. psychologische Foren, Facebook). Um den Gütekriterien psychologischer Forschung punktuell entsprechen zu können, wurden im Vorfeld der Datenerhebung mehrere Pretests durchgeführt. Der Fokus der Tests lag dabei auf Verständlichkeit und die inhaltliche/ökologische Validität.
Bei einigen der kategorialen Variablen bestand die Möglichkeit, die Option *„keine Antwort"* beziehungsweise *„ich weiß nicht"* auszuwählen. Darüber hinaus bestand bei einigen Items ebenfalls die Möglichkeit mehrere Antwortoptionen auszuwählen, sodass die Antwortsummen teilweise von der totalen Stichprobengröße abweichen. Freitextantworten wurden entsprechend dem Procedere einer qualitativen Inhaltsanalyse (Mayring 2010) analysiert und inhaltlich ausgewertet, um explorativ und hypothesengenerierend vorgehen zu können. Die deskriptiv-quantitative Analyse wurde unter Zuhilfenahme von SPSS Version 24.0 (IBM Corp. 2016) durchgeführt.

Zusammensetzung der untersuchten Kohorte

Insgesamt umfasste die Anzahl der teilnehmenden Kolleg*innen 243, davon befinden sich 29 Personen in Weiterbildung mit dem Ziel einer Approbation in einem der Richtlinienverfahren, 94,1 % mit bereits abgeschlossener Approbation (Verhaltenstherapie n = 157, tiefenpsychologisch fundierte Psychotherapie n = 65, Psychoanalyse n = 9, verklammerte Ausbildung PA+TP n = 12, Systemische Therapie n = 5) sowie 4,2 % mit Doppelapprobation (n = 10).
Aufgrund relevant fehlender Werte und fehlender Zustimmung zur Datennutzung mussten neun Personen von der finalen Auswertung ausgeschlossen werden, sodass insgesamt die Daten von 234 Personen in die Analyse einfließen konnten. Durchschnittlich wurden für die Bearbeitung aller Items 23 Minuten benötigt. Der Altersrange der Teilnehmenden betrug 18–66 Jahre, die Alterskategorie 32–38 Jahre und 39–45 Jahre waren dabei am häufigsten ($n$zus = 114) vertreten. 170 der Teilnehmenden fühlt sich dem *cis-weiblichen* Geschlecht

zugehörig, 52 Personen dem cis-männlichem Geschlecht, sowie eine Person, die sich als *divers* definierte, und eine, die sich keinen der angegebenen Kategorien zuordnen konnte. Hinzu kommen sechs weitere Personen, die sich als *„nicht-binär"* definieren. 22,6 % der Befragten fühlte sich selbst zugehörig zum Personenkreis LSBTIQA*, während sich 74,3 % nicht zuordneten. 14,8 % gaben an, sich selbst zu einer oder mehreren marginalisierten Gruppen zugehörig zu fühlen. Eine inhaltliche Auflistung der unterschiedlichen marginalisierten Gruppen sowie die Zusammensetzung nach Bundesland sind in Abbildung 1 zu finden.
Wie der Abbildung 1 zu entnehmen ist, stammen 32,1 % der Befragten aus Berlin, 19,8 % aus Bayern und 18,1 % aus Schleswig-Holstein. Die Teilnehmenden aus

Abb. 1: Studienergebnisse des Online-Surveys zu geschlechter- und diversitätsgerechter Psychotherapie und Beratung

Zusammensetzung der untersuchten Kohorte

Kategorie	N	%
1 Chronische (psychische) Erkrankung	10	29 %
2 Migrationshintergrund	8	23 %
3 BIPOC	6	17 %
4 Arbeiter*innenkind	5	14 %
5 Geschlechterzugehörigkeit	4	11 %
6 Sexuelle Orientierung	2	6 %

Verteilung auf Bundesländer

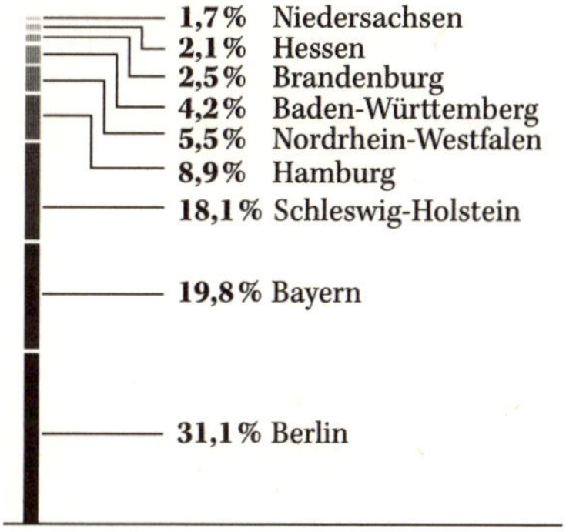

Grafische Überarbeitung: Silke Kampfmeier

den restlichen Bundesländern machen jeweils unter 10 % der Stichprobe aus. Insgesamt 28,7 % der Kohorte gehört dabei einer Religion an (Christentum, Evangeliums, Judentum, Buddhismus).
Bei 76,8 % der Stichprobe stehen Erwachsene im Zentrum der therapeutischen Arbeit, bei 15,2 % Kinder und Jugendliche sowie 6,7 %, die sich sowohl auf Erwachsene als auch auf Kinder und Jugendliche in ihrer therapeutischen Arbeit konzentrieren. Ein Großteil der Befragten arbeitet auf selbstständiger Basis (Kassensitz n = 115, Kostenerstattung n = 41, Beratung n = 12, Entlastungsassistenz n = 9), 58 der Befragten wiederum befinden sich (eventuell ergänzend) in einem Anstellungsverhältnis.

Ergebnisse

Überraschenderweise bot das jeweilige Ausbildungsinstitut bei 81 % der Teilnehmenden ein spezifisches Seminar innerhalb des Regelkolloquiums an, welches gezielt angrenzende Themen zu LSBTIQA* thematisierte. Inhaltlich lag der Fokus dabei auf Sexualtherapie, Intergeschlechtlichkeit und Geschlechtsdysphorie. Lediglich bei 19 Personen sah das Regelkolloquium kein entsprechendes Seminar vor. Dennoch bildeten sich 19,8 % der Personen erweiternd privat nach, um Wissenslücken in ihrer therapeutischen Arbeit mit queeren Personen zu füllen.

Entpsychopathologisierung und psychotherapeutische Arbeit mit trans* Personen

Einem Großteil der Teilnehmenden (72,2 %) ist bekannt, dass trans* zu sein im ICD-11 entpathologisiert wurde. Der Großteil der Befragten (70,5 %) sieht in der steigenden gesellschaftlichen Anerkennung die Ursache für eine steigende Inanspruchnahme von psychosozialen Gesundheitsleistungen durch trans* Personen. Nur 13,1 % gehen davon aus, ein Trend sei dafür mitverantwortlich. Beeinflussung durch das Internet oder Peergroups haben für die Mehrheit der Befragten für die steigende Inanspruchnahme von trans*spezifischen Gesundheitsleistungen keine Relevanz. Die Ursache für die gewachsene Sichtbarkeit von trans* Personen im Gesundheitssystem sei gänzlich irrelevant, finden dabei jedoch 16,9 %.
Obwohl mehr als die Hälfte der Befragten (59 %) bereits psychotherapeutisch mit trans* Personen gearbeitet hat, geben nur 15,6 % an, bei Bedarf Indikationsschreiben für geschlechtsangleichende Behandlungen zu schreiben. Mit einem entsprechend hohem Wert (43,5%) werden in diesem Zusammenhang assoziierte Sorgen um Verantwortung, die solche Stellungnahmen mit sich bringen, abgebildet. Bezüglich der Behandlung von trans* Personen fühlen sich mehr als die Hälfte (57,4 %) als Expert*in für die psychotherapeutische Begleitung. 55,3 % geben dabei an, sie hätten die spezifischen Gesundheitsthemen ihrer trans* Patient*innen im Blick. Nahezu alle Befragten würden innerhalb des therapeutischen Settings einen abweichenden Namen beziehungsweise ein anderes Personalpronomen verwenden, um gezielt auf die Bedürfnisse der entsprechenden Person reagieren zu können. Die Geschlechtsidentität würde dabei zu 47,3 % thematisch in eine Therapie oder Beratung einbezogen werden. Insgesamt legen die Freiantworten nahe, dass dabei ein breites Wissen um spezifische Gesundheitsbedürfnissen wie Hormonbehandlung oder die Hürden rund um Änderung von Personenstand und Namen bekannt sind. Beide Bedürfnisse bringen Behandlungssuchende und Behandelnde gewissermaßen in einen gemeinsamen Zwangskontext, da sowohl Behandlungen als auch Änderungen von Namen und Personenstand psychotherapeutische/psychiatrische Stellungnahmen bzw. Gutachten benötigen oder benötigt haben. Weiterhin wurde

deutlich, dass viele der Behandler*innen Verunsicherungen in Bezug auf eine etwaige Begleitung von trans* Personen verspüren:

In der Regel nehme ich den Auftrag an, fühle mich aber immer neu herausgefordert, insbesondere, wenn 15 oder 16 jährige Jugendliche mit schnellem Hormonwunsch kommen.

Bin unsicher, dass meine Einschätzung ein Fehler sein könnte, und es irritiert mich, dass das Ergebnis der Therapie schon feststehen soll. Eine Psychoanalyse zum Beispiel sollte ergebnisoffen sein.

Ich wäre unsicher, fühle mich mit der „Gatekeeper"-Funktion unwohl und würde bei sonstiger Passung trotzdem annehmen und mich schlau machen; vor allem besprechen, was die Person sich wünscht und vom Prozess erwartet.

11,4 % der Stichprobe würden aufgrund der Unsicherheiten und dem gegebenenfalls entstehenden Mehraufwand die Therapie ablehnen und die Betroffenen an entsprechende Ambulanzen oder Kolleg*innen mit „ausreichender Expertise" verweisen, obwohl ein breites Wissen um gesundheitliche Risiken durch Diskriminierungserfahrungen existiert. Internalisierte Trans*negativität und Belastung durch Heteronormativität sind dabei in ihren Auswirkungen bekannt, werden jedoch als eigenständige Konzepte nicht spontan benannt. Wissen oder ein Bewusstsein um fehlende kulturelle Repräsentanzen und Vorbilder, Bedeutung des Passings für viele Personen, erlebte Sexualisierung, Fetischisierung oder Zurückweisungen aufgrund des Trans*-seins, Probleme innerhalb der Community, Diversität der Sexpraktiken oder nicht heteronormative Beziehungsformen wie beispielsweise Poly-Beziehungen, spezifischere Gesundheitsbedürfnisse wie Reproduktionsprotektion, belastende Erfahrungen im Gesundheitssystem, Coming-out-Prozesse usw. werden nur vereinzelt genannt und deuten auf den Fortbildungsbedarf in der Breite der Behandler*innen hin. Darüber hinaus existieren vereinzelt noch pathologisierende und nicht mehr zeitgemäße Behandlungskonzepte, wie der sogenannte „Alltagstest".
Neben dem Behandlungskontext interessierte uns auf kollegialer Ebene die Einschätzung bezüglich der Möglichkeiten zur Approbation für trans* Personen. Bekanntermaßen waren homosexuelle Personen lange von der Psychotherapieausbildung offiziell ausgeschlossen (Rauchfleisch, 1993). In Bezug auf trans* Personen wissen 41 % der Befragten nicht, ob diese auch für die Approbationsausbildung zugelassen sind. 83 % finden jedoch, dass es so sein sollte. 81,4 % befürworten die Entpathologisierung im ICD-11, stehen jedoch insbesondere der weiteren psychologischen und medizinischen Versorgung kritisch gegenüber:

Ist eigentlich total richtig, ich hoffe jedoch, dass es keine Konsequenzen im Hinblick auf die Finanzierung geschlechtsangleichender Maßnahmen durch Kostenträger haben wird.

Finde ich richtig, solange die medizinische und psychologische Versorgung sichergestellt bleibt.

Psychotherapeutische Arbeit mit homosexuellen Personen

Lange Zeit wurde Homosexualität als Ausdruck pathologischer und unreifer Entwicklungsprozesse angesehen (vgl. Plöderl 2016). Erst eine experimentelle Studie aus dem Jahr 1957, die mit Hilfe von randomisierten Rohrschach-Tests die Interpretation von schwulen und heterosexuellen Männern (Hooker 1957) untersuchte, trug nachfolgend wesentlich zur Entpathologisierung bei. Die therapeutische Beziehung innerhalb einer heteronormativen Mehrheitsgesellschaft birgt jedoch weiterhin Besonderheiten, die es auf Seiten der Behandler*innen zu reflektieren gilt (Wolf & Meyer 2017). Neben eigener stereotyper Vorstellung (z. B. internalisierte Homonegativität) sind auch Sozialisierungserfahrungen homosexueller Personen, das Vorhandensein von Rollenvorbildern, Diskriminierungen und Ausgrenzungen sowie Coming-out-Prozesse (um nur einige Beispiele zu nennen) entscheidende Faktoren (Höfner, Ginkel & Käfer-Schmid 2019).
In unserer Untersuchung gaben 69 Personen an, bereits mit homosexuellen Klient*innen gearbeitet zu haben. Mit der expliziten Thematisierung der Homosexualität seitens der Klient*innen verbinden 85,2 % der Stichprobe vorrangig gleichgeschlechtliche Beziehungswünsche, 14,3 % sehen es primär als Sexpraktik. Generell wird Homosexualität im psychotherapeutischen Kontext hier als Diskriminierungs- und Outingthema verstanden. Vereinzelte Personen machen in diesem Kontext ihre heteronormative Perspektive in den Freitextäußerungen explizit:

Ich frage mich manchmal, wozu dies extra gesagt wird - ich stelle mich ja als Heterosexuelle beim Arzt / Therapeuten auch nicht vor mit „heterosexuell"; ich finde diese explizite Auskunft macht etwas, das „normal" sein sollte, erst zu etwas „besonderem" - darüber scheint sich die betreffende Person aber manchmal nicht bewusst.

Minderheitenstress und Intersektionalität

Die bisherige Studienlage zeigte eindeutig, dass Individuen, die sich insbesondere der queeren Community zuordnen, häufiger unter Stress beziehungsweise entsprechend affektiven Erkrankungen (z. B. Depressionen) leiden als Personen, die sich nicht zuordnen würden (Lewis 2009, Mills 2004, Plöderl 2016, Pöge et al. 2020, Wolf & Meyer 2017).
Auch in unserer Umfrage gehen 78,5 % der Befragten davon aus, dass LSBTIQA* Personen ein höheres Risiko für psychische Erkrankungen aufweisen. Die häufigsten Begriffe, die in diesem Zusammenhang als potenzielle Risikofaktoren genannt wurden, sind: *gesellschaftlicher, familiärer sowie generell sozialer Umgang mit der Zugehörigkeit zu einer Minoritätengruppe, Diskriminierung vs. Akzeptanz,*

Konformitätsdruck, Minderheitenstress und internalisierte Scham. Das in diesem Zusammenhang oft herangezogene Minderheiten-Stress-Modell (Meyer 2003) kennen jedoch nur knapp ein Viertel der Befragten (37,1 %). Obgleich dieses Modell eben genau diese Risikofaktoren beinhaltet und postuliert, dass Minderheitenstress entsteht, sobald eine Minderheit aufgrund ihrer gesellschaftlichen Position vorurteilsbasierten Ereignissen wie Diskriminierung oder auch Gewalt (distal) ausgesetzt ist beziehungsweise ebendiese Einstellungen (proximal, z.B. Angst vor Ablehnung) gegenüber ihrer Minderheitsposition bereits implizit oder auch explizit internalisiert hat. Trotz vorhandener Ätiologie würde zur Konzeptualisierung einer etwaigen psychischen Symptomatik und zur Behandlungsplanung das Modell nur von 7,2 % der Befragten genutzt werden. Im Kontext von Minderheitenstress besteht die Gefahr einer Potenzierung und Überschneidung möglicher Risikofaktoren, was darauf hindeutet, dass diese additiv zusammenwirken und nicht alleinig Berücksichtigung finden können (Lewis 2009; Walgenbach 2012). Dieses Phänomen bezeichnet man als Intersektionalität. Nach Walgenbach (2012) versteht sich Intersektionalität als ein Paradigma, welches davon ausgeht, dass Kategorien wie etwa Gender, Ethnizität, Nation oder Klasse nicht isoliert voneinander betrachtet werden können. Dabei stehen unterschiedlichste soziale Ungleichheiten in Wechselwirkung zueinander und beziehen sich auf die Analyse sozialer Ungleichheiten beziehungsweise Machtverhältnisse. Im Kontext von LGBTQIA+ kommt der Intersektionalität eine besondere Bedeutung zuteil, da Personen aus der Community neben der sexuellen und geschlechtlichen Orientierung, Religion, Hautfarbe, körperlichen und psychischen Beeinträchtigungen ergänzend mit Herausforderungen wie Coming-out-Prozessen und damit verbundenem Identitätsmanagement konfrontiert sind. Umso wichtiger war uns deshalb eine Erfragung des Begriffes innerhalb der Umfrage. Fast die Hälfte der Befragten (49,9 %) gab an, den Begriff Intersektionalität im Kontext von Minoritäten nicht zu kennen. Die andere Hälfte der befragten Personen sei der Begriff jedoch geläufig und ein Drittel (29,5 %) berücksichtigen intersektionale Faktoren sogar gezielt innerhalb ihrer therapeutischen Arbeit.

Inter*

Der deutsche Ethikrat publizierte 2011 die Ergebnisse seiner Online-Umfrage zum Thema *„intersexueller Menschen in Deutschland*". Hierbei wurde das übergeordnete Ziel verfolgt, die Lebensqualität und Lebenswelt von Inter* Personen umfassend zu beschreiben (Deutscher Ethikrat 2012, S. 13). Die Ergebnisse verdeutlichten, dass die Lebenswelten von Inter* Personen durch ein starkes Maß an

> „Leiderfahrungen, Missachtung seitens der Medizin, mangelnde Sensibilität des gesellschaftlichen Umfeldes, administrative und bürokratische Hemm-nisse und verbreitete gesellschaftliche Unkenntnis [...] gekennzeichnet ist" (Deutscher Ethikrat 2012, S. 94).

Erst sechs Jahre später (2018) wurde Personen mit einer sogenannten Variante der Geschlechtsentwicklung die Möglichkeit eines dritten

Geschlechtseintrages ermöglicht – neben männlich und weiblich ist dies der Eintrag *„divers"* (Gesetz zur Änderung der in das Geburtenregister einzutragenden Angaben vom 18. Dezember 2018 (BGBl. I Seite 2635)). Eine Variante der Geschlechtsentwicklung kennen wir noch unter weniger zeitgemäßen Begriffen wie „Hermaphrodit" oder „Zwitter". Inter* ist dabei eine mittlerweile etablierte und communityspezifische Bezeichnung für Personen, die sich somatisch außerhalb der zweigeschlechtlichen Norm wiederfinden (Sauer 2018).

Innerhalb der durchgeführten Studie gaben 15,6 % an, dass es zwei Geschlechter gäbe. Etwas weniger (13,1 %) gehen von drei Geschlechtern aus. Der überwiegende Teil (70 %) gab überaschenderweise an, es gäbe mehr als drei Geschlechter. Erfreulicherweise gaben 77,6 % an, spontan etwas mit dem Begriff „Intergeschlechtlichkeit" angefangen zu können. Die Freiantworten bestätigen ebenfalls diesen subjektiven Eindruck. In Bezug auf Intersexualität können jedoch nur noch 67 % beantworten, worum es sich handelt. Hier wird womöglich eine Verunsicherung durch die Wortwahl zwischen Sex und Gender abgebildet. Der überwiegende Teil weiß um die Definition von Inter*. Jedoch sind auch vereinzelt Psychologisierungen und Pathologisierungen von Inter* zu finden. Beispielsweise gab eine Person zur Frage nach Intergeschlechtlichkeit Folgendes an:

Die rationalisierte/ intellektualisierte Abwehr sexueller Identitätsstörungen und/ oder narzisstischer Persönlichkeitsanteile, welche nach Einzigartigkeit streben.

Diskussion

Akzeptanz von LSBTIQA*

Da sich ein sehr hoher Anteil der Befragten selbst dem queeren Spektrum zuordnet, gehen wir davon aus, dass in unserer Stichprobe eher überdurchschnittlich viel LSBTIQA*-spezifisches Wissen vorhanden ist. Trotz dieser angenommenen Kompetenz zeigen die Ergebnisse, dass eine wissenschaftliche Entpsychopathologisierung von beispielsweise Homosexualität oder Trans* nicht automatisch eine akzeptierende Haltung oder neue Behandlungskompetenzen bei Behandler*innen provoziert.

In unserer Untersuchung gibt es Hinweise auf eine deutlich höhere Akzeptanz von Homosexualität als eine Normvariante des menschlichen So-Seins im Vergleich zur Trans*identität.

Gesondert wurden Psychotherapeut*innen mit psychodynamischer Fachkundeausbildung von uns zum Nutzen konfliktpathologischer Herleitung für Homosexualität und Trans*identität befragt. Die American Psychological Assoziation (APA) sieht hier den Beginn von Konversionbemühungen bei homosexuellen Patient*innen (APA 2021). Solche Behandlungskonzepte zur

Manipulation der sexuellen oder geschlechtlichen Identität sind in Deutschland seit 2020 verboten (BMfG 2020). Während 4,6 % hier noch unsicher sind, geben lediglich 2,5 % an, diese Vorgehensweise für homosexuelle Patient*innen nützlich zu finden. Jedoch sagen 12,7 % dieser Befragten, sie würden die Trans*identität ihrer Patient*innen konfliktpathologisch herleiten, 18,6 % gaben an, hier unsicher zu sein. Die Entpsychopathologisierung von Homosexualität (Böllinger 2015) hat nunmehr zwei Dekaden Vorsprung gegenüber der von Trans*identität. Die Daten könnten daher darauf hinweisen, dass sich mit fortschreitender Erfahrung der psychosozialen Versorger*innen mit Trans* als Normvariante auch hier der Nutzen einer konfliktpathologischen Ätiologie abnimmt bzw. die Akzeptanz wächst.

Fazit für die Praxis

Mit der veränderten Aufgabe von Psychotherapie durch Entpathologisierungsprozesse verschieben sich auch die inhaltlichen Schwerpunkte in der Begleitung von queeren Personen. Historisch stand dabei der Fokus (insbesondere bei trans* Personen) primär auf diagnostischen Bemühungen sowie in der Konzeptualisierung von Konversionsbemühungen. Künftig sollte die langfristige Begleitung von spezifischen Risikofaktoren in entsprechenden Schwellensituationen mehr im Vordergrund der Behandlung stehen. Hierzu benötigen Psychotherapeut*innen spezifisches Wissen und Handwerkszeuge. Dabei ist interessant, dass das Wissen um hilfreiche Modelle nicht gleichbedeutend ist mit der praktischen Anwendung. Das Minderheiten-Stress-Modell war einem recht großen Teil bekannt, wurde aber unserer Untersuchung nach nur von einem geringen Teil in der Praxis (bspw. im Bericht an den_die Gutachter*in) angewendet.

Tragisch ist die Diskrepanz zwischen der Bereitschaft, mit trans* Personen psychotherapeutisch zu arbeiten und der Bereitschaft Stellungnahmen für trans*spezifische Gesundheitsleistungen zu schreiben. Hier werden betroffene Personen womöglich genötigt, weitere Fachpersonen zu finden[67]. Auch scheint der Bedarf an evidenzbasiertem Wissen insbesondere in der Versorgung von trans* Personen noch enorm groß. Ein Großteil der Versorger*innen gab Ängste und Sorgen in Verbindung mit den für geschlechtsangleichende Behandlungen notwendigen Stellungnahmen an. Dabei zeigen Studien, dass gerade diese Behandlungen sehr hilfreich für das Wohlbefinden der Betroffenen sind und die Zahlen der Personen, die sich später unzufrieden mit den angleichenden Behandlungen zeigen, extrem niedrig sind (vgl. Coleman et al. 2022, Wiepjes et al. 2018). Übereinstimmend mit früheren Publikationen ist es essentiell entsprechendes Wissen über die unterschiedlichen Lebensrealitäten queerer

---

67 welche aber die benötigten Stellungnahmen für geschlechtsangleichende Operationen entsprechend der Vorgaben des MDS (2020) erst dann schreiben können, wenn die trans* Personen erneut einen Behandlungsprozess bei ihnen durchlaufen haben. So verlieren trans* Personen sehr viel kostbare Zeit, bis sie eine bedarfsgerechte körpermodifizierende Behandlung erhalten (vgl. Medizinischer Dienst des Spitzenverbandes Bund der Krankenkassen e. V. 2020).

Personen zu besitzen und sich als Expert*in intensiv „mit gesellschaftlichen Stigmatisierungsprozessen und eigenen Erfahrungen von Privilegierung und Diskriminierung" auseinanderzusetzen (Wolf & Meyer 2017, S. 137).

Implikationen für die Psychotherapie-Ausbildung

Für die Ausbildungssituation künftiger Psychologischer Psychotherapeut*innen sollte ein breiteres Feld fakultativer Seminare im Bereich LSBTIQA* angeboten werden, in dem gezielt psychologische Modelle wie beispielsweise das Minderheiten-Stress-Modell oder auch gender-affirmative-Ansätze sowie mögliche Risikofaktoren für eine erhöhte Vulnerabilität psychischer Erkrankungen der Zielgruppe thematisiert werden. Sinnvoll erscheint es auch, diese Modelle in Fortbildungen didaktisch mit stärkerem Praxisbezug zu vermitteln.

Zusammenfassend lässt sich sagen, dass behandelnde Personen vor unterschiedlichen Herausforderungen stehen. Es zeigt sich, dass die Auswirkungen der jahrzehntelangen Pathologisierung von nicht heteronormativen Lebensrealitäten noch heute nachwirkt und der Fortbildungsbedarf hoch ist. Erfreulich viele queere Personen praktizieren als Psychotherapeut*innen und interessieren sich für die Gesundheitsbedürfnisse ihrer Community.

Limitationen

Entsprechend den Gütekriterien klinischer Forschung möchten wir abschließend noch kurz Limitationen aufzeigen, die im Verlauf der Durchführung und Auswertung deutlich wurden und möglicherweise auf eine unzureichende Generalisierbarkeit der Ergebnisse hinweisen. Erstens sei an dieser Stelle die unzureichende Stichprobengröße zu nennen, die nur einen kleinen Teil des Meinungsbildes der rund 48.000 in Deutschland praktizierenden Psychotherapeut*innen abbildet (Statistisches Bundesamt (Destatis) 2021). Auch stammten die meisten Antworten aus den Bundesländern Berlin und Bayern, sodass über die Aussagekraft der Studie bezogen auf die Kolleg*innen aus anderen Bundesländern keine validen Angaben gemacht werden können. Zweitens sei ebenfalls zu überlegen, ob auch das Wissen um und das Interesse an beziehungsweise die Akzeptanz queerer Lebensrealitäten unserer Stichprobe selbst entsprechend verzerrt ist, da sich ein Drittel der Befragten selbst als zugehörig zur Community der LSBTIQA* erlebt und somit womöglich nicht die allgemeine Population aller Psychotherapeut*innen abbildet. Als letzten Punkt der Limitationen der durchgeführten Untersuchung möchten wir zudem auf die Gefahr der Re-Pathologisierung hinweisen, welche nicht aufgrund moralischer Vorurteile, sondern anhand der Untersuchungen selbst zustande kommen könnte.

Literatur

American Psychological Association. (2021): Resolution on sexual orientation change effort. Verfügbar unter: https://www.apa.org/about/policy/resolution-sexual-orientation-change-efforts.pdf [12.2.2023].

Arbeitsgruppe Trans im VLSP* (2022): Grundlagenwissen: Psychotherapie und Beratung für Personen mit Geschlechtsinkongruenz. Mannheim: VLSP* e. V.. Verfügbar unter: https://doi.org/10.17194/vlsp.2022.1 [12.2.2023].

Böllinger, L. (2015): Soziopsychoanalytische Reflexionen zur gesellschaftlichen Konstruktion von Sexualität und neuen Beziehungsformen. Psyche, 69(7): 603-631.

Bundesministerium für Gesundheit. (Mai 2020): Bundestag beschließt weitreichendes Verbot von sogenannten Konversionstherapien. Verfügbar unter: https://www.bundesgesundheitsministerium.de/presse/pressemitteilungen/2020/2-quartal/beschluss-verbot-konversions-therapien.html [19.02.2023].

E. Coleman, A. E. Radix, W. P. Bouman, G. R. Brown, A. L. C. de Vries, M. B. Deutsch, R. Ettner, L. Fraser, M. Goodman, J. Green, A. B. Hancock, T. W. Johnson, D. H. Karasic, G. A. Knudson, S. F. Leibowitz, H. F. L. Meyer-Bahlburg, S. J. Monstrey, J. Motmans, L. Nahata, T. O. Nieder, S. L. Reisner, C. Richards, L. S. Schechter, V. Tangpricha, A. C. Tishelman, M. A. A. Van Trotsenburg, S. Winter, K. Ducheny, N. J. Adams, T. M. Adrián, L. R. Allen, D. Azul, H. Bagga, K. Başar, D. S. Bathory, J. J. Belinky, D. R. Berg, J. U. Berli, R. O. Bluebond- Langner, M.-B. Bouman, M. L. Bowers, P. J. Brassard, J. Byrne, L. Capitán, C. , J. Cargill, J. M. Carswell, S. C. Chang, G. Chelvakumar, T. Corneil, K. B. Dalke, G. De Cuypere, E. de Vries, M. Den Heijer, A. H. Devor, C. Dhejne, A. D'Marco, E. K. Edmiston, L. Edwards-Leeper, R. Ehrbar, D. Ehrensaft, J. Eisfeld, E. Elaut, L. Erickson-Schroth, J. L. Feldman, A. D. Fisher, M. M. Garcia, L. Gijs, S. E. Green, B. P. Hall, T. L. D. Hardy, M. S. Irwig, L. A. Jacobs, A. C. Janssen, K. Johnson, D. T. Klink, B. P. C. Kreukels, L. E. Kuper, E. J. Kvach, M. A. Malouf, R. Massey, T. Mazur, C. McLachlan, S. D. Morrison, S. W. Mosser, P. M. Neira, U. Nygren, J. M. Oates, J. Obedin-Maliver, G. Pagkalos, J. Patton, N. Phanuphak, K. Rachlin, T. Reed, G. N. Rider, J. Ristori, S. Robbins-Cherry, S. A. Roberts, K. A. Rodriguez-Wallberg, S. M. Rosenthal, K. Sabir, J. D. Safer, A. I. Scheim, L. J. Seal, T. J. Sehoole, K. Spencer, C. St. Amand, T. D. Steensma, J. F. Strang, G. B. Taylor, K. Tilleman, G. G. T'Sjoen, L. N. Vala, N. M. Van Mello, J. F. Veale, J. A. Vencill, B. Vincent, L. M. Wesp, M. A. West, & J. Arcelus. (2022). Standards of care for the health of transgender and gender diverse people, version 8. International Journal of Transgender Health, 23: 1-259. Verfügbar unter: https://www.tandfonline.com/doi/pdf/10.1080/26895269.2022.2100644 [19.02.2023].

Deutscher Ethikrat (2012): Intersexualität Stellungnahme. Online verfügbar unter: https://www.ethikrat.org/fileadmin/Publikationen/Stellungnahmen/deutsch/DER_StnIntersex_Deu_Online.pdf [18.02.2023].

Geschlechtsangleichende Maßnahmen bei Transsexualismus. Verfügbar unter: https://www.mds-ev.de/fileadmin/dokumente/Publikationen/GKV/Begutachtungsgrundlagen_GKV/BGA_Transsexualismus_201113.pdf [25.02.2023].

Höfner, C., Ginkel, K., & Käfer-Schmid, G. (2019): Sexuelle Orientierung im therapeutischen Kontext. Thematische Besonderheiten in der Beziehungsgestaltung mit homo- und bisexuellen Patient*innen. In Psychotherapie Forum Vol. 23: 38-43.

Hooker, E. (1957): The adjustment of the male overt homosexual. Journal of Projective Techniques, 21: 18–31.

IBM Corp. (2016): IBM SPSS statistics for windows, version 24.0. Armonk, NY: IBM Corp.

Leiner, D. J. (2021): SoSciSurvey (Version 3.3.05) [Computer software]. Verfügbar unter: https://www.soscisurvey.de. [25.2.2023].

Lewis, N. M. (2009): Mental health in sexual minorities: Recent indicators, trends, and their relationships to place in North America and Europe. Health & place, 15(4): 1029-1045.

Meyer, I. H. (2003): Prejudice, social stress, and mental health in lesbian, gay and bisexual populations: conceptual issues and research evidence. Psychological Bullentin, 129: 674-697.

Mayring, P. (2010): Qualitative Inhaltsanalyse. Grundlagen und Techniken. Weinheim und Basel: Beltz Juventa.

Mills TC, Paul J, Stall R, Pollack L, Canchola J, Chang YJ, & Catania, J. A. (2004). Distress and depression in men who have sex with men: the Urban Men's Health Study. Am J Psychiatry. 161(2): 278–85.

Nieder, T., Dekker, A., & Briken, P. (2018): Herausforderungen und Probleme in der Gesundheitsversorgung und -förderung für Frauen, Männer und LSBTI-Menschen in Hamburg. Verfügbar unter: https://www.hamburg.de/contentblob/16511090/c130b3c13029eb455f0f64323c4dac61/data/abschlussbericht-uke-queere-gesundheit.pdf [12.2.2023].

Plöderl, M. (2016): LSBTI und psychische Gesundheit: Fakten und Erklärungsmodelle. Psychotherapie-Wissenschaft, 6(2): 140-151.

Pöge, K., Dennert, G., Koppe, U., Güldenring, A., Matthigack, E. B., & Rommel, A. (2020). The health of lesbian, gay, bisexual, transgender and intersex people. Journal of Health Monitoring, 5 (Suppl 1): 2-27.

Rauchfleisch, U. (1993): Homosexualität und psychoanalytische Ausbildung. Forum der Psychoanalyse (9): 339-347.

Sauer, A. (2018): LSBTIQ-Lexikon. Grundständig überarbeitete Lizenzausgabe des Glossars des Netzwerkes Trans*Inter*Sektionalität. Bundeszentrale für politische Bildung, Bonn.

Statistisches Bundesamt (Destatis). Pressemitteilung Nr. N 022 vom 30. März 2021. Verfügbar unter: https://www.destatis.de/DE/Presse/Pressemitteilungen/2021/03/PD21_N022_23.html [25.02.2023].

Walgenbach, K. (2012). Intersektionalität – eine Einführung. Verfügbar unter: www.portal-intersektionalität.de [08.02.2023].

Wiepjes, C. M., Nota, N. M., de Blok, C. J., Klaver, M., de Vries, A. L., Wensing-Kruger, S. A., de Jongh R. T., Bouman, M-B., Steensma, T. D., Cohen-Kettenis, P., Gooren L. J., Baudewijntje, G., Kreukels, P. C. & den Heijer, M. (2018). The Amsterdam cohort of gender dysphoria study (1972–2015): trends in prevalence, treatment, and regrets. The journal of sexual medicine, 15(4): 582-590.

Wolf, G., & Meyer, E. (2017): Sexuelle Orientierung und Geschlechtsidentität – (k)ein Thema in der Psychotherapie? Psychotherapeutenjournal,2/2017: 130–139.

World Health Organisation. (2023): Gender incongruence and transgender health in the ICD. Verfügbar unter: https://www.who.int/standards/classifications/frequently-asked-questions/gender-incongruence-and-transgender-health-in-the-icd [18.02.2023].

Index

Symbole

A

B

C

M

N

O

P

Q

V

W

Z